U0917370

FENGSHI MIANYIKE ZHUANKE HUSHI
SHICAO SHOUCE

风湿免疫科专科护士

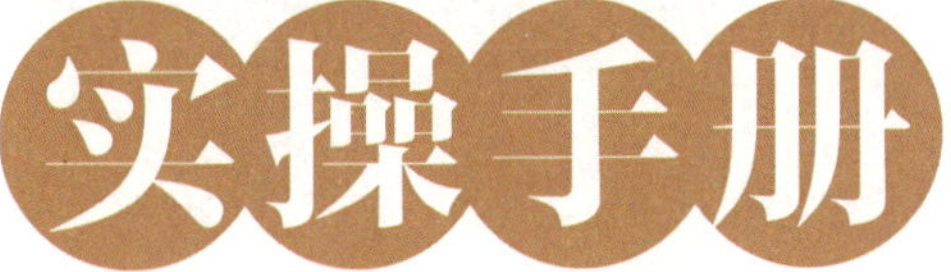

实操手册

连芬萍　王秀丽　唐玉萍◎主编

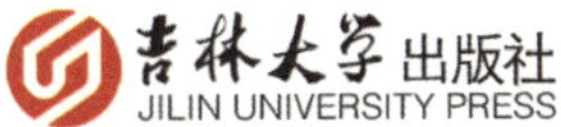

吉林大学出版社
JILIN UNIVERSITY PRESS

图书在版编目（CIP）数据

风湿免疫科专科护士实操手册 / 连芬萍，王秀丽，唐玉萍主编. —长春：吉林大学出版社，2020. 4

ISBN 978-7-5692-6423-4

Ⅰ. ①风… Ⅱ. ①连… ②王… ③唐… Ⅲ. ①风湿性疾病—免疫性疾病—护理—手册 Ⅳ. ①R473.5-62

中国版本图书馆CIP数据核字（2020）第068764号

书　　名　风湿免疫科专科护士实操手册
　　　　　FENGSHI MIANYIKE ZHUANKE HUSHI SHICAO SHOUCE

作　　者　连芬萍　王秀丽　唐玉萍　主编
策划编辑　田茂生
责任编辑　李欣欣
责任校对　田茂生
装帧设计　中尚图
出版发行　吉林大学出版社
社　　址　长春市人民大街4059号
邮政编码　130021
发行电话　0431-89580028/29/21
网　　址　http://www.jlup.com.cn
电子邮箱　jdcbs@jlu.edu.cn
印　　刷　河北盛世彩捷印刷有限公司
开　　本　710mm × 1000mm　1/16
印　　张　24.5
字　　数　376千字
版　　次　2020年5月　第1版
印　　次　2020年5月　第1次
书　　号　ISBN 978-7-5692-6423-4
定　　价　108.00元

版权所有　翻印必究

编委会

名誉主编 薛 平 张春燕

主　　审 李小峰 郭锦丽

副 主 编 潘 瑞 徐 莉 李 娜 张洁玉 白 静 张百灵 司 霞

编　　委（按姓氏首字母顺序）

常云霞 程 敏 曹贝贝 杜丽萍 冯淑芬
高 飞 郭佩佩 冀丽华 李丽婷 刘钰婷
李建梅 牛亚菲 牛辰钰 邱晓梅 王倩倩
吴文艳 王燕芳 魏子婷 王海媛 徐慧芳
杨 晶 杨吉玲 杨 静 禹 雯 周 青
张靖宜 张进方 赵雅楠 宗凤玲 郑 芳

校　　稿 连芬萍 王秀丽 唐玉萍 张百灵 张洁玉 李 娜 徐慧芳

拍摄模特 牛辰钰 邱晓梅

序　一

护理工作是医疗卫生工作的重要组成部分。随着医学的快速发展，医疗高新技术在临床应用广泛，护理工作的内涵也在不断丰富和延伸，这就对临床护理工作提出了更高的要求。加快护理事业发展，满足人民群众健康需求，发展专科护士队伍，提高专科护理水平是《全国护理事业发展规划（2016—2020）》的任务要求，也为现代临床护理发展带来机遇和挑战。

2018年，山西医科大学第二医院风湿免疫科入选山西省“136兴医工程”领军临床专科。同年，山西省护理学会内科护理专业委员会成立了风湿免疫学组，山西医科大学第二医院风湿免疫科作为主任委员单位，致力打造全省领先、全国一流的风湿病护理专业团队，致力引领全省风湿免疫专科护理的发展。

作为风湿病护理领域的先行者，山西医科大学第二医院风湿免疫科护理团队编写了《风湿免疫科专科护士实操手册》，为山西乃至全国风湿病护理专业的发展做出了积极的贡献。该书的出版，旨在为各级医疗机构在专科护士培训和临床实践方面提供有益的参考和指导，促进风湿病专科护理知识的普及和推广，加快护理专业化发展进程。

我相信，该书的出版将成为山西省人民政府“136兴医工程”领军临床专科护理能力提升的标志性成果，让群众得到更高品质、更加专业的服务，必将在改善患者就医感受、提高社会满意度、促进卫生健康事业发展中发挥积极作用。

山西省卫生健康委二级巡视员

序　二

随着我国现代化进程不断加快，综合实力迅猛提高，近几十年我国的疾病谱发生了巨大的变化。为了充分提高护理人员的专业技术水平，满足人民日益增长的美好生活需要，护理的专科化发展日趋完善。

医疗关注病，而护理关注人。作为中国风湿病信息共享平台的一员，山西医科大学第二医院风湿免疫科护理团队已在山西省牵头成立了山西省护理学会内科护理专业委员会风湿免疫学组，为风湿免疫专科护理的发展创造了有利条件。目前，医学发展日新月异，风湿病专科护理也应当与时俱进。在这个环境下，《风湿免疫科专科护士实操手册》应运而生。该书从风湿免疫科疾病及常用诊疗技术护理常规、常见护理风险及处理、常用药物的护理、常用实验室检查及急症急救处理方面进行介绍，为风湿免疫科护理人员提供了一册实用性强的临床护理指南。

此书由山西医科大学第二医院风湿免疫科护理团队根据实际经验结合循证医学所撰写。该书系统完整、内容充实、注重实际、重点突出，是广大风湿免疫病护理人员的良师益友。

中华护理学会内科专业委员会副主任委员兼风免组组长
北京协和医院风湿免疫科护士长

序　三

风湿性疾病作为常见的慢性病之一，严重威胁着人民群众的健康。党的十九大明确指出要“实施健康中国战略”，这就对医疗和护理服务提出了更高的要求。山西省政府紧紧围绕全面提升医疗水平这一主线，全面整合基础较好的临床专科进行重点建设，在全省医疗机构全面实施“136兴医工程”，打造山西医学高峰。山西医科大学第二医院风湿免疫科是“136兴医工程”领军临床专科。随着“医护一体化”的推进及“无陪护病房”的开展，护理服务开启了全新的模式。护理人员的专科服务水平需要与时俱进才能顺应时代的发展，实现让患者满意，让人民满意、让社会满意的目标。

本院作为山西风湿病护理领域的领头雁，积极推动风湿病专科护理事业发展责无旁贷。为了适应不断提高的诊疗水平，达到护理的专业化、同质化，我院风湿病护理团队编撰了《风湿免疫科专科护士实操手册》。该书以风湿性疾病专科护理知识为主，包括风湿性疾病及常用诊疗技术护理常规、常见护理风险及处理、急症急救处理流程等方面的内容。本书的出版旨在培养广大专科护理人员的综合分析、思考及判断能力，显著改善人民群众就医感受，提高临床护理服务水平和质量，为普及风湿病护理知识编写一本“教科书”。

新时代、新使命、新发展、新征程。希望风湿病专科护理人员不忘初心，牢记使命，开拓进取，务实奋进，为我省护理事业的发展、为建设“健康山西”做出应有的贡献，力争在“十三五”收官之年再创新的辉煌！

山西医科大学第二医院院长

序 四

山西医科大学第二医院风湿免疫科成立于1990年。随着科室发展壮大，床位由30余张逐渐增至136张，建有全国一流的风湿免疫科实验室、免疫学专业药物临床试验机构办公室及临床资料室，是国家临床重点专科、山西省重点学科、山西省特色学科、山西省科技创新科室、山西省科技创新团队、山西省风湿免疫科质量控制中心、山西省风湿病诊疗技术培训基地。作为山西省"136兴医工程"领军临床专科，风湿免疫科正在阔步向前发展。

风湿性疾病涉及范围广泛，目前有十大类100余种疾病。随着医学研究的进展，新的疾病亚型不断被发现，疾病诊治水平不断提高，对风湿免疫科护理人员专科护理能力提出了更高的要求。因此，编写一本集系统性、实用性、新颖性于一体的《风湿免疫科专科护士实操手册》迫在眉睫。该书的问世，不仅对护士的职业生涯具有非常重大的影响，而且对于学科专业发展也具有非常深远的意义。希望此书能够为临床护士提供更加专业的指导，为患者提供更加安全、优质、高效的护理服务。

2019年，山西医科大学第二医院迎来建院百年盛典，该书的出版为我院百年华诞献上了一份厚礼！希望护理工作与诊疗技术水平齐头并进，造福广大患者。

李小峰

山西医科大学第二医院风湿免疫科主任

序　五

十九大以来，实施健康中国战略对医疗和护理提出了更高的要求，寻求风湿免疫护理学科的构建及发展迫在眉睫。

山西医科大学第二医院风湿免疫科作为国家临床重点专科、山西省护理学会内科护理专业委员会风湿免疫学组主任委员单位，秉承“专业、发展、创新”的理念，致力于专科护理发展。今年，风湿免疫科牵头举办了“136兴医工程”领军临床专科护理高峰论坛风湿免疫分论坛及山西省护理学会内科护理专业委员会风湿免疫学组工作会议暨风湿免疫护理新进展培训班，为山西乃至全国风湿病护理专业的发展做出了积极的贡献。在我院百年华诞之际，风湿免疫科护理团队集思广益，编写了《风湿免疫科专科护士实操手册》，具有非同寻常的意义。

该书以简便、规范化、实用性为目标，紧密结合临床护理工作实际，方便护理人员迅速查阅相关专科内容。希望大家以该书的出版为契机，提升山西省各级医疗卫生单位风湿病专业护理人员的服务水平，为患者提供更加优质、高效、专业、满意的护理服务。

山西医科大学第二医院护理部主任

前　言

随着医疗卫生事业的发展，风湿性疾病的诊疗和护理技术的日益更新，护理人员必须不断提高自身业务素质和服务水平，才能紧跟学科发展，保障医疗护理质量安全。

为了方便风湿免疫科临床护理人员的工作学习，提高专科护理能力，我们编写了《风湿免疫科专科护士实操手册》，旨在为广大临床一线护理人员提供理论性及实践性指导。本书以临床实用为宗旨，以简便、规范化、实用性为目标，在参阅大量文献的基础上，紧密结合临床护理工作实际，从风湿免疫科疾病及常用诊疗技术护理常规、常见护理风险及处理、常用药物的护理、常用实验室检查及急症急救处理方面进行阐述，对于风湿免疫科护理人员来说，无疑是一本非常实用的手册。

本书在编写过程中得到了多位领导和专家的指导和支持，谨在此深表谢意！

本书的出版由山西省重点研发计划项目（社会发展方向）课题的资金资助，项目编号：201803D31114。

本书在选题及编校过程中难免出现疏漏和不足，如在应用过程中发现问题，请各位专家、同道给予批评指正，以便持续改进！

编者

2019.12.17 太原

目录 Contents

第一篇

风湿免疫科基本护理常规

第二篇 风湿免疫科常用诊疗技术及护理常规

第三篇 风湿免疫科疾病护理常规

第四篇 风湿免疫科常见护理风险及处理

第五篇 风湿免疫科常用药物的护理

第六篇 风湿免疫科常用实验室检查

第七篇 风湿免疫科急症急救处理流程

附　表

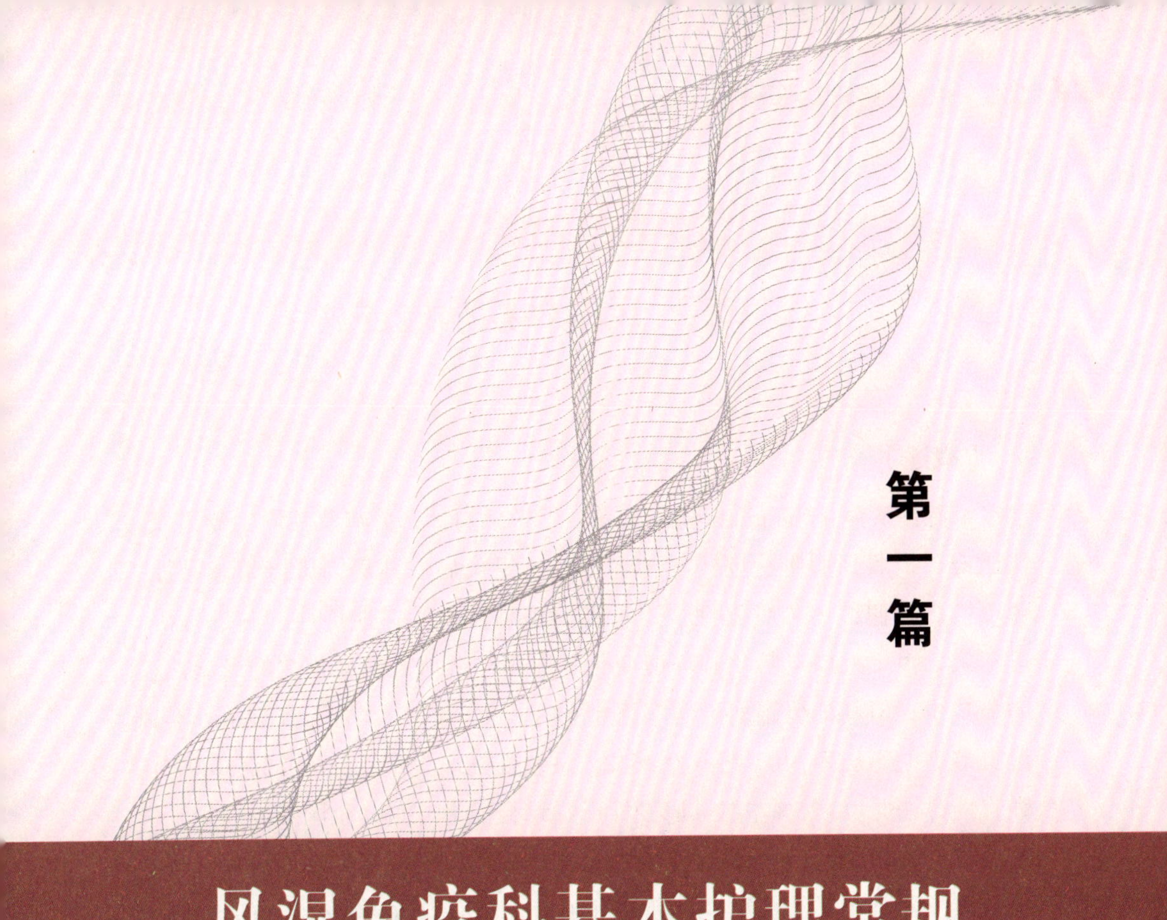

第一篇

风湿免疫科基本护理常规

第一章　风湿性疾病概述

【概述】

风湿性疾病（rheumatic diseases）泛指影响骨、关节及其周围软组织，如肌肉、滑膜、肌腱、筋膜、神经等的一组疾病。其病因可以是感染性、免疫性、代谢性、内分泌性、退行性、地理环境性、遗传性、肿瘤性等。近年来，由于人口老龄化和环境变化等原因，链球菌感染相关的风湿热已明显减少，但其他风湿病患病率逐年上升，据流行病学的调查显示，类风湿关节炎的患病率为0.32%~0.36%，系统性红斑狼疮约为0.03%~0.07%，强直性脊柱炎为0.25%左右，原发性干燥综合征为0.3%，全国40岁以上人群骨关节炎为46.3%，痛风性关节炎也日渐增多。风湿病多为慢性病程，逐渐累及多个器官和系统。早期诊断合理治疗才能有效改善患者的愈后。随着细胞生物学及免疫学研究的进展，特别是相关易感基因及高特异性自身抗体的发现，使某些风湿病的早期诊断和鉴别诊断有所突破。

【分类】

目前，临床较为常用的分类方法仍沿用1983年美国风湿病协会（American Rheumatology Association, ARA）所制订的分类方法，分十大类（见表1-1-1）。

表1-1-1　风湿性疾病的分类

风湿性疾病的分类	具体范畴
1. 弥漫性结缔组织病	类风湿关节炎、红斑狼疮、硬皮病、多肌炎、重叠综合征、血管炎病等
2. 脊柱关节病	强直性脊柱炎、反应性关节炎、炎性肠病性关节炎、银屑病关节炎、未分化脊柱关节病等
3. 退行性病变	骨关节炎（原发性，继发性）
4. 与代谢和内分泌相关的风湿病	痛风、假性痛风、马方综合征、免疫缺陷病等
5. 与感染相关的风湿病	反应性关节炎、风湿热等

（续表）

风湿性疾病的分类	具体范畴
6. 肿瘤相关的风湿病	A.原发性（滑膜瘤、滑膜肉瘤等）；B.继发性（多发性骨髓瘤、转移瘤等）
7. 神经血管疾病	神经性关节病、压迫性神经病变（周围神经受压、神经根受压等）、雷诺病等
8. 骨与软骨病变	骨质疏松、骨软化、肥大性骨关节病、弥漫性原发性骨肥厚、骨炎等
9. 非关节性风湿病	关节周围病变、椎间盘病变、特发性腰痛、其他疼痛综合征（如精神性风湿病）等
10. 其他有关节症状的疾病	周期性风湿病、间歇性关节积液、药物相关的风湿综合征、慢性活动性肝炎等

【病因】

尚不完全明了，目前研究结果显示，与遗传、感染、性激素、环境及神经精神状态等因素密切相关。

1. 遗传因素：遗传因素在风湿病发病中的作用已经较为肯定。人类白细胞抗原（HLA）系统因其高度多态性而成为最能代表个体特异性并伴随个体终身的稳定的遗传标志。某些风湿病有明显的家族聚集性、单卵孪生子共患某种风湿病概率增高均提示该类疾病的遗传背景（表1–1–2）。

表1–1–2　HLA与疾病的相对危险率

疾病	HLA抗原型别	相对危险率（RR）%
类风湿关节炎	DR4	5.8
系统性红斑狼疮	DR3	6
银屑病关节炎	B17	6
	CW6	9
干燥综合征	DR3	9.7
系统性硬化症	C4BO	11
	C4AQO	9
强直性脊柱炎	B27	90
Reiter综合征	B27	30~50

2. 感染因素：感染后机体对病原体的特异免疫反应并与自身抗原起交叉免疫反应，或者抗原抗体反应中产生的免疫复合物导致组织损伤。因此，很多风湿病与感染有密切关系。溶血性链球菌感染引起的风湿热，肠道和

泌尿道感染后引起的Reiter综合征，福氏志贺菌、沙门菌属、耶尔森菌和幽门螺杆菌感染引起的反应性关节炎，以及肠道肺炎克雷白杆菌感染与强直性脊柱炎相关都支持这一观点。

3. 性激素：很多风湿病的发病与性别有显著关系。如系统性红斑狼疮多见于青年女性。女性类风湿关节炎患者在怀孕后关节症状可缓解，生产后关节症状可再次加重，提示雌激素促进类风湿关节炎发生，而孕激素则可能减轻病情。

4. 环境因素：尽管环境因素在大部分自身免疫性疾病中的作用不明确，但吸烟、紫外线、寒冷、潮湿等可能和遗传因素协同致病。

5. 其他：疲劳、营养不良、创伤、精神因素等，常为本病的诱发因素，但多数患者患病前常无明显诱因可查。

【病理】

风湿病的病理改变有炎症性反应及非炎症性病变，炎症性反应大部分因免疫反应引起，表现为局部组织出现大量淋巴细胞、巨噬细胞、浆细胞浸润和聚集。不同的疾病其病变主要出现在不同靶组织，由此而构成其特异的临床症状（见表1–1–3）。血管病变是风湿病的另一常见的共同病理改变，亦以血管壁的炎症为主，造成血管壁的增厚、管腔狭窄，使局部组织器官缺血，弥漫性结缔组织病对系统的广泛损害和临床表现与此有关。

表1–1–3　风湿性疾病的病理特点

病名	靶器官病变主要特征	
	炎症性	非炎症性
骨关节炎		关节软骨变性
系统性硬化症		皮下纤维组织增生
类风湿关节炎	滑膜炎	
强直性脊柱炎	附着点炎	
干燥综合征	唾液腺炎、泪腺炎	
多肌炎/皮肌炎	肌炎	
系统性红斑狼疮	小血管炎	
血管炎病	不同程度的动、静脉炎	
痛风	关节腔炎症	

【临床特点】

1. 呈发作与缓解交替的慢性病程

大多数风湿病如系统性红斑狼疮、类风湿关节炎、皮肌炎等，均表现为病程漫长、起伏不定，多次反复发作造成相应脏器和局部组织的严重损害。

2. 异质性

同一疾病临床表现个体差异大，以系统性红斑狼疮为例，有的患者以皮肤损害为主，出现典型的蝶形红斑；有的患者无皮肤损害，却有明显的狼疮肾炎的表现，甚至发生肾衰竭。

3. 免疫学指标异常

许多风湿病都有免疫学实验室检查的异常，如补体异常、免疫复合物增加、出现大量自身抗体等；有些还会有标志性抗体的出现，对风湿性疾病的诊断和鉴别诊断有极大的帮助。

4. 治疗难度大

目前，大多风湿病缺乏特异的治疗手段，虽然对糖皮质激素的治疗均有一定反应，但难以治愈疾病，且不同患者对抗风湿病药物（如免疫抑制剂、细胞毒性药物等）的耐受量、疗效及不良反应等都有较大差异，故常引起较高致残率（如类风湿关节炎）或病死率（如系统性红斑狼疮、系统性硬化症）。

【治疗】

风湿病种类繁多，明确诊断后应尽早开始治疗，治疗的目的是改善预后，保持关节、脏器的功能，缓解相关症状，提高生活质量。治疗措施包括：

1. 一般治疗：教育、生活方式、物理治疗、锻炼、对症等。

2. 药物治疗：抗风湿病药物主要包括非甾体抗炎药（NSAIDs）、糖皮质激素、改变病情抗风湿药（DMARDs）及生物制剂，将在后面的风湿病常用药物的护理中详述。

3. 手术治疗：矫形、滑膜切除、关节置换等。

4. 辅助性治疗：静脉输注免疫球蛋白、血浆置换、血浆免疫吸附等辅助性治疗有一定疗效，可用于有一定指征的风湿病患者。

第二章　风湿免疫科住院患者护理常规

第一节　风湿免疫科一般护理常规

【入院护理】

1. 护士接诊患者，核对患者身份及基本信息准确无误后，建立住院病历。

2. 接诊护士准确评估患者的自理能力、病情及意识。必要时给予轮椅等辅助器具协助。危重患者及时安置床位，通知主管医师、责任护士，配合紧急处理。

3. 新入院患者，应测量体温、脉搏、呼吸、血压、身高、体重；询问病史、不适主诉及过敏史，查体记录阳性体征。

4. 通知主管医生及责任护士，准备床位，及时完成入院评估、风险评估、入院告知及宣教。介绍主管医护、病区环境及规章制度，做好患者安全教育及相关检查指导等。配合主管医生进行查体，初步了解患者的病情。

5. 责任护士掌握患者日常用药情况及药物过敏史。根据医嘱及患者的病情实施正确的治疗及护理，包括体位、饮食、皮肤护理、压疮护理等。

6. 依据病情及评估结果悬挂风险标识，告知预防风险的相关措施。小儿、高龄、躁动患者，严防跌倒、坠床、烫伤、管路脱出等意外发生。

【日常护理】

1. 早晚开窗通风，保持病室空气清新，温湿度适宜。每日进行晨晚间护理。保持病室安静，床单位整洁，设施安全。卫生员每日进行床单位设施及地面的清洁消毒。

2. 保证患者充足的休息睡眠，如疼痛严重影响睡眠者，遵医嘱予以止疼。

3. 危重患者、急性期和进行特殊治疗检查的患者应绝对卧床休息，保持肢体功能位。病情缓解后适度活动，坚持功能锻炼。

4. 患者饮食遵医嘱执行，在执行治疗膳食的原则下，尽量选择清淡易消化饮食，避免暴饮暴食，忌食烟酒、咖啡及辛辣刺激性食物。

5. 行动不便者，护士给予协助，做好生活护理，有皮肤损害者做好皮肤护理，避免感染。

6. 病情观察：注意观察有无器官受累的症状及有无乏力、发热、关节痛、皮疹、雷诺现象、肌痛、肌无力、淋巴结肿大等表现。掌握一级护理患者的重点阳性化验指标。

7. 药物观察：观察用药后效果及药物的不良反应，做好用药指导。帮助患者学会自我观察药物不良反应。

8. 心理护理：向患者讲解疾病知识，加强沟通，了解患者的心理状况，适时给予心理支持。

9. 介绍功能检查及检验项目的注意事项，并协助完成。根据病情需要，准确记录出入液量，做好交接班。

【出院护理】

1. 严格遵医嘱用药，不可随意增减药量或自行停药，学会自我观察药物不良反应。

2. 定期复查，如有不适感或症状反复应及时就诊。尽量选择固定的医生就诊，根据病情及时调整治疗方案。

3. 指导患者合理选择功能锻炼方法，根据患者的病情和自理能力，坚持每日进行适当的有氧运动，避免劳累。

4. 嘱患者尽量少去公共场所及人员聚集的地方，避免各种感染。注意饮食及个人卫生。

5. 保持良好的心态及规律的生活方式，避免情绪波动。

6. 育龄期女性应在医生指导下妊娠。

第二节　饮食管理

【概述】

饮食管理（dietary management）是指通过适当的途径给予患者均衡的饮食以及充足的营养，以促进患者康复。

【目的】

通过制订有针对性的营养计划，根据计划对患者进行饮食护理，帮助患者摄入足量、合理的营养素，促进机体康复。

【饮食管理】

1. 进食原则

（1）饮食适量，软硬适中。

（2）饮食清洁，冷热适中。

（3）清淡少盐，足量饮水。

（4）营养丰富，不宜偏食。

（5）定时进餐，三餐合理。

2. 中国居民合理膳食营养素表（图1-2-2-1、表1-2-2-1）

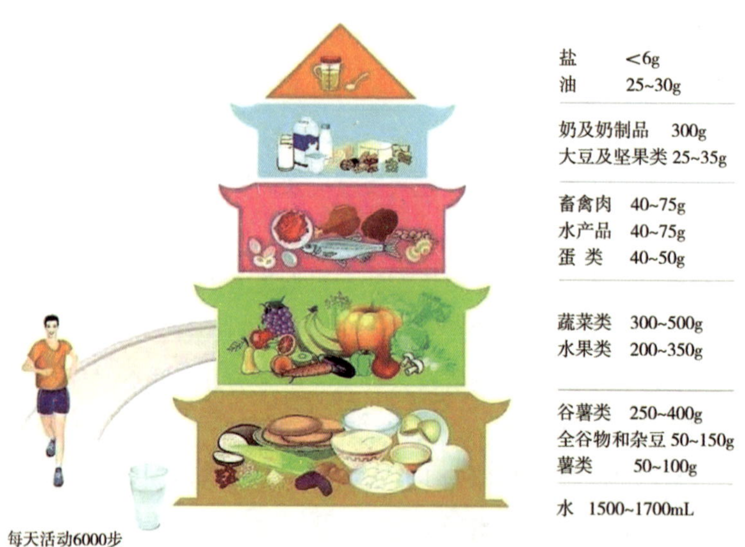

图 1-2-2-1 中国居民平衡膳食营养素塔（2016）

表1-2-2-1　中国居民合理膳食营养素表

营养素	生理功能	主要来源	每日供给量
1. 蛋白质	构成、更新及修复人体组织；构成人体内的酶、激素、抗体、血红蛋白、尿纤维蛋白等，以调节生理功能；维持血浆渗透压；提供热能	肉、蛋、乳及豆类	1.16 g/kg
2. 脂肪	提供及储存热能；构成身体组织；供给必需脂肪酸；促进脂溶性维生素的吸收；维持体温，保护脏器；增加饱腹感	动物性食品、食用油、坚果类等	占总热能的20%~30%
3. 碳水化合物	提供热能；参与构成机体组织；保肝解毒；抗生酮作用	谷类和根茎类食品（如粮食和薯类），各种食糖（蔗糖、麦芽糖等）	占总热能的55%~65%
4. 矿物质			
钙	构成骨骼与牙齿的主要成分；调节心脏和神经的正常活动；维持肌肉紧张度；参与凝血过程；激活多种酶；降低毛细血管和细胞膜的通透性	奶及奶制品、海带、小虾米皮、芝麻酱、豆类、绿色蔬菜、骨粉、蛋壳粉	800 mg
磷	构成骨骼、牙齿、软组织的重要成分；促进物质活化；参与多种酶、辅酶的合成；调节能量释放；调节酸碱平衡	广泛存在于动、植物食品中	700 mg
镁	各种酶的激活剂；维持骨骼生长和神经肌肉的兴奋性；影响胃肠道功能；影响甲状旁腺分泌等	大黄米、大麦、黑米、麦皮、黄豆等	350 mg
铁	组成血红蛋白与肌红蛋白，参与氧的运输；构成某些呼吸酶的重要成分，促进生物氧化还原反应	动物肝脏、动物全血、肉蛋类、豆类、绿色蔬菜	男性：15 mg 女性：20 mg
锌	促进机体发育和组织再生；参与构成多种酶；促进食欲；促进维生素A的正常代谢和生理功能；促进性器官与性机能的正常发育；参与免疫过程	动物食品、海产品、奶、蛋、坚果类等	15 mg
碘	参与甲状腺素的合成	海产品、海盐	150 μg
5. 维生素 脂溶性维生素			

（续表）

营养素	生理功能	主要来源	每日供给量
维生素A	维持正常夜视功能；保持皮肤与黏膜的健康；增强机体免疫力；促进生长发育	动物肝脏、鱼肝油、奶制品、禽蛋类、有色蔬菜及水果等	男性：800 μg RE 女性：700 μg RE （视黄醇当量）
维生素D	调节钙磷代谢，促进钙磷吸收	海鱼及动物肝脏、蛋黄、奶油；体内转化	10 μg
维生素E	抗氧化作用，保持红细胞完整性，改善微循环；参与DNA、辅酶Q的合成	植物油、谷类、坚果类、绿叶蔬菜等	14 mg
维生素K	合成凝血因子，促进血液凝固	肠内细菌合成；绿色蔬菜、肝脏	120 μg
水溶性维生素			
维生素B_1	构成辅酶TPP；参与糖代谢过程；影响某些氨基酸与脂肪的代谢；调节神经系统功能	动物内脏、肉类、豆类、花生、未过分精细加工的谷类	男性：1.4 mg 女性：1.3 mg
维生素B_2	构成体内多种辅酶，参加人体内多种生物氧化过程；促进生长、维持健康；保持皮肤和黏膜完整性	动物内脏、禽蛋类、奶类、豆类、花生、新鲜绿叶蔬菜等	男性：1.4 mg 女性：1.2 mg
维生素B_6	构成多种辅酶，参加物质代谢	畜禽肉及其内脏、鱼类等	1.2 mg
维生素B_{12}及叶酸	为细胞的核酸和核蛋白合成代谢过程中所必需的物质；促进红细胞发育与成熟	动物内脏、发酵豆制品、新鲜绿叶蔬菜	维生素B_{12}：2.4 μg 叶酸：400 μg/kg
维生素C	保护细胞膜，防治坏血病；促进铁吸收和利用；促进胶原、神经递质、抗体合成；参与胆固醇代谢	新鲜蔬菜和水果	100 mg
6. 水	构成人体组织；调节体温；溶解并运送营养素和代谢产物；维持消化、吸收功能；润滑作用；直接参加体内氧化还原反应	饮用水、食物中水、体内代谢水	2~3 L
表中营养素供给量采用中国营养学会2000年修订的“推荐的每日饮食中营养素供给量”成人中等劳动强度的标准			

3. 医院饮食种类

（1）基本饮食

包括普通饮食、软质饮食、半流质饮食和流质饮食四种。

1）普通饮食：适用于消化功能正常，无特殊饮食限制；体温正常；病情较轻或恢复期的患者。饮食原则：营养平衡；美观可口；易消化，无刺激性的食物。

2）软质饮食：适用于消化吸收功能差、低热、咀嚼不便、消化道术后恢复期的患者。饮食原则：营养平衡；易消化；易咀嚼；食物软、碎、烂；少油炸、少油腻、少粗纤维及强烈刺激性调料。

3）半流质饮食：适用于中等发热、有口腔疾患、体弱、手术后患者。饮食原则：呈半流质；无刺激性；易消化、易咀嚼、易吞咽；纤维少，营养丰富。少食多餐；胃肠功能紊乱者禁用含纤维素或易引起胀气的食物；痢疾者禁用牛奶、豆浆、过甜食物。

4）流质饮食：适用于口腔疾患、各种大手术后、急性消化道疾病、高热、病情危重、全身衰竭的患者。饮食原则：食物呈液体状、易消化、易吞咽、无刺激性；所含热量与营养素不足，只能短期使用；通常辅以肠外营养以补充热量和营养。

（2）治疗饮食

包括高热量饮食、高蛋白饮食、低蛋白饮食、低脂肪饮食、低胆固醇饮食、低盐饮食、无盐低钠饮食、高纤维素饮食、少渣饮食和低嘌呤饮食等十种。

1）高热量饮食：适用于热能消耗较高的患者，如甲状腺功能亢进症、结核病、大面积烧伤、肝炎、胆道疾病、体重不足患者及产妇等。饮食原则：基本饮食基础上加餐2次，可进食牛奶、豆浆、鸡蛋、藕粉、蛋糕、巧克力及甜食等。每日摄入总热量约为3000 kcal。

2）高蛋白饮食：适用于高代谢疾病，如烧伤、结核、恶性肿瘤、贫血、甲状腺功能亢进、大手术后等患者；肾病综合征、低蛋白血症患者及孕妇、产后母乳喂养的妈妈等。饮食原则：基本饮食的基础上增加高白质的食物，尤其是优质蛋白。每日摄入总热量约为2500～3000 kcal。总量在90～120 g，蛋、奶、鱼肉，占食物比为50%～67%。

3）低蛋白饮食：适用于限制蛋白质摄入患者，如急慢性肾炎、尿毒症、肝性脑病等。饮食原则：应补充蔬菜和含糖高的食物，以维持正常热量。成人饮食中蛋白供给量不超过40 g/d，根据病情酌情减至20~30 g/d。肾功不全者应摄入动物蛋白，忌食豆制品；肝性脑病患者应以摄入植物蛋白为主。

4）低脂肪饮食：适用于肝、胆、胰疾患、高脂血症、动脉硬化、高血压、冠心病、肥胖症及腹泻等患者。饮食原则：饮食宜清淡、少油腻，禁食肥肉、蛋黄、动物脑等，高脂血症及动脉硬化患者不必限制植物油（椰子油除外）；脂肪含量少于50 g/d，肝胆胰患者少于40 g/d；尤其要限制动物脂肪的摄入。

5）低胆固醇饮食：适用于高胆固醇血症、高脂血症、动脉硬化、高血压、冠心病及等患者。饮食原则：胆固醇摄入量＜300 mg/d，少用或禁用含胆固醇的食物，如动物脑和内脏、鱼子、蛋黄、肥肉、动物油等。

6）低盐饮食：适用于心脏病、急慢性肾炎、肝硬化伴腹水、先兆子痫、高血压及水肿较轻的患者。饮食原则：成人进食盐量＜2 g/d，不包括自然存在的氯化钠。禁食腌制品食物，如咸菜、咸肉、咸蛋、皮蛋、火腿、香肠、虾皮、虾米等，一般情况下控制在＜6 g/d。

7）无盐低钠饮食：同低盐饮食，一般用于水肿较重者。饮食原则：无盐饮食除食物内自然含钠外，烹饪时不放食盐，饮食中含钠量＜0.7 g/d的食物，低钠饮食需控制摄入食品自然含钠量＜0.5 g/d。

8）高纤维素饮食：适用于便秘、肥胖症、高脂血症、糖尿病等患者。饮食原则：食用含纤维素多的食物，如韭菜、芹菜、卷心菜、粗粮、豆类、竹笋等。

9）少渣饮食：适用于伤寒、痢疾、腹泻、肠炎、食管胃底静脉曲张、咽喉部及消化道手术的患者。饮食原则：食用含纤维素少的食物，禁食刺激性调味品及坚硬、带碎屑的食物；肠道疾患少用油脂。

10）低嘌呤饮食：适用于痛风以及肾脏功能障碍患者。饮食原则：应供给足量的碳水化合物和脂肪，少煎炸，多饮水，急性发作期，嘌呤应限制在150 mg/d左右。禁用肝、肾、脑等动物脏器，蛤蜊、蟹、鱼、浓肉汤、扁豆、黄豆、香菇等，以及各种强烈的调味品及加强神经兴奋的食物如酒、茶、咖啡、辣味品等。

11）优质蛋白饮食：肉类蛋白质，如牛奶、蛋清、鱼类、瘦肉、豆类等。

12）精蛋白饮食：鱼类、瘦肉等。

（3）试验饮食

包括隐血试验饮食、胆囊造影检查饮食、甲状腺^{131}I试验饮食、肌酐试验饮食、尿浓缩功能试验饮食五种。

1）隐血试验饮食：适用于大便隐血试验的准备，协助诊断消化道有无出血。饮食原则：试验前3 d起禁食易造成隐血试验假阳性结果的食物，如肉类、肝类、动物血、含铁丰富的药物或食物、绿色蔬菜等。可进食牛奶、豆制品、土豆、白菜、菜花、山药、冬瓜、白萝卜、米饭、面条及馒头等，第4 d开始留取粪便做隐血试验。

2）胆囊造影饮食：用于需进行造影检查胆囊、胆管、肝胆管疾病患者。饮食原则：检查前1 d中午进食高脂肪饮食，以刺激胆囊收缩和排空，有助于显影剂进入胆囊。检查前1 d晚上进食无脂肪、低蛋白、高糖类饮食，晚餐后口服造影剂。禁食、水至次日上午。检查当日早晨禁食，第一次X线摄片后，若胆囊显影良好可进食高脂肪餐（油煎荷包蛋2个或高脂肪餐，脂肪含量25～50 g），餐后30 min，第二次X线摄片观察胆囊收缩情况。检查完毕，当日应进食低蛋白、低脂肪餐。

3）甲状腺^{131}I试验饮食：适用于协助测定甲状腺功能。饮食原则：试验期为2周，试验期间禁用含碘高的食物，如海带、海蜇、海米、海参、紫菜、虾、鱼、加碘食盐等，以排除外源性摄入碘对检查结果的干扰；禁用碘做局部消毒。2周后做甲状腺^{131}I功能测定。

4）肌酐试验饮食：适用于测定尿肌酐清除率和血肌酐含量，协助检查肾小球滤过功能。饮食原则：试验期为3 d，试验期间禁食肉类、蛋禽类、鱼类，忌饮茶和咖啡。每日主食摄入量＜300 g，蛋白质摄入量＜40 g/d，排除外源性肌酐的影响，蔬菜、水果、植物油不限。热量不足可以添加藕粉或含糖点心等，第3天测尿肌酐清除率及血肌酐含量。

5）尿浓缩功能试验饮食：适用于做尿浓缩功能试验的患者，检查肾小管的浓缩功能。饮食原则：试验期1 d，控制全天饮食中的水分总量在500～600 mL。禁食含水量高的食物，可进食含水分少的食物，如米饭、馒头、面包、炒鸡蛋、土豆、豆腐干等，烹调时尽量不加水或少加水；避免食用过甜、过咸或含水量高的食物。蛋白质供给量为1 g/（kg·d）。

4.饮食护理

（1）入院时评估营养状况

评估患者的整体营养状况。根据患者个体情况设定每日营养目标，选择饮食种类、营养支持的方式，优先选择经口营养。

（2）进食护理

1）进食前：给予患者饮食教育，根据患者所需的饮食种类进行指导，说明意义，取得配合。做好进食环境准备工作，暂停非紧急的治疗及护理工作。协助患者洗手及清洁口腔，采取舒适的进餐姿势等。

2）进食中：鼓励并协助患者进食，对于不能自行进食者，应根据患者进食习惯耐心喂食，进食温度应适宜，防止烫伤；对禁食或限量饮食者应交接班；对需要增加饮水量者，宜在白天饮入1 d水量的3/4，以免夜间饮水多，影响睡眠；对于限制饮水量者，应向其说明原因。

3）进食后：及时撤去餐具，清理食物残渣，清理床单。协助患者饭后洗手、漱口或进行口腔护理，进食结束不要急于平卧，可适当活动半小时。

（3）风湿性疾病患者饮食选择

宜选择清淡、易消化、富含蛋白质、维生素、钾钙的食物，避免辛辣刺激、海鲜等食物。多吃水果和蔬菜，多饮水。戒烟酒。口腔干燥、吞咽费力者以流食、半流食为主，喂食时把床头摇高15°～30°，自己进食时要细嚼慢咽，防止呛咳和食物反流，进食半小时后再平卧。SLE患者光敏性食物不宜食用，比如：香菜、苜蓿、香菇、芹菜、无花果、油菜、紫云英等。菠菜可能增加狼疮肾炎的蛋白尿、管型尿；花菜可能加重脱发，也不宜食用。痛风患者选择低嘌呤饮食。

第三节　睡眠管理

【概述】

睡眠是人类不可缺少的生理过程，充足的睡眠时间和质量是机体复原整合的重要过程。睡眠障碍指睡眠量不正常以及睡眠中出现异常行为的表现，也是睡眠和觉醒正常节律性交替紊乱的表现。影响睡眠的常见因素有：焦虑、恐惧、抑郁情绪，躯体不适，治疗操作的影响以及环境的干扰等。

睡眠问题也是风湿科住院患者常见的问题之一，由于住院后环境的改变以及风湿病治疗应用大量糖皮质激素，极易引起患者失眠，睡眠问题长时间不能改善可造成自主神经功能紊乱、消化功能障碍，加重免疫机能紊乱，不利于康复。

【睡眠障碍的表现】

1. 睡眠量的不正常：主要是睡眠量不足的失眠，整夜睡眠时间少于5 h，表现为入睡困难、浅睡、易醒或早醒等。

2. 睡眠中的发作性异常：指在睡眠中出现一些异常行为，如梦游症、梦呓（说梦话）、夜惊（在睡眠中突然骚动、惊叫、心跳加快、呼吸急促、全身出汗、定向错乱或出现幻觉）、梦魇（做噩梦）、磨牙、不自主笑、肌肉或肢体不自主跳动等。

【睡眠的评估】

通过全面的评估，及时发现患者的不良情绪及睡眠问题。

1. 患者以往睡眠习惯以及服药情况：每人所需要的睡眠时间因人而异，一般认为每晚需6~8 h睡眠，但有人4 h即够，有人则非10 h不可，个别人每晚睡2 h已足。只要感到次日精力旺盛，头脑清醒，处理问题得当，就说明睡眠已经足够。

2. 行为因素对睡眠的影响：如饮浓茶、咖啡、可乐类饮料，或睡前看过于刺激的书、电视、电影、光盘等，引起患者兴奋而难于入睡。

3. 环境对睡眠的影响：如环境生疏、噪音、治疗因素的各种干扰。

4. 躯体因素对睡眠的影响：如疼痛、被动体位、排尿、排便异常等。

5. 心理状态和情绪反应对睡眠的影响：焦虑和抑郁（焦虑、抑郁评估见附表）。

【睡眠管理的目标】

1. 患者主诉入睡轻松，睡眠连续或中断后亦可再次入睡，对睡眠时长满意（不论是否应用催眠药）。

2. 晨起精神饱满，情绪稳定，可适应环境，积极面对困难。

3. 明确失眠原因，发现不良情绪及时给予心理干预。

4. 患者对催眠药物没有依赖，无不良反应发生。

5. 患者有睡眠发作性异常时，无意外发生。

【睡眠管理】

基本原则：根据评估结果给予适当的干预，保证充足的睡眠时间和睡眠质量。

1. 帮助患者建立规律的作息时间。

2. 为患者创造良好的入睡条件。

（1）病室空气新鲜，温度适宜。

（2）降低室内外噪声，有监护仪时将仪器报警声调低至35分贝。

（3）夜间巡视病房时，尽量使用夜灯，避免开大灯。

（4）操作时注意做到“四轻”即走路轻、操作轻、说话轻、关门轻。

3. 不良行为的干预：嘱患者按时就寝，停止谈话，禁止高声喧哗和剧烈活动，切勿使用电子设备影响睡眠。如暂时不能入睡，应尽量闭眼安静卧床，平静呼吸，切勿下床。

4. 疼痛管理：是影响睡眠的主要因素，护理人员应改变对疼痛的观念，切忌认为是正常现象而忽视。尊重患者的主诉，细致观察患者反应，及时准确地进行疼痛评估，采取放松法转移患者注意力，心理疏导，遵医嘱合理使用止痛药物等方法，有针对性地采取措施。

5. 心理护理

（1）建立良好的治疗性护患关系，及时识别患者不良情绪，适时使用相关心理测评量表进行评定。

（2）引导患者合理释放不良情绪，注意倾听患者的主诉，有针对性地向患者进行疾病相关知识宣教，消除患者的心理负担。必要时请精神科医生会诊。

6. 药物管理：护士遵医嘱准确给予催眠药助眠，常用助眠药物见表1–2–3–1。

（1）催眠药属于精神类药品，应由护士集中统一管理及发放，不可交于患者自服，以免发生不良事件。

（2）给药后要及时准确地观察并记录患者睡眠改善情况及不良反应，如头晕、口干、恶心、呼吸抑制、视力模糊及低血压等，为医生诊疗提供信息。

表1-2-3-1　常用助眠药物

药名	剂量	用法用量	主要作用	观察要点及注意事项
地西泮	2.5 mg/片、5 mg/片；	口服	为苯二氮䓬类 具有抗焦虑、镇静、催眠、抗惊厥、抗癫痫及中枢性肌肉松弛作用	1. 可致嗜睡、轻微头痛、乏力、运动失调，与剂量有关。老年患者更易出现以上反应。 2. 偶见低血压、呼吸抑制、视力模糊、皮疹、尿潴留、忧郁、精神紊乱、白细胞减少。高剂量时少数人出现兴奋不安。 3. 长期应用可导致药物耐受和依赖，突然停药可出现戒断症状。宜从小剂量用起
	2 mL/10 mg	注射		
艾司唑仑	1 mg/片	1~2 mg 睡前口服	短效苯二氮䓬类 具有镇静催眠及广谱抗惊厥作用	1. 毒副作用较少，个别患者有乏力、口干、头胀和嗜睡等反应，1～2 h后可自行消失。 2. 有依赖性，但较轻。 3. 出现呼吸抑制或低血压常提示超量
阿普唑仑	0.4 mg/片	0.4~0.8 mg 睡前口服	苯二氮䓬类 具有抗焦虑、抗抑郁、镇静、催眠、抗惊厥及肌肉松弛等作用	1. 少数患者有倦乏、头晕、口干、恶心、便秘、视力模糊、精神不集中等。 2. 久用后停药有戒断症状，应避免长期使用
氯硝西泮	2 mg/片	1~2 mg 睡前口服	苯二氮䓬类 具有抗惊厥、抗焦虑、催眠及中枢性肌肉松弛作用	1. 常见嗜睡、头晕、头痛、兴奋、不安、乏力、言语不清、行为障碍等。长期用药有耐受性和依赖性。 2. 长期服药可致体重增加、抑郁状态、性功能异常等。 3. 由于半衰期长，晨起后有宿醉感
唑吡坦	10 mg/片	10 mg 睡前口服	与苯二氮䓬类有关的咪唑吡啶类药物 具有肌肉松弛、抗焦虑、镇静、催眠、抗惊厥作用，会引起遗忘	1. 较多见共济失调、手足笨拙、精神紊乱（尤以老年人多见）。 2. 较少见过敏反应、皮疹；心率增快、面部水肿、呼吸困难等。 3. 低血压（表现为头晕、头昏眼花、晕倒）；短暂性易激惹、不明原因的兴奋或神经紧张；易激动、幻觉（视、听等）或失眠等

（续表）

药名	剂量	用法用量	主要作用	观察要点及注意事项
右佐匹克隆	3 mg/片	3 mg 睡前口服	非苯二氮䓬类催眠药	1. 主要不良反应为口苦和头晕。 2. 其他如瞌睡、乏力、恶心和呕吐等轻度消化系统和中枢神经系统的不良反应，一般持续时间短，停药后消失
米氮平	15 mg/片	15 mg 睡前口服	抗抑郁药 具有独特的双重作用机制，有镇静作用，有较好的耐受性	1. 常见的不良反应有食欲增加、体重增加、嗜睡、镇静。 2. 少见的不良反应有体位性低血压、躁狂症、惊厥发作、震颤、肌痉挛、急性骨髓抑制、血清转氨酶水平增高、药疹等。 3. 药物过量可引起镇静过度
曲唑酮	50 mg/片	50~100 mg 睡前口服	抗抑郁药 具有中枢镇静作用和轻微的肌肉松弛作用，但无抗痉挛和中枢兴奋作用	1. 不良反应较少而轻微。 2. 最常见的不良反应是嗜睡，偶见皮肤过敏、视力模糊、便秘等

【健康指导】

1. 保持作息规律，养成按时入睡的习惯，一般夜间要在10点以前入睡。

2. 白天打盹可能会导致夜晚睡眠时间被“剥夺”。白天的睡眠时间严格控制在1 h以内，下午3点后不再睡觉。

3. 做好睡前个人卫生，如清洁口腔、洗脸、洗脚、排空大小便、清洁会阴部和臀部，热水泡脚、协助进行温水擦浴等，确保身体清爽、温暖和舒适。

4. 养成良好的饮食习惯，晚餐不要过饱或过少，睡前不要吃零食，不要喝咖啡、浓茶等使人兴奋的饮料。

5. 保持安静。睡前1 h应避免听音乐、打电话、闲聊可能引起情绪波动的话题；关掉电视、收音机、电脑、手机等电子产品。

6. 睡眠时宜穿宽松、柔软的内衣；保持正确的睡眠姿势。

7. 夜间起夜时注意防止跌倒，做到起床“三部曲”，确定可正确移位与上下床时须缓慢改变姿势，先坐起2~3 min后，待无眩晕感再下床。

第三章 常见症状、体征的护理

第一节 发热

【概述】

正常人在体温调节中枢的调控下，机体的产热和散热过程可保持动态平衡。当机体在致热源作用下或体温中枢的功能障碍时，产热过程增加，散热不能相应地增加或散热减少，使体温增高超过正常范围称为发热。长期发热是指持续发热超过2周。按发热的高低可分为低热（37.3~38℃）、中等度热（38.1~39℃）、高热（39.1~41℃）、超高热（41℃以上）。

【病因】

1. 感染性疾病：多见于结核感染、细菌感染、病毒感染、真菌感染、寄生虫感染，其他如支原体、立克次体、螺旋体感染等。

2. 肿瘤：对长期发热伴血沉快者，在排除其他原因后应警惕。

3. 风湿性疾病：多见于风湿热、系统性红斑狼疮、类风湿关节炎、多发性肌炎/皮肌炎、干燥综合征、成人Still病、血管炎、脂膜炎、结节病等。

4. 功能性发热：夏季低热、自主神经功能紊乱。

5. 其他：内分泌代谢障碍如甲亢、甲亢危象；无菌性坏死物质吸收（大面积烧伤、术后、内出血等）；药物热等。

【护理要点】

1. 病情观察：根据患者病情准确测量体温，密切观察体温变化，同时观察患者的神志、面色、生命体征、出汗量及尿量等，如有异常，立即与医生联系。

2. 促进散热、降低体温：38.5℃以下时可采用物理降温，对皮肤有瘀斑和血小板减少的患者，温水擦浴时不宜用力过猛。体温超过39℃时，可采用头部冰敷或戴冰帽，必要时给予药物降温。降温过程中要密切监测患者体温、脉搏的变化及出汗情况，观察患者降温后的反应，避免发生虚脱。

3.饮食：高热时给予营养丰富、易消化的流质或半流质饮食，少量多餐，并注意食物色香味搭配，尽可能增加患者食欲。鼓励患者多饮水，一天应摄入2500~3000 mL的水，尤其是药物降温后，更应及时补充水分和电解质。

4.增进舒适：高热患者应卧床休息，做好口腔护理，指导患者三餐后漱口，预防口腔感染。协助患者及时擦干皮肤，更换衣服及床单，保持皮肤清洁。

5.加强心理护理：经常询问患者，了解患者的感受，给予患者心理安慰和支持，缓解其焦虑、紧张的情绪。

第二节　关节疼痛与肿胀

【概述】

关节、肌肉、肌腱疼痛和肿胀在风湿病中相当普遍。疼痛是关节受累最常见的首发症状，也是患者就诊的主要原因。四肢大小关节均会受累，以对称性关节痛居多。疼痛的起病、性质、部位、持续时间、是否伴全身症状等特点，有助于疾病的诊断及治疗效果的评价。

【常见关节炎的关节病变特点】

表1-3-2-1　常见关节炎的关节病变特点

	类风湿关节炎	强直性脊柱炎	骨关节炎	痛风	系统性红斑狼疮
起病	缓	缓	缓	急骤	不定
首发	近端指间关节、掌指关节、腕、跖趾关节	膝、髋、踝	膝、踝、远指间关节、赫伯登结节	第一跖趾关节	手关节或其他部位
痛性质	持续性、休息后加重	休息后加重	活动后加重	疼痛剧烈、夜间加重	不定
肿性质	软组织为主	软组织为主	骨性肥大	红、肿、热	少见
畸形	常见，明显影响功能	多见于髋	小部分	少见	偶见

（续表）

	类风湿关节炎	强直性脊柱炎	骨关节炎	痛风	系统性红斑狼疮
演变	对称性多关节炎	不对称下肢大关节炎	负重关节症状明显	反复发作	非侵蚀性
脊柱和（或）骶髂关节病变	偶有，限颈椎	必有，功能受限	骨刺形成，唇样变	无	无
高发人群	中年女性	青少年男性	老年	中年肥胖男性	育龄女性

【护理要点】

1. 饮食：清淡易消化，富含蛋白质、维生素，含钾钙丰富的食物。戒烟，少吃辛辣刺激性食物，控制体重。

2. 生活有规律，注意劳逸结合。保持环境干净、安静、阳光充足、通风良好。

3. 急性活动期应卧床休息，保持关节功能位，避免疼痛部位受压。遵医嘱给予非甾体抗炎药减轻疼痛，并辅以按摩、理疗等。

4. 病情观察：评估患者关节疼痛的部位、程度、性质及持续的时间，关节肿胀和活动受限的程度。

5. 心理护理：安慰患者，耐心讲解关节疼痛肿胀的可能原因，消除患者顾虑。

6. 用药护理：遵医嘱服用药物，告知患者相关药物的作用，服药方法及时间，药物的不良反应等。

第三节　关节僵硬与活动受限

【概述】

关节僵硬是指患者在一段时间不活动后试图活动关节时的不适感和受限感。这种现象常出现于1 h或数小时不活动后。由于常在晨起时表现最明显，故又称晨僵。晨僵是炎性关节病的早期特征，通常类风湿关节炎患者和风湿性多肌痛患者晨僵比较明显，可以持续数小时。其持续时间和关节炎症的程度呈正比。早期关节活动受限主要由肿胀、疼痛引起，晚期则由于关节骨质破坏、纤维骨质粘连和关节半脱位引起，此时关节活动严重障碍，最终导致功能丧失。

【病因】

是由于在睡眠或活动减少时，使受累关节周围组织渗液或充血水肿，引起关节周围肌肉组织紧张，关节肿痛或僵硬不适。随着肌肉的收缩，水肿液被淋巴管和小静脉所吸收，晨僵也随之缓解。

【护理要点】

1. 患者由于行动不便甚至丧失劳动能力而产生悲观焦虑情绪，护理人员应多关心体贴患者，帮助患者接受活动受限的事实，允许患者以自己的速度完成活动，并在活动中予以鼓励，注意适时疏导、理解、稳定患者情绪，并注意取得家属的配合。

2. 观察患者全身情况，关节僵硬与活动受限的发生时间、部位、持续时间、缓解方式、与活动的关系，活动受限是突发的或是渐进性加重。

3. 关节僵硬严重者，可用局部理疗、按摩等方法缓解症状。夜间休息时注意取舒适体位，可使用床上支架、膝下垫小枕，避免肢体长时间受压引起晨僵加重。

4. 清晨醒来可在床上做各种主动或被动锻炼，活动僵硬关节，但应避免突然移动和负重。亦可先行温水浴或热水浸泡僵硬的关节，而后活动关节。

5. 急性期应卧床休息并限制受累关节的活动，避免受压及寒冷刺激。病情稳定后，应鼓励患者及早活动，从事力所能及的自理活动或按关节功能情况制订锻炼计划进行关节功能锻炼，避免长时间不活动或手持重物。

6. 饮食给予高蛋白、高维生素、高钙、营养丰富、清淡易消化食物。

7. 指导患者注意保持肢体及全身温暖，预防和减少晨僵的发生。

第四节　皮肤损害

【概述】

风湿性疾病常累及多个系统，皮肤含有丰富的结缔组织和血管，因而是一个重要的靶器官。皮肤损害呈特异性和非特异性改变。常见的皮肤损害包括多个部位的皮疹、结节、红斑、水肿、溃疡等，多由血管炎性反应引起。部分患者因受寒冷或紧张刺激后，肢端细动脉痉挛，使手指（足趾）皮肤突然出现苍白，相继出现皮肤变紫、变红，伴局部发冷、感觉异常和疼痛等临床现象（表1-3-4-1），称为雷诺现象（Raynaud phenomenon）一般起病缓慢，多见于20~40岁女性，开始偶尔在冬季出现轻度、短时间的发作。随着病情的进展，症状的严重性和持续时间均有增加。

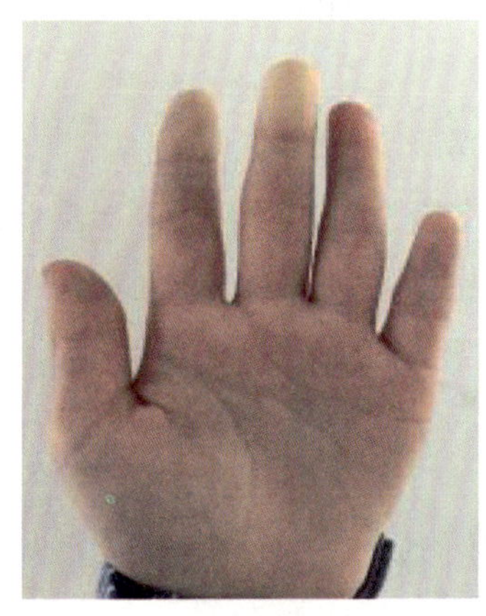
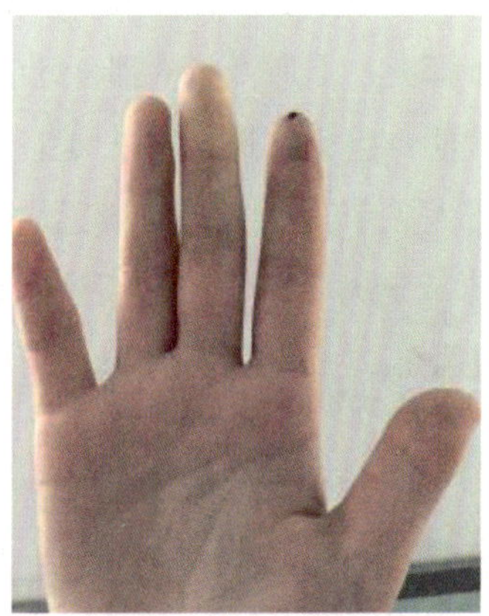

图 1-3-4-1　手指雷诺现象

【常见风湿性疾病皮肤黏膜损害的特点】

1. 白塞病（BD）典型的三联征：眼炎、复发性口腔溃疡（阿弗他溃疡）、生殖器溃疡；其中男性多见于阴囊，也可在阴茎；女性多见于阴唇，也可见于阴道。结节红斑，下肢多见。

2. 皮肌炎/多发性肌炎（DM/PM）

（1）特征性皮疹：向阳疹和戈登征。向阳疹：指上眼睑的水肿性暗紫色斑。一般早期出现，可蔓延至面颊、颈部、前胸及暴露部位，四肢主要位于大小关节的伸面。戈登征：病程后期出现。紫红色、略高出皮肤表面的皮疹，多位于指间关节的伸面。

（2）皮肤异色病（椒盐征）：斑点样色素沉着、色素减退、毛细血管扩张、皮肤萎缩、雷诺现象等。

3. 系统性红斑狼疮（SLE）：多见盘状红斑、蝶形红斑、光过敏、口腔及鼻咽部溃疡、雷诺现象、脱发、血管炎和荨麻疹等。

3. 系统性硬化症（SSc）：雷诺现象、指（趾）硬化、关节挛缩（鹰爪手）、指（趾）端溃疡、面具脸、色素改变、毛细血管扩张、皮肤钙化等。

5. 干燥综合征（SS）：下肢多出现紫癜样皮疹。

6. 结节性多动脉炎（PAN）：紫癜、溃疡、网状青斑、远端指（趾）缺血性改变、皮下结节。

7. 类风湿关节炎（RA）

（1）类风湿结节：多位于皮下，也见于腱鞘和筋膜。

（2）血管炎：下肢及指（趾）端。

（3）其他：手掌红斑、皮肤萎缩、雷诺现象等。

8. 银屑病关节炎（PsA）：典型的皮疹为界限清楚，高出皮肤表面的皮疹，小丘疹或斑片状，表面覆有多层银白色鳞屑，皮疹消退后不留疤痕。多呈对称性发布，好发于肘、膝、头皮及腰骶部。

【护理要点】

1. 环境与休息：保持病室安静、通风、温湿度适宜，床单位整洁干燥。卧床患者，应定时翻身，必要时给予局部减压。

2. 饮食护理：饮食应清淡易消化，富含优质蛋白、维生素，根据患者口腔溃疡及吞咽情况选择普软食、半流食、流食。少食多餐，细嚼慢咽。忌食辛辣、过冷、过热、油炸食物及刺激性调味品，避免吸烟饮酒，及饮用咖啡，多饮水。系统性红斑狼疮及皮肌炎患者应忌食无花果、芹菜、苜蓿、蘑菇及烟熏食物等。

3. 皮肤护理

（1）评估皮肤黏膜受损的情况，部位、范围、皮肤的弹性。

（2）观察指（趾）端皮肤状况及血液循环，当患者出现指（趾）端皮肤苍白、疼痛及麻木等症状时，可予温水浸泡，加强按摩，必要时可在指（趾）端局部涂以硝酸甘油软膏，扩张血管，改善血液循环。

（3）注意个人卫生，穿着棉质、舒适宽松的衣物。勤修剪指甲，谨慎对待倒刺，勿抓挠皮肤，以免造成破溃引起感染。

（4）避免经常摩擦肢端，避免外伤，积极治疗引起雷诺现象的原发病。

（5）避免冷热刺激。避免接触刺激性物品，如各种染发或烫发剂、定型发胶、农药等。避免使用碱性肥皂、乙醇及刺激性的护肤洗涤用品。

（6）避免阳光直射皮肤，忌日光浴。光过敏者外出宜用遮阳伞、太阳镜、戴宽檐帽，穿长袖衣裤。

（7）温水清洁皮肤，皮肤干燥者可局部涂抹温和的润肤剂。皮肤溃烂者，定期换药，避免感染或感染加重。

（8）外阴溃疡者，每日温水清洁外阴，保持局部干燥。必要时可1：5000的高锰酸钾坐浴，患处涂抹溃疡软膏。穿着宽松、柔软、舒适的内衣，内衣清洗后置于阳光下暴晒。避免性生活，避免骑自行车等骑跨动作，以免增加摩擦加重皮肤损伤。女性生理期勤更换卫生护垫，男性患者经常外翻包皮，防止溃疡粘连。不能自理者，遵医嘱进行会阴护理。

4. 做好口腔护理，口干者，使用软毛刷，三餐前后刷牙、漱口。口腔溃疡者改用漱口液漱口，选用庆大霉素和（或）制霉菌素片加入500 mL的0.9%氯化钠注射液中交替漱口。必要时进行分泌物培养，检查是否有真菌感染。不能漱口者，遵医嘱进行口腔护理。

5. 严格无菌操作，避开皮损部位，减少穿刺频率。

6. 注意做好心理护理，鼓励患者表达自己的感受，注意疏导、理解、支持和关心患者，帮助患者树立战胜疾病的信心。

7. 避免精神紧张及情绪激动，注意防寒保暖，尽量避免暴露于寒冷空气中或接触冷水及冷的物体。

8. 要按医嘱坚持合理用药，不能随便自行停药。

9. 避免滥用药物，如β-受体阻滞剂、可乐定和麦角制剂均为禁忌使用药物。

第五节　眼部表现

【概述】

眼球壁的解剖结构分为3层：外层即角膜与巩膜，中间血管层称葡萄膜，内层为视网膜。不同疾病影响的部位可不一样。而多种风湿性疾病常累及眼及其周围结构出现异常。

【常见风湿性疾病眼部损害的特点】

1. 类风湿关节炎（RA）：最常见的眼部表现是巩膜炎、角膜炎和巩膜结膜炎即Sicca综合征。

（1）巩膜炎。RA巩膜炎的发病率为5%。轻重不等，可为局限性、浅表性巩膜炎、巩膜外层炎，局部用药容易控制，无严重后果。严重时出现痛性坏死性巩膜炎，危害极大，预后极差。

（2）巩膜结膜炎（Sicca综合征）。是RA的一种常见表现，其表现多样，眼科检查可见结膜下方点状溃疡，偶见结膜浸润和坏死导致结膜穿孔。

2. 幼年类风湿关节炎（JRA）。JRA侵犯中层出现葡萄膜炎，巩膜炎少见。葡萄膜炎发病率为10%。虹膜炎轻者无症状，重者表现为眼红、疼痛、畏光、流泪，进而发展为白内障、青光眼，甚至失明。

3. 强直性脊柱炎（AS）。虹膜炎最多见，几乎所有患者在不同阶段都会发生，易复发，一般为双侧，20%AS因此致残，对青年男性的虹膜炎要警惕AS的可能。

4. 莱特尔综合征（RS）。典型的三联征包括非淋球菌性尿道炎、关节炎和结膜炎。结膜炎一般较轻，有烧灼感、流泪，8%~40%患者有葡萄膜炎，疾病复发时易发生。

5. 肠病性关节炎。指溃疡性结肠炎和局限性肠炎引起的多关节炎，葡萄膜受累造成虹膜睫状体炎，偶有巩膜炎。

6. 系统性红斑狼疮（SLE）。眼的任何部分均可累及，如患者有巩膜炎的同时出现了葡萄膜炎，则SLE的可能性较大。视网膜病变以絮状渗出为主，表现为视网膜出血、水肿。有人将视网膜血管炎称为狼疮视网膜病。

7. 巨细胞动脉炎（GCA）和风湿性多肌痛（PMR）。GCA可致复视、突发的不可逆的失明及视神经炎，PMR也有相似症状。

8. 结节性多动脉炎（PAN）。可累及中小动脉，出现多种眼部表现，常见的有巩膜角膜炎，与RA相似，但疼痛剧烈。

9. 肉芽肿性多血管炎（GPA）。眼及周围组织受累常见。典型症状可见眼球前凸：肉芽肿直接侵犯眶周，进而到巩膜，病变从巩膜中央发生，与一般巩膜炎不同，还可出现外周溃疡性角膜炎和坏死性巩膜炎。

10. 贝赫切特综合征（BD）。眼部受累平均发生率为66%。常见眼部病变为葡萄膜炎和视网膜血管炎、视神经萎缩、玻璃体炎及眼底出血。眼炎反复发作可造成失明。

11. 多发性肌炎/皮肌炎（PM/DM）。DM的特征性皮疹是上眼睑紫红色水肿斑，其他眼部表现不具特异性。PM本身或因合并重症肌无力可造成眼外肌无力，但不多见。儿童DM视网膜血管炎常见。

12. 系统性硬化症。上眼睑运动减弱，皮肤变薄、发亮，引起暴露性角膜炎，如果同时合并眼干，危害则更大。巩膜结膜炎在系统性硬化症中常见。

【护理要点】

1. 环境舒适通风，室内温湿度适宜，光线宜暗，避免强光刺激。夏季外出戴墨镜，多风天气外出时戴防风眼镜。

2. 给予高营养、清淡、易消化饮食，忌烟酒，保持大便通畅，避免腹压增高的动作（如用力咳嗽、打喷嚏）。

3. 向患者讲解疾病相关知识，消除恐惧、悲哀心理，面对现实，积极配合治疗。

4. 评估患者眼结膜是否充血、有无分泌物，根据分泌物细菌培养和药敏结果，选择用药。

5. 评估患者视物模糊、视力障碍程度，给予必要的生活协助，防止发生意外。

6. 眼球疼痛或有畏光、流泪、异物感及飞蚊感者应注意少看书和电视，多休息。

7. 眼干涩者每日用专用的温、软毛巾湿敷眼部，同时可用人工泪液或0.5%羧甲基纤维素滴眼，清除眼部分泌物，保持眼睛清洁。

8. 眼部有感染时，可以白天滴眼药水，晚上涂眼膏并用纱布盖好。点眼药前，保持双手清洁，先将分泌物擦洗干净，勿将眼药触及睑缘和睫毛，避免药液污染导致再次使用时加重眼部感染。

9. 注意不要留长指甲，勿用手指揉眼，防止损伤角膜。

第四章　风湿性疾病常见并发症的护理

第一节　感染

【概述】

感染一般是指病原体入侵机体引起的全身或局部炎症反应。由于风湿病患者存在免疫功能紊乱，并长期使用糖皮质激素、免疫抑制剂等药物，容易导致机体抵抗力下降，有利于病毒、细菌等的繁殖，从而容易诱发感染。

【临床表现】

主要表现为呼吸道、胃肠道及泌尿系感染。

1.呼吸道感染

（1）上呼吸道感染主要表现为发热、全身不适、腰背、四肢疼痛、乏力、头痛、头昏和耳鸣等。局部表现主要有鼻塞、流涕、咽痛、干咳等。

（2）下呼吸道感染主要以突然寒战起病为主，继之高热，呈稽留热，体温可达39~40℃，并可伴咳嗽、咳痰、呼吸困难，偶有胸痛。

2.胃肠道感染

表现为中上腹不适、疼痛，严重者可出现剧烈的腹部绞痛，常伴厌食、恶心、呕吐等。如伴有肠炎可出现发热、腹泻，严重者可发生休克。

3.泌尿系感染

表现为尿频、尿急、尿痛等膀胱刺激征，严重者可出现肉眼血尿。

【预防措施】

1.每日开窗通风，保持病室温湿度适宜，减少陪探视人员。必要时给予每日紫外线消毒。

2.给予高蛋白、高维生素、易消化食物，多饮水，避免辛辣刺激的食物。

3. 如为长期卧床患者，需定时翻身拍背。如有痰液，应指导患者自主咳痰方法，若痰液黏稠不易咳出，应立即吸痰。

4. 医务人员严格执行无菌操作及保持手卫生。

5. 保持患者皮肤清洁，做好基础护理。

6. 在医师指导下掌握用药原则，密切观察体温变化，如出现发热、咳嗽、咳痰、腹痛、腹泻、尿频、尿急和尿痛等感染迹象，应及时通知医师。

7. 患者适当锻炼，以增进食欲，提高机体的免疫能力，减少感染的机会。

【治疗】

急性发作期以控制感染为主，根据感染部位不同选用不同抗生素。

1. 呼吸道感染

（1）病毒感染可选用利巴韦林和奥司他韦等。

（2）厌氧菌、葡萄球菌、链球菌感染可选用青霉素或头孢菌素等。

（3）如为耐甲氧西林的葡萄球菌，应选用万古霉素或替考拉宁。

（4）如为阿米巴原虫感染，选用甲硝唑治疗。

（5）如为革兰阴性杆菌，则可选用第二代或第三代头孢菌素等。

2. 胃肠道感染

一般首选喹诺酮类药物，常用药有：诺氟沙星；如伴有幽门螺杆菌感染，可选用甲硝唑、阿莫西林、克拉霉素等联合治疗。

3. 泌尿系感染

（1）第三代喹诺酮类：左氧氟沙星等。

（2）半合成广谱青霉素：哌拉西林、磺苄西林等。

（3）第三代头孢菌素：头孢他啶、头孢哌酮等。

【护理常规】

1. 呼吸道感染

（1）保持病室安静整洁，温湿度适宜。维持合适的室温（18~20℃）和湿度（50%~60%），以充分发挥呼吸道的自然防御功能。

（2）给予患者保持舒适体位，采取坐位或半坐位有利于改善呼吸和咳嗽排痰。

（3）鼓励患者少食多餐，注意食物的色、香、味，以促进患者的食欲，保证高蛋白、高维生素摄入，避免进食生冷、油腻、煎炸、刺激性强的食物。如患者无心、肾功能障碍，应给予充足的水分，有利于呼吸道黏膜的湿润，使痰液稀释以促进排痰。

（4）密切观察患者生命体征，如有不适，及时通知医师。

（5）症状护理

1）高热患者可给予温水擦拭、冰袋冰敷或药物降温，如出现皮肤苍白、青紫时，应立即停止，防止冻伤。如需药物治疗，可遵医嘱使用非甾体抗炎药等。

2）有咽痛、声嘶、咳嗽、咳痰时可给予雾化吸入，湿化气道。如痰液黏稠不易咳出，可指导患者取俯卧屈膝位，借助膈肌、腹肌收缩，增加腹压，咳出痰液。

3）口腔感染患者，可给予漱口治疗，一般选用康复新液、庆大霉素、制霉菌素等药物进行漱口。先用清水将口腔内食物残渣清理干净，然后口含漱口液10～20 mL，让漱口液充分接触到口腔内的各个部位，并使舌在牙齿、颊部、腭部各面如牙刷般搅动，抬高舌尖并使头后仰，使漱口液在咽部停留20～30 s。每次含漱不少于10 min，含漱后30 min内暂禁饮食。

（6）用药护理

用药期间应注意观察药物的疗效及不良反应。并定期监测肝功、肾功、电解质等。如使用利巴韦林宜尽早用药，有严重贫血、肝功能异常者慎用。

（7）加强心理护理，增强其战胜疾病的信心。

2. 胃肠道感染

（1）保持病室安静整洁，温湿度适宜。

（2）协助患者取舒适体位，注意保暖。

（3）指导患者进食营养丰富、清淡、易消化食物，多饮水。必要时禁饮食。

（4）监测生命体征，观察有无脱水和电解质紊乱，遵医嘱及时给予补充液体、电解质。

（5）症状护理

对于伴腹泻患者应遵医嘱使用止泻药，并做好患者肛门及周围皮肤的护理。如手纸要柔软，擦拭动作宜轻柔，便后及时清洗，必要时局部涂抹无菌凡士林软膏或抗生素软膏以保持皮肤的完整性。

（6）用药护理

服用诺氟沙星应空腹，同时饮水至少250 mL。使用本品时应避免过度暴露于阳光下，如发生光过敏反应需停药。肝功能减退、重症肌无力患者应慎用。

（7）加强心理护理，增强其战胜疾病的信心。

3. 泌尿系感染

（1）保持病室环境清洁、安静、光线柔和。

（2）协助患者取舒适体位，急性期应绝对卧床休息。

（3）进食清淡、易消化、营养丰富的食物，避免辛辣刺激食物。根据病情指导患者多饮水，每日进水量应为2000 mL以上。

（4）密切监测生命体征，观察患者尿量、尿液颜色、性状、电解质等。

（5）症状护理

1）对排尿困难患者，可指导患者听流水声并进行膀胱区按摩，必要时给予留置尿管。

2）如伴疼痛者进行膀胱区按摩以缓解疼痛，对疼痛难以耐受者，必要时可遵医嘱给予止痛剂。

3）尿频患者，指导其勤换内衣裤。内衣裤应选择宽松、吸汗及透气性好的面料。保持会阴部清洁，如留置尿管者应进行尿道口护理，每日两次，并密切观察尿道口及周围皮肤黏膜情况及尿液的颜色、性状。

（6）用药护理

使用左氧氟沙星药物时，肾功能不全、神经系统疾患者慎用，并避免与茶碱类同时使用。输注此药物时，每100 mL液体输注时间应大于1 h。

（7）加强心理护理，增强其战胜疾病的信心。

【健康指导】

1. 向患者及家属讲解疾病相关知识。

2. 保持良好的卫生习惯，戒烟，戒酒，保持乐观精神状态。

3. 加强体育锻炼，增强机体免疫力。

4. 向患者讲解避免感染的方法和意义，提高患者的依从性。

5. 定期复诊，如出现发热、咳嗽、咳痰、腹痛、腹泻、尿频、尿急和尿痛等症状，应及时就诊。

第二节　消化道出血

【概述】

消化道出血是指从食管到肛门之间消化道的出血。风湿性疾病常用的治疗药物有糖皮质激素、非甾体类抗炎药，长期服用此类药物可导致消化道黏膜损伤，增加胃溃疡的发生概率，进而引起消化道出血，严重者可危及生命。

【临床表现】

患者可出现呕血和（或）黑便、头晕、心悸、乏力、出汗、口渴及晕厥等失血性周围循环衰竭的表现，严重者导致失血性休克。大量出血后多数病人可出现发热，一般不超过38.5℃。上消化道大出血后，肠道中血液的蛋白质消化产物被吸收，可出现氮质血症。

【预防措施】

1. 规律饮食，进食营养丰富、易消化的食物，避免过冷、过热及粗糙、刺激性食物，戒烟酒，避免过饥及暴饮暴食。

2. 遵医嘱用药，勿随意增减药量，避免大剂量、长期服用糖皮质激素及非甾体类抗炎药，如需服用可增加胃黏膜保护剂。

3. 生活规律，劳逸结合，避免长期情绪紧张。

【治疗】

治疗原则：上消化道大量出血为临床急症，应采取积极措施进行抢救：迅速补充血容量，纠正水电解质失衡，预防和治疗失血性休克，给予止血治疗，同时积极进行病因诊断和治疗。

1. 补充血容量：血容量明显不足、失血性休克、血红蛋白低于70 g/L为紧急输血的指征。立即配血，等待配血时，先输入平衡液、葡萄糖盐水或其他血浆代用品，尽早输入浓缩红细胞或全血。输液量可根据估计的失血量来确定。

2. 止血措施

（1）抑制胃酸分泌药：临床常用质子泵抑制剂（如：奥美拉唑、埃索美拉唑）和H_2受体拮抗剂（如：西咪替丁、雷尼替丁）。

（2）内镜下止血：高频电凝及激光光凝法、金属钛夹机械止血、局部药物注射等。

（3）手术治疗：如出血不止危及患者的生命，需把握时机行手术治疗。

（4）介入治疗：可经选择性肠系膜动脉造影寻找出血的病灶，给予血管栓塞治疗。

【护理常规】

1. 环境：保持室内环境的清洁，通风良好，室内减少人员流动。

2. 饮食护理：大量呕血伴恶心呕吐者应禁食；少量出血无恶心呕吐者给予温凉、清淡流食，出血停止后可逐渐给予营养丰富、易消化流质、半流质、软食；少量多餐。

3. 急救护理：

（1）绝对卧床休息，取平卧位，意识不清者头偏向一侧。

（2）清除呕吐物，保持呼吸道通畅，并给予吸氧。

（3）立即建立静脉通路，实施配血、输血、输液，各种止血治疗及用药等抢救措施，并观察治疗效果及不良反应。

（4）密切观察患者意识、生命体征及有无休克症状。观察呕吐物、大便的色、量、性质，出血量及程度，准确记录24 h出入量。

（5）如需手术治疗，做好备皮、皮试、留置尿管等术前准备。

4. 心理护理：安慰患者，消除顾虑，讲解疾病的相关知识。教会患者再出血征兆的鉴别，使之能及时说出自己的感受，并主动配合治疗和护理。

【健康指导】

1. 保持良好的心境，正确对待疾病。

2. 注意饮食卫生，不饮用浓茶、咖啡等对胃有刺激的食物。

3. 指导患者学会早期识别出血征象及应急措施；出现头晕、心悸等不适或呕血、黑便时，应立即卧床休息。呕吐时取侧卧位避免误吸，并立即送医院治疗。

第三节　水钠潴留

【概述】

水钠潴留是指由于肾小球滤过率减少，肾小管对钠的重吸收增加，钠离子潴留细胞外而引起水肿。伴有肾脏损害的风湿病患者，以及长期大量使用糖皮质激素会有滞钠和贮水作用，极易导致水钠潴留。

【临床表现】

全身性水肿、体重异常增加、高血压，甚至引起充血性心力衰竭、肺水肿、肾功能衰竭等并发症。

【预防措施】

1. 养成良好的饮食习惯，不要吃太甜或太咸的食物。

2. 选择合理的给药方式，使用糖皮质激素时应遵循以下原则：最小有效剂量，短程冲击用药，尽量局部用药代替全身用药。

3. 高血压伴有心衰的患者，遵医嘱使用利尿剂。

4. 肾功能不全的病人用药要慎重，以免加重肾损伤。

5. 可穿弹力袜，降低下肢水肿发生。

【治疗】

对症治疗，利尿，必要时停用或减量导致水、钠潴留的药物。

1. 轻度水钠潴留：药物减量后可自行缓解水肿症状。

2. 中度水钠潴留：可以给予口服螺内酯、氢氯噻嗪、吲达帕胺等。

3. 重度水钠潴留：给予缓慢静推托拉塞米、呋塞米等。

【护理常规】

1. 采取平卧位，抬高下肢。

2. 饮食以低盐、低脂、清淡、易消化为主，多吃新鲜水果、蔬菜。

3. 观察病人水肿的部位、程度及性质；有合并症的中老年患者，应密切观察心血管系统变化；观察螺内酯、双氢克尿噻等利尿剂用药后的效果，以促进水肿消退。

4. 对于水肿患者每日应协助病人准确测量体重及腹围。严格记录出入液量，密切监测电解质水平。

5. 对于眼睑肿胀者，可用生理盐水棉球擦拭分泌物，并抬高头部减轻水肿。

6. 定期翻身，协助病人更换体位，防止一侧身体长期受压导致压力性损伤的发生。

【健康指导】

1. 向患者讲解疾病相关知识，水、钠潴留的诱因、处理方法等，使其正确对待疾病，积极配合治疗、护理。

2. 保持良好的生活习惯，适当运动，避免过度劳累。

3. 指导患者要在医生指导下用药，不可擅自更改药量和搭配。

第四节　低钾血症

【概述】

低钾血症是指血清钾低于3.5 mmol/L。风湿科常见的低钾血症多由于摄入不足、排出过多，尤其是使用糖皮质激素导致钾丢失过多而引起。

【临床表现】

常出现疲乏、软弱、无力、呼吸困难、恶心、呕吐、腹胀、肠鸣音减弱或消失、心律不齐、心动过速、血压下降、昏睡或者昏迷等不良反应。

【预防措施】

1. 选择合理的给药方式，尽量避免长期大剂量使用糖皮质激素。

2. 饮食要多摄入含钾丰富的食物，如：蛋类、豆类、鱼类，橘子、橙子、香蕉等水果。

3. 在使用糖皮质激素期间，定期监测血钾。

【治疗】

在明确诊断为低钾血症后，积极补钾，同时治疗原发病。

1. 轻度低钾者：以口服补钾为主，如氯化钾缓释片、枸橼酸钾颗粒等。

2. 中度低钾者：除上述口服方法外，以静脉补钾为主，症状缓解后停药。

3. 重度低钾者：若上述治疗方法无效，在心电监护的情况下，可用深静脉高浓度泵入氯化钾。

【护理常规】

1. 保持病室安静整洁，温、湿度适宜。

2. 急性期病人应当卧床休息，加强生活护理，做好安全管理，避免跌倒。

3. 可进食含钾丰富的蔬菜和食物，如菠菜、油菜、玉米、红薯、大豆、紫菜等。

4. 观察患者意识、神志、生命体征，心率、心律、心电图等，观察用药后的效果，及时发现并发症。监测血钾情况，防止钾补充过量。

5. 静脉补钾应注意：

（1）见尿补钾，尿量在30 mL/h以上补钾。

（2）浓度不宜过高。氯化钾浓度一般不超过0.3%，禁止静脉直接推注氯化钾，以免血钾突然升高致心搏骤停。

（3）速度不宜过快。成年人静脉滴注不超过1.5 g/h。

（4）总量不可过大。每日补氯化钾3～6 g，严重缺钾者，不宜超过8 g/d。

6. 心理护理：患者常由于疾病知识缺乏会产生恐惧、焦虑等情绪，护理人员要让患者了解低钾血症发生的原因及如何配合医生治疗，使患者树立战胜疾病的信心。

【健康指导】

1. 均衡饮食，多吃水果和蔬菜，多吃含钾食物。忌暴饮暴食。

2. 患者需在医生指导下用药，不可擅自更改药量。

第五节　高血压

【概述】

高血压（hypertension）是指以体循环动脉血压（收缩压和/或舒张压）增高为主要特征（收缩压≥140 mmHg，舒张压≥90 mmHg），可伴有心、脑、肾等器官的功能或器质性损害的临床综合征。可分为两类：原发性高血压和继发性高血压。风湿病患者由于疾病导致肾脏损害和/或长期大量使用糖皮质激素药物治疗，激活肾素-血管紧张素系统，增强心血管系统对血管活性物质的正性肌力和加压反应，抑制血管舒张系统，而导致继发性高血压，血压可暂时性或持久性升高，大多数可通过原发病的治疗得到改善。

【临床表现】

高血压患者常见的症状有头晕、头痛、疲劳、心悸、耳鸣等。多数症状在紧张或劳累后可加重。当血压突然升高到一定程度时甚至会出现剧烈头痛、呕吐、心悸、眩晕等症状，严重时会发生神志不清、抽搐，这就属于急进型高血压和高血压危重症，多数可在短期内发生严重的心、脑、肾等器官的损害和病变，如颅内出血、脑梗、心梗、肾衰等，如不及时控制血压，甚至危及生命。

【预防措施】

1. 改善生活行为

（1）减轻并控制体重。

（2）减少钠盐摄入。

（3）补充钙和钾盐。

（4）减少脂肪摄入。

（5）增加运动。

（6）戒烟、限制饮酒。

（7）减轻精神压力，保持心理平衡。

2. 按时遵医嘱服药，不可随意减量或停药。

3. 积极治疗原发病，学会自我监测血压。

【治疗】

高血压降压治疗的主要目的是最大限度地降低心、脑、血管并发症的发生率和死亡率。不同人群的降压目标不同，一般患者的降压目标为140/90 mmHg以下。继发性高血压的治疗：主要是针对原发病的治疗外，还应选用适当的降压药物进行降压治疗。

1.非药物治疗：主要指生活方式干预，即去除不利于身体和心理健康的行为和习惯。主要措施包括：

（1）控制体重。

（2）减少食物中钠盐的摄入量，并增加钾盐的摄入。

（3）减少脂肪摄入，戒烟限酒。

（4）适当运动。

（5）减少精神压力，保持心理平衡。

2.药物治疗

选择降压药物的原则：从小剂量开始；优先选择长效制剂；联合用药；个体化治疗。

（1）常用降压药物

1）利尿药：如氢氯噻嗪。

2）β-受体阻滞剂：如美托洛尔。

3）钙通道阻滞剂（CCB）：如硝苯地平缓释片。

4）血管紧张素转换酶抑制剂（ACEI）：如依那普利。

5）血管紧张素Ⅱ受体阻滞剂（ARB）：如氯沙坦。

【护理常规】

1.休息与活动：避免劳累，适当的活动。严重高血压的病人应卧床休息，高血压危象者则应绝对卧床，并需在医院内进行观察。

2.饮食护理：应选用低盐、低脂、低胆固醇的清淡易消化饮食。鼓励病人多食水果、蔬菜、戒烟、控制饮酒、咖啡、浓茶等刺激性饮料。对服用排钾利尿剂的病人应注意补充含钾高的食物如蘑菇、香蕉、橘子等。肥胖者应限制热能摄入，控制体重在理想范围之内。

3.病情观察

（1）对血压持续增高的病人，应每日测量血压2~3次，并做好记录，必要时测立、坐、卧位血压，掌握血压变化规律。

（2）如血压波动过大，要警惕脑出血的发生。

（3）如在血压急剧增高的同时，出现头痛、视物模糊、恶心、呕吐、抽搐等症状，应考虑高血压脑病的发生。

（4）如出现端坐呼吸、喘憋、紫绀、咳粉红色泡沫痰等，应考虑急性左心衰竭的发生。

4. 用药护理：服用降压药应从小剂量开始，逐渐加量。密切观察药物疗效，如血压下降过快，应调整药物剂量。在血压长期控制稳定后，可按医嘱逐渐减量，不得随意停药。某些降压药物可引起体位性低血压，在服药后应卧床2～3 h，必要时协助病人起床，待其坐起片刻无异常后，方可下床活动。

5. 心理护理：病人多表现有易激动、焦虑及抑郁等心理特点。因此，对待病人应耐心、亲切、和蔼、周到。根据病人特点，有针对性地进行心理疏导。同时，让病人了解控制血压的重要性，帮助病人训练自我控制的能力，参与自身治疗护理方案的制订和实施。

【健康指导】

1. 适当休息，保证充足的睡眠。

2. 选择适宜的运动方式，合理安排运动量。有氧代谢运动效果较好，如骑自行车、跑步、做体操及打太极拳等，但需注意劳逸结合，避免时间过长的剧烈活动。

3. 正确饮食，限制钠盐的摄入，每日应低于6 g。多吃蔬菜，增加膳食纤维。

4. 指导病人坚持服药，不可擅自停药，定期复查。

第六节　高血糖

【概述】

高血糖是指空腹血糖高于6.1 mmol/L，餐后2 h血糖高于7.8 mmol/L以上。风湿性疾病患者在长期大量使用糖皮质激素治疗过程中会出现糖代谢紊乱，出现血糖升高、继发性的高血糖症和类固醇性糖尿病。

【临床表现】

典型的三多一少症状：多饮、多食、多尿和体重减轻，但往往不是所有的患者都有典型的三多一少症状，也可有如下表现：

1. 轻度高血糖的表现：口渴、多尿、皮温高、皮肤干燥、瘙痒。

2. 中度高血糖的表现：呼吸急促、大口呼吸、呼吸带有水果味、腹痛、食欲下降、呕吐、眩晕、乏力、尿量减少、视物模糊并逐渐加重、困倦、嗜睡。

3. 重度高血糖的表现：心率加快、脉搏较弱、气急、气喘，呼吸带有烂苹果味、极度困倦和乏力、晕厥、昏迷。

【预防措施】

1. 严格掌握糖皮质激素的适应证和禁忌证，选择合理的激素种类和给药方式，避免长期大剂量使用糖皮质激素。

2. 控制饮食是降低血糖最有效的方法，饮食中多食不含糖分或糖分低的食物，减少摄入更多的脂肪，避免高脂肪的食物，多食粗粮、麦片等含无机盐、维生素和膳食纤维多的食物。

3. 坚持运动，控制体重。

4. 定期进行血糖监测。

【治疗】

1. 首先去除血糖升高的诱因，如药物、感染等诱发血糖升高的原因。

2. 饮食治疗

（1）计算理想体重：理想体重（kg）=身高（cm）–105。

（2）根据理想体重和参与体力劳动的情况，计算每日摄入的总热量。

（3）合理分配三大营养素占全天总热量的比例（碳水化合物为50%～60%，蛋白质为15%～20%，脂肪比例不超过30%）。

3. 药物治疗

口服降糖药物可分为六大类：磺脲类、格列奈类、双胍类、α–葡萄糖苷酶抑制、噻唑烷二酮类和DPP–4抑制剂。常用口服降糖药物种类及作用

（表1-4-6-1）如下表所示；常用胰岛素制剂（表1-4-6-2）如下表所示。

表1-4-6-1　口服降糖药物种类及作用

种类	作用	副作用	用法
胰岛素促泌剂（磺脲类）	刺激胰岛素分泌	低血糖、体重增加、皮肤过敏	餐前半小时
非磺脲类胰岛素促泌剂（格列奈类）	刺激胰岛素的早期分泌，降低餐后高血糖	低血糖（轻）	餐前或进餐时口服
双胍类（二甲双胍）	增加肌肉等外周组织对胰岛素的摄取和利用，减少肝脏葡萄糖的输出	胃肠道反应 乳酸性酸中毒 皮肤过敏	餐时或餐后口服
α-葡萄糖苷酶抑制剂（阿卡波糖、伏格列波糖）	降低餐后高血糖	胃肠反应（腹泻、腹胀、肠鸣音亢进、排气增多）	进食第一口饭时嚼服
噻唑烷二酮（格列酮类）	增加胰岛素的敏感性	水肿、体重增加（心脏病或肝病者不用或慎用）	晨口服
DPP-4抑制剂（西格列汀、维格列汀）	降低HbA1c和餐后血糖	头痛、超敏反应、肝酶升高、上呼吸道感染、胰腺炎	一般餐前服

表1-4-6-2　胰岛素制剂

胰岛素制剂	起效时间（h）	高峰时间（h）	有效作用时间（h）	药效持续时间（h）
超短效胰岛素（IA）	0.25~0.5	0.5~1.5	3~4	4~6
短效胰岛素（RI）	0.5~1	2~3	3~6	6~8
中效胰岛素（NPH）	2~4	6~10	10~16	14~18
长效胰岛素（PZI）	4~6	10~16	18~20	20~24
预混胰岛素70/30（70%NPH，30%RI）	0.5~1	双峰	10~16	14~18
预混胰岛素50/50（50%NPH，50%RI）	0.5~1	双峰	10~16	14~18

【护理常规】

1. 环境与休息

保持室内通风，清洁舒适，设施安全。生活规律，保证充足的睡眠。

2. 饮食

（1）合理安排餐次、一日至少三餐，并定时定量，一般按1/5、2/5、2/5分配或1/3、1/3、1/3分配。饮食结构如下图所示（图1-4-6-1）。

减少吃
油、糖、盐类
吃少量
肉、鱼、蛋、豆及奶制品
吃适量
蔬菜瓜果类
多吃
五谷类

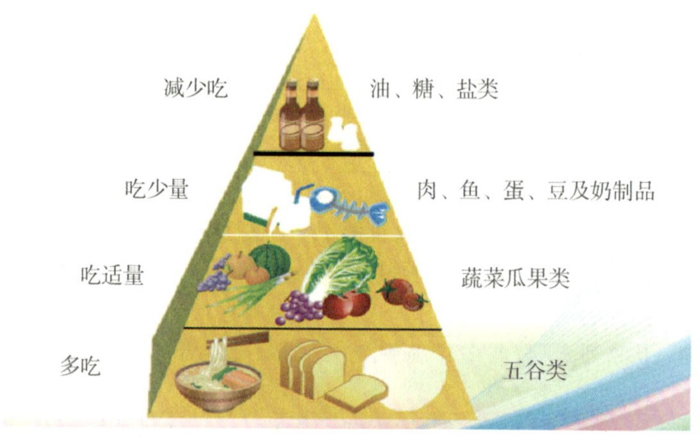

图 1-4-6-1　饮食结构

（2）注射胰岛素或口服降糖药易出现低血糖，可在正餐中匀出小部分主食作为两餐之间的加餐。

（3）睡前加餐除主食外，可选用牛奶、鸡蛋、豆腐干等蛋白质食品。

（4）科学选择水果

1）进食水果要减少主食的摄入量。

2）当空腹血糖控制在7.0 mmol/L以下，餐后2 h血糖＜10 mmol/L，糖化血红蛋白＜7.5%且血糖没有较大波动时，可以选择水果，但需代替部分主食。

3. 用药

（1）告知患者按时按量服药，不可随意增量或减量；准确地注射胰岛素。

（2）治疗期间做好血糖监测和记录，血糖控制的目标是：空腹血糖＜6.1 mmol/L，餐后血糖＜10 mmol/L，睡前血糖＜7.8 mmol/L。

4. 根据患者的病情，制订个体化的运动计划。

5. 病情观察

出现心慌、出汗、恶心、呕吐、腹痛、烦躁不安、嗜睡、血压下降等症状，应考虑发生低血糖、高渗性昏迷等急症，应及时救治。

6. 心理护理

给予精神安慰，解除患者思想顾虑，保持乐观心态，树立战胜疾病的信心。

【健康指导】

1. 改变不良生活方式，规律进行合适的运动。在餐后1～2 h左右开始运动，每次运动持续时间约为30～60 min，每周至少3～4次中低强度的有氧运动如散步、做家务、打太极、平地骑车、爬山、慢跑、上楼梯等。

2. 饮食

（1）多吃杂粮，增加膳食纤维的摄入。细粮包括面条、馒头、米饭、饼干等；粗粮包括玉米、小米、高粱、燕麦、红薯、山药、马铃薯等。

（2）低盐低脂，限制食盐的用量，每日6 g以内。

（3）禁食含有葡萄糖的甜食，如白糖、红糖、葡萄糖及糖制食品；含碳水化合物较多的土豆、红薯、芋头、藕、胡萝卜等食物，也需要少吃或食用后减少相应的主食量，限制饮酒。

（4）饮食要控制总量，还应做到食品多样化。粗略估算食物大小常采用“手掌法则”（图1-4-6-2）。

3. 指导病人坚持服药，不可擅自停药，定期复查。

碳水化合物和水果
1~2个拳头大小的碳水化合物可以代表每餐的碳水化合物摄入量，也可以表示1个馒头、花卷或1碗米饭、面条的大小。1个拳头可以代表2份主食的大小
脂肪
需要限制每天油脂摄入量。每顿摄入大拇指的第一指节大小就足够了。
蔬菜
两只手可容纳约500 g量的蔬菜。蔬菜的能量很低，建议每日摄入500~1000g蔬菜。
蛋白质
50 g的蛋白质类食物相当于手掌心大小，建议每天摄入蛋白质50~150g。
瘦肉
建议每日摄入50 g左右瘦肉。测量参照2个手指大小。

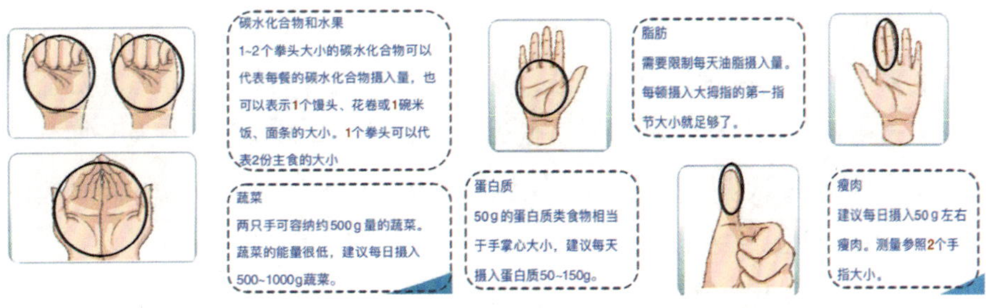

图 1-4-6-2　“手掌法则”

第七节　静脉血栓栓塞症

【概述】

静脉血栓栓塞症（VTE）：是一种由于静脉内血栓形成而引起静脉阻塞性回流障碍及其一系列相关病理生理改变的临床常见病，包括深静脉血栓形成（DVT）和肺栓塞（PE）。DVT好发于下肢静脉，而血栓脱落经血液循环进入肺动脉可引起PE。风湿病常可导致机体的促凝和抗凝机制平衡失调，从而容易形成DVT。常见疾病如：系统性红斑狼疮、类风湿关节炎、抗磷脂综合征、原发性血管炎等。风湿病患者进行血浆置换治疗期间，采用股静脉置管可导致静脉壁损伤，加之长时间卧床使血流速度缓慢，亦可形成DVT，严重者可导致PE的发生。

【临床表现】

VTE根据血栓形成部位和病因不同，其临床表现亦会有所差异。

1. DVT的临床表现：主要是患肢的肿胀、疼痛、周径增粗，肤色暗红、皮温降低，有时可伴有浅静脉曲张甚至溃疡形成等。

2. PE的临床表现：呼吸困难、气促及胸痛是最常见的症状和体征。其他症状为：惊恐甚至濒死感、心动过速或心悸、晕厥、咳嗽、咯血等。

【预防措施】

1. 对患者进行精确的风险评估，及早做好VTE的预防，保障患者安全。

2. 凡有高危因素者，如肥胖、低体重、高龄、肝肾功能不全及长期卧床的患者，应使其认识、了解VTE发生的病因、临床表现及危害，以引起患者及家属的重视，并积极配合治疗和护理。

3. 指导患者及家属掌握正确的运动方法：鼓励患者床上活动，多做深呼吸，增加膈肌运动，促进血液回流。股静脉置管患者应做双足主被动屈伸、双足主被动旋转、双膝关节屈伸、下肢抬举运动及被动挤压小腿肌肉，其中以主动旋转运动对股静脉血流的促进作用最强，预防作用最理想（图1-4-7-1）。

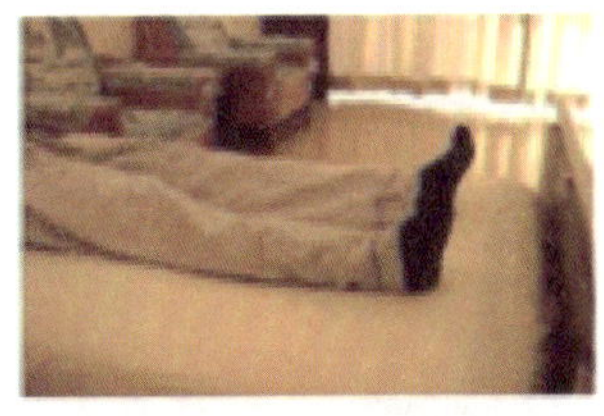

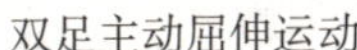

双足主动屈伸运动

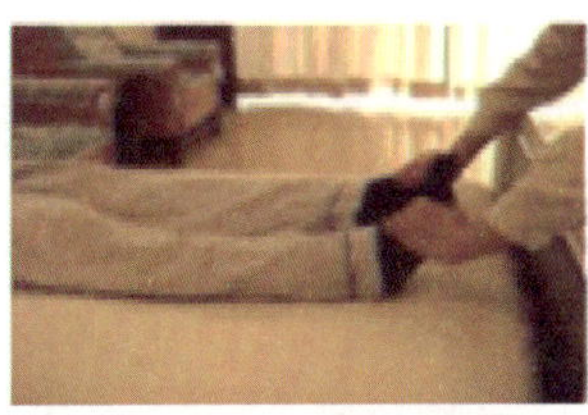

双足被动屈伸运动

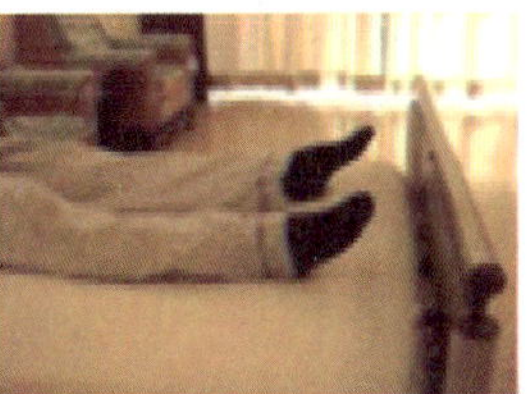

双足主被动旋转运动

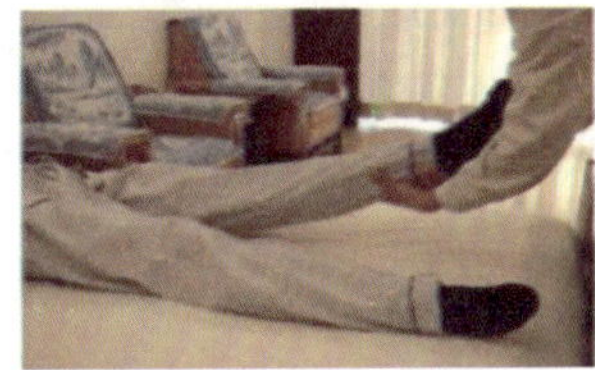

被动挤压小腿肌肉

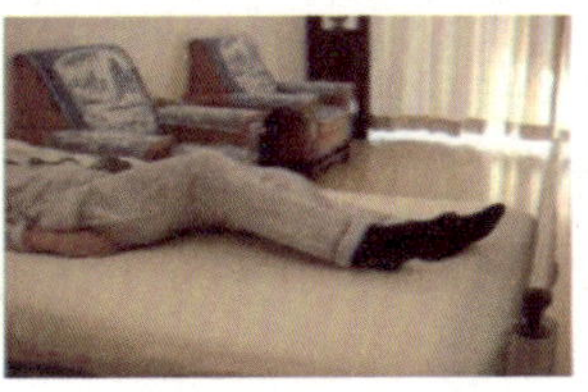

膝关节屈伸运动

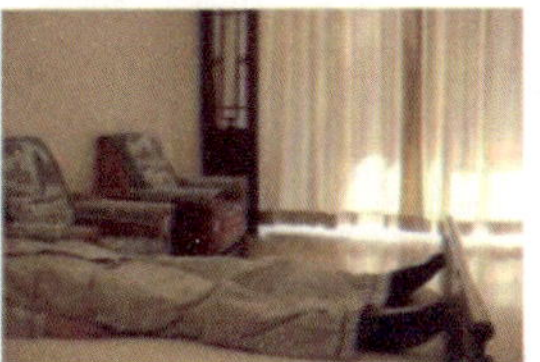

下肢抬举运动

图 1-4-7-1　预防静脉血栓栓塞症的床上运动

4. 药物预防：遵医嘱使用预防血栓的药物，常用低分子量肝素钙与阿司匹林，根据病情确定药物剂量、预防开始时间和持续时间，密切观察患者的用药情况及副作用，定期监测血常规及凝血功能。对于长期接受药物预防的患者，应动态评估出血风险。

5. 机械预防

（1）间歇性充气泵压迫治疗：此装置不但可以通过气泵间歇向袖带内充气压迫下肢肌肉和血管，增加静脉血流，而且可增加血液中纤溶酶原活性。此法尤其适合有出血危险、不适合使用抗凝药物的患者。

（2）带压力梯度的弹力袜：主要原理在于可降低静脉扩张；可使血流速度增加；可增强瓣膜功能而减少血液瘀滞。周围神经病变、周围动脉性疾病、下肢皮肤病变、心力衰竭等患者禁用。

（3）足底静脉泵：主要原理是使静脉回流速度加快，使单向开放的静脉瓣完全开放，防止静脉瓣和静脉窦的血流瘀滞，预防DVT形成。相比其他装置较舒适，患者依从性较高。充血性心力衰竭及DVT急性期患者禁用。

6. 腔静脉滤器：对于存在抗凝禁忌证、抗凝治疗并发症的高危VTE风险患者，或髂静脉、下腔静脉血栓，存在发生高危PTE风险的患者，可考虑植入可回收下腔静脉器。

【治疗】

治疗DVT的主要目的是预防PE，特别是病程早期，血栓松软与血管壁粘连不紧，极易脱落，应采取积极的治疗措施。

1.积极治疗原发病。

2.卧床：抬高患肢超过心脏水平，直至水肿及压痛消失。

3.抗凝：防止血栓增大，并可启动内源性溶栓过程。

（1）肝素5000～10000U一次静脉注射，以后以1000～1500U/h持续静脉滴注，其滴速以激活的部分凝血活酶时间（APTT）2倍于对照值为调整指标。随后肝素间断静注或低分子量肝素皮下注射均可。用药时间一般不超过10 d。

（2）华法林在用肝素后1周内开始或与肝素同时开始使用，与肝素重叠用药4~5 d。调整华法林剂量的指标为凝血酶原时间国际标准化比值（INR）维持在2.0~3.0。

急性近端深静脉血栓形成抗凝治疗至少持续6～12个月以防复发。对复发性病例或恶性肿瘤等高凝状态不能消除的病例，抗凝治疗的持续时间可无限制。长期抗凝治疗的病人，应定期进行监测INR。

（3）新型口服抗凝药，如直接凝血酶原抑制剂达比加群酯和Xa因子抑制剂利伐沙班等，具有抗凝效果稳定、药效不受食物影响、药物之间相互作用小、半衰期较短、用药剂量固定、服药期间无须定期监测凝血功能等特点，也被推荐用于治疗成人DVT以及预防复发性DVT，可以作为华法林的替代药物治疗。

4.溶栓治疗：溶栓药物治疗早期DVT是否能减少血栓栓塞后综合征的发生，目前尚有争议，但对血栓形成早期也有一定的效果，应限于某些较严重的髂–股静脉血栓病人。

【护理常规】

1.休息与活动：对于急性期DVT患者，绝对卧床休息10～14 d，严格制动并抬高患肢20°～30°，高于心脏水平20～30 cm，膝关节屈曲10°～15°，使髂内静脉呈松弛不受压。病情稳定后可适当下床活动，循序渐进地增加活动量，避免剧烈运动，可先加强上半身活动，如扩胸、深呼吸、抬臂、腰背部及腹部按摩等。

2. 饮食护理：进食低脂、高蛋白、易吸收的食物，进食富含维生素的新鲜蔬菜和水果。

3. 病情观察

（1）出现下肢肿胀、疼痛、周径增粗，肤色暗红、皮温降低等症状时，禁止按摩患肢以防血栓脱落造成肺栓塞。注意肢体保暖，防止冷刺激引起静脉痉挛和血液瘀积。每日测量记录患肢周径，测量方法可以膝关节为中心，测量膝上15 cm和膝下10 cm处周径。

（2）出现胸痛、呼吸困难、咯血等肺栓塞症状时，应卧床休息，嘱患者避免深呼吸、咳嗽及剧烈翻动。如发生肺栓塞尽快报告医生并配合抢救，给予高流量吸氧、心电监护、建立静脉通路。急性呼吸窘迫者行气管插管或机械通气。心搏骤停者行心肺复苏术。

4. 用药护理

（1）药物溶栓时应准确及时执行医嘱，用药首选患者静脉输注，可使用血压计袖带加压，以阻断浅静脉回流，使药物通过交通支直接进入深静脉，快速作用于血栓部位。间隔30 min松袖带3~5 s，减轻局部不适症状。

（2）密切观察患者有无意识障碍、呕血、黑便、皮肤瘀斑等出血征象。牙龈出血可用冷水漱口；鼻出血可用拇、食指压迫鼻根止血或局部冷敷或用0.1%盐酸肾上腺素棉球填塞鼻腔；穿刺点出血可于穿刺点上方约1 cm处压迫止血或在穿刺点处加压包扎。用药期间严禁按摩患肢，避免体位剧烈改变；用药后患者不宜过早下床活动。

5. 机械预防的护理

（1）间歇性充气泵压迫治疗：使用间歇性充气泵时，必须确保充气袖带放置正确，并定期解除袖带，检查皮肤有无损伤。

（2）带压力梯度的弹力袜：压力梯度的弹力袜的大小必须符合患者腿部的周径。应让患者躺在床上测量，通常应测量踝部、小腿的周径、膝下1寸或腹股沟下1寸至足底的长度。弹力袜过紧可导致皮肤红肿和损伤、加重静脉血液淤滞；过松不能产生足够的压力。穿弹力袜时，先将弹力袜从头卷到足趾，放入双手，手掌撑开，尽量使足趾深入袜卷，然后以拇指为导引，轻柔向上拉起弹力袜，经过足跟、脚踝和小腿，到达应至之处。

（3）足底静脉泵：定期检查患者足弓能否直接感受到脉冲；保证脚套松紧适宜，患者感觉舒适；如肢体循环不良、皮肤易破损、肢体感觉迟钝、患有糖尿病以及组织存活能力不良的患者，应添加垫料，降低脉冲压力，并将脉冲持续时间设置为1 s；使用的过程中，应检查皮肤有无红肿及组织坏死的早期迹象，必要时终止治疗；为达到最佳效果，腿部可稍下倾15°以保证良好的静脉灌注；注意保暖，避免肢体受凉。

6. 心理护理：向患者介绍疾病的发生、诊断、治疗及预后，并主动关心患者病情变化，关心和体贴患者，建立良好医患关系，获取患者信任，使其消除紧张、恐惧等不良情绪，增强患者战胜疾病的信心，使其能积极主动配合治疗。

【健康指导】

1. 注意休息，适当运动，避免久站或久坐不动。对于下肢静脉置管的患者，在置管期间应鼓励患者经常做下肢主动或被动运动，如膝关节伸展、肌肉收缩运动，举腿等活动。

2. 饮食规律，指导患者进食低脂、高蛋白、易吸收的食物，进食富含维生素的新鲜蔬菜和水果；每日多饮水，利于稀释血液，降低血液黏稠度；清晨饮蜂蜜水，促进排便，预防便秘，避免腹内压增高而影响下肢静脉回流，避免辛辣刺激及质硬的食物，控制体重。嘱患者及家属绝对戒烟，避免被动吸烟，以防止烟草中尼古丁刺激导致血管痉挛，影响血液回流。

3. 遵医嘱服药，不可随意增减药量或擅自停药。学会自我观察药物的副作用，出现腹痛、皮下血肿、瘀血等不良反应，及时就诊。定期监测血常规、凝血功能。

4. 定期随诊，如有鼻衄、皮肤瘀点瘀斑、胸痛、呼吸困难等不适及时就诊。

第八节　抑郁症

【概述】

抑郁症又称抑郁障碍，以显著而持久的心境低落为主要临床特征，是心境障碍的主要类型。临床可见心境低落与其处境不相称，情绪的消沉可以从闷闷不乐到悲痛欲绝，自卑抑郁，甚至悲观厌世，可有自杀企图或行为；甚至发生木僵；部分患者有明显的焦虑和运动性激越；严重者可出现幻觉、妄想等精神病性症状。每次发作持续至少2周以上，长者甚或数年，多数病例有反复发作的倾向，每次发作大多数可以缓解，部分可有残留症状或转为慢性。风湿病具有慢性、复发性、难治性的特点，生活工作能力下降、经济损失、家庭及各种社会关系的改变、社交娱乐活动受限等不可避免地会给风湿病患者带来精神压力，造成情绪的抑郁；其次由于各种风湿性疾病导致患者脑功能紊乱而出现的认知、情感、行为异常。

【临床表现】

1.精神症状：抑郁发作的表现是多方面的，其中抑郁心境、兴趣或愉快感丧失是抑郁症的核心症状。

（1）抑郁心境。是抑郁状态的核心症状。患者表现出心情不佳、心烦意乱、苦恼、忧伤、绝望。

（2）丧失兴趣。患者表现为无精打采，对一切事物都丧失了兴趣。

（3）精力丧失。开始仅主观感到精力不足、疲乏、无力，严重时甚至连吃、喝、个人卫生都顾不及。

（4）自我评价低。过分贬低自己，约3/4的患者有此症状。

（5）精神运动迟滞。约半数患者有精神运动迟滞，是抑郁症的典型症状之一。

（6）自杀观念和行为。抑郁的自杀率比一般人群高约20倍，约3/4的抑郁症患者有自杀观念，10%~15%有自杀行为。

（7）昼夜节律。指患者心境有昼重夜轻的变化，是抑郁症特别是内源性抑郁的典型症状。

2.躯体症状

（1）睡眠障碍。睡眠障碍是抑郁症较为突出的躯体症状表现之一，约80%的抑郁症患者会出现此症状。

（2）躯体表现。面容憔悴、目光呆滞、食欲不振、食量减少，体重明显下降，躯体状况较差。

【预防措施】

1. 积极治疗原发病，避免患者因疾病而造成的痛苦，导致抑郁症的发生。

2. 保持乐观的心态，鼓励患者主动找他人倾诉，避免压抑情绪。

3. 保证睡眠充足，长期失眠可能会导致抑郁症，如有失眠的困扰，应当设法解决。

4. 积极参加各类社会实践活动，锻炼和提高心理承受能力，丰富经验，从而促进心理健康。

5. 加强体育锻炼，增强意志力，培养良好的生活习惯，丰富业余文化生活等。

6. 避免各种刺激和干扰，远离会使自己生气的人和能引起自己伤感的环境。

7. 患有抑郁症患者，应当积极治疗，按时服药，恢复期不要过早停药；了解抑郁症的各种症状，如夜间早醒、肩酸背痛、疲劳感、焦虑紧张、心悸、注意力难以集中，思维速度下降等。

【治疗】

治疗方法主要包括躯体治疗和心理治疗，其中躯体治疗又包括药物治疗和电痉挛治疗。大多数情况下，这几种方法合并使用可获得较好的疗效。其治疗的目标是降低发病的频率、严重性和心理社会性的不良后果，增强发作患者的心理社会功能。

1. 躯体治疗

（1）药物治疗

1）单胺氧化酶抑制剂（MAOI）是最早发现的第一代抗抑郁药，代表药为苯乙肼。但因有高血压危象、肝脏毒性及直立性低血压等不良反应的缺点，现已被新型选择性的单胺氧化酶A抑制剂吗氯贝胺所代替。

2）三环类抗抑郁药（TcAs）是经典的抗抑郁药，常用药有：丙咪嗪（米帕明）、阿米替林、去甲丙咪嗪（地西帕明）、多虑平（多塞平）等。

3）选择性5-HT再摄取抑制剂（SSRI）为第三代抗抑郁剂。此类药物包括：氟西汀、舍曲林、帕罗西汀、氟伏沙明和西酞普兰等。

4）其他新型抗抑郁药：万法拉新、米氮平、安非他酮、噻奈普汀、奈法唑酮等。

（2）无抽搐电痉挛治疗

对于有强烈自杀观念和企图的患者，或病情严重而又无法耐受药物不良作用及药物治疗无效的患者，可采用电痉挛治疗。

2. 心理治疗

对有明显心理社会因素作用的抑郁发作患者，在药物治疗的同时常需合并心理治疗。常用的心理治疗方法包括支持性心理治疗、认知行为治疗、人际治疗、婚姻和家庭治疗、精神动力学治疗等。

【护理常规】

1. 环境：宜安置患者住在护士易观察的大房间，设施安全，光线明亮，空气流通，整洁舒适的治疗休养环境中。

2. 休息：对于不易入睡、睡眠浅、易醒或早醒患者，睡前可饮用热牛奶和/或热水泡脚，播放舒缓、轻柔的音乐，促进患者睡眠，必要时可遵医嘱服用镇静催眠药。

3. 饮食护理

（1）保持适当的营养、排泄，对于食欲不振、便秘的患者应选择富含纤维的食物。

（2）对于认为进食没有价值的患者，可陪伴患者用餐或少量多餐，协助患者进食；对于坚决禁食或体重持续减轻患者，则可以喂食、鼻饲、静脉输液等，以维持适当的水分及营养。

4. 安全护理

（1）早期识别自杀的危险因素，评估自杀动机，预防患者采取伤害自己的行为，密切观察患者有无自杀先兆症状：如焦虑不安、失眠、沉默少语或心情豁然开朗、在出事地点徘徊、忧郁烦躁、拒餐、卧床不起等，应给予心理支持，同时避免患者单独活动。

（2）严格执行交接班制度，对有消极意念患者，要重点交接，加强巡视，尤其在夜间、凌晨、午睡、饭前和交接班及节假日等重点时段，要加强防范。

（3）要加强病房设施的安全检查，做好药品及危险物品的保管工作，防止冲动、跳楼、自杀等意外发生；对严重抑郁患者测体温时应做到手不离表，严防吞咬体温计；服药时，护士应仔细检查口腔，严防藏药或蓄积后一次性吞服。

5.药物护理

保持药物治疗的持续性，密切观察药物不良反应。护士应确保患者能够将每次药物全部服下，严防患者蓄意藏药。在保证服药的基础上，观察药物不良反应，如口干、便秘、嗜睡、头痛、恶心、高血压、肝脏毒性等。

6.心理护理

应当真诚对待患者，尊重患者隐私，不随意泄露患者病情；多与患者沟通，倾听病人述说内心的感受，取得患者信任；掌握患者心理变化，及时向家属交代病情，取得家属配合，协助做好心理疏导；向患者介绍一些治疗成功的病例，增强患者的治疗信心。

【健康指导】

1.保证充足的睡眠，避免过度劳累；对于失眠易醒的患者，白天可参加短时多次娱乐活动，如打球、下棋、唱歌、跳舞等。

2.用餐时应少量多餐，选择平常较喜欢且富含纤维的食物；戒烟，戒酒，禁忌喝浓茶、咖啡等刺激性食物。

3.讲解抑郁症的相关疾病知识。包括疾病的发生、发展、药物治疗、预后等。

4.讲解维持药物治疗的重要性、常见不良反应及处理方法。应当遵医嘱服药，不可擅自减药、停药。

5.生活要规律，主动参与社交娱乐活动，转移注意力，避免精神刺激。

6.按时门诊复查，如有疾病复发先兆表现，应及时就诊。

第九节　急性心肌梗死

【概述】

心肌梗死是指在冠状动脉病变的基础上，因冠状动脉的供血急剧减少或中断，使相应心肌严重而持久地缺血导致的心肌细胞坏死。急性心肌梗死患者可发生心律失常、休克或心力衰竭，属急性冠脉综合征的严重类型。风湿免疫病患者如系统性红斑狼疮、抗磷脂综合征、类风湿关节炎等疾病患者，本身具有较高的冠状动脉粥样硬化风险，加上长期服用糖皮质激素也可导致冠状动脉粥样硬化，从而容易发生急性心肌梗死。

【临床表现】

1. 先兆：患者在发病前数日有乏力、胸部不适，活动时出现心悸、气急、心绞痛等前驱症状。

2. 症状：

（1）疼痛。是最先出现的症状，多发生于清晨安静时，常呈难以忍受的压榨、窒息或烧灼样疼痛，伴烦躁不安、大汗、恐惧，胸闷或有濒死感，持续时间可长达数小时或数天，口服硝酸甘油不缓解。

（2）全身症状。疼痛后24～48 h可出现发热、体温可升高至38℃左右，伴心动过速、白细胞增高、红细胞沉降率增快。

（3）胃肠道症状。疼痛剧烈时常伴有恶心、呕吐和上腹胀痛，与坏死心肌刺激迷走神经及心排血量降低导致器官血液灌注不足有关。

（4）心律失常。多发生在起病1～2 d，而24 h内，以室性心律失常为最多，尤其是室性期前收缩。心室颤动是心肌梗死病人24 h内死亡的主要原因。

（5）低血压和休克。疼痛缓解而病人收缩压仍低于80 mmHg伴有面色苍白、皮肤湿冷、大汗淋漓、尿量减少等，甚至晕厥，则为心源性休克。

（6）心力衰竭。主要是急性左心衰竭，可在起病最初几天内发生，表现为呼吸困难、咳嗽、烦躁等。

【预防措施】

1. 积极治疗原发病，避免长时间使用糖皮质激素，定期体格检查。

2. 合理饮食，多食新鲜蔬菜、水果、维生素丰富的食物；避免高糖、高脂肪、高钠食物摄入。

3. 适量运动，控制体重，增强心脏功能。

4. 养成良好生活习惯，戒烟戒酒，保持乐观，避免情绪激动。

【治疗】

治疗原则是保护和维持心脏功能，挽救濒死的心肌，防止梗死扩大，缩小心肌缺血范围，及时处理严重心律失常、心力衰竭及各种并发症，防止猝死。

1. 一般治疗

（1）休息：急性期需绝对卧床休息，保持病房安静。

（2）吸氧：立即给予吸氧4~6 L/min，重者可以面罩给氧。

（3）监测：进行心电、血压、呼吸监测3～5 d，除颤仪随时处于备用状态。

（4）建立并保持静脉通路，保证给药通畅。

（5）抗血小板聚集治疗：阿司匹林为溶栓治疗前常规用药。无禁忌证者，立即口服水溶性阿司匹林或嚼服肠溶阿司匹林，一般首次剂量达到150~300 mg，1次/d；3 d后75～150 mg，1次/d，长期维持。

2. 镇静止痛：遵医嘱肌肉注射吗啡、注射哌替啶等药物止痛。

3. 再灌注治疗：于起病3～6 h（最多12 h）内使闭塞的冠状动脉再通，心肌得到再灌注，缩小梗死面积。包括急诊经皮冠状动脉介入（PCI）治疗、溶栓治疗及紧急主动脉-冠状动脉旁路移植术。

4. 消除心律失常　心律失常必须及时消除，以免演变为严重心律失常甚至猝死。

（1）发现室性期前收缩或室性心动过速，立即用利多卡因50～100 mg静注，必要时可重复使用，至期前收缩消失或总量达300 mg，继以1～3 mg/min的速度静滴维持，如室性心律失常反复发作者可用胺碘酮。出现与QT间期延长有关的尖端扭转型室速时，静脉缓慢(>5 min)推注1～2 g镁剂。

（2）发生心室颤动或持续多形性室性心动过速时，尽快采用电除颤或同步直流电复律；单形性室性心动过速药物疗效不满意时应及早同步直流电复律。

（3）缓慢性心律失常，可用阿托品0.5～1 mg肌注或静注。

（4）第二度或第三度房室传导阻滞，伴有血流动力学障碍者，宜用临时心脏起搏器。

（5）室上性快速心律失常药物治疗不能控制时，可考虑同步直流电复律。

5. 控制休克：补充血容量，应用升压药、血管扩张剂，纠正酸中毒。

6. 治疗心力衰竭：选用利尿剂及血管扩张剂，减轻左心室的前后负荷。右心室梗死慎用利尿剂。

【护理常规】

1. 环境与休息：保持环境安静，限制探视，减少谈话。急性期12 h要绝对卧床休息，尽量减少搬动，若无并发症，24 h内鼓励患者进行床上肢体活动。

2. 饮食：急性发作期内给予流质饮食，再由半流质逐步到普食，易少量多餐。选择易消化、清淡、低脂、低盐饮食，避免过饱，禁烟忌酒。

3. 吸氧：遵医嘱间断或持续吸氧，氧流量2～5 L/min，以增加心肌供氧。

4. 症状护理

（1）疼痛护理：立即止痛，遵医嘱肌肉注射盐酸吗啡注射液、盐酸哌替啶注射液，给予硝酸甘油或硝酸异山梨酯静点，注意监测有无呼吸抑制、血压下降、脉搏加快等不良反应。

（2）便秘护理：保持大便通畅，增加含纤维素的食物如水果、蔬菜的摄入，防止便秘。也可给予腹部按摩，或遵医嘱给予服用缓泻剂，必要时给予灌肠。

（3）心律失常：遵医嘱给予抗心律失常药物。必要时监测心电图，注意密切观察意识及生命体征，判断疗效和有无不良反应。

（4）心力衰竭：护理人员应严密观察患者呼吸、心率的变化。一旦出现呼吸急促、心率增快、烦躁、发绀、咳嗽、咳粉红色泡沫痰等急性左心衰竭症状时，应立即报告医生采取急救措施。

（5）低血压和休克：收缩压＜90 mmHg时，应结合神志意识的变化、皮肤的颜色、末梢循环情况等判断是否休克，如有休克应给予抗休克处理。

5. 心理护理：安慰患者，消除顾虑，帮助病人树立战胜疾病的信心，配合治疗和护理。

【健康指导】

1. 遵医嘱服药，指导患者随身备硝酸甘油等扩张冠状动脉的药物，当病情突然发生变化时便于患者采取简易应急措施。

2. 避免各种诱发因素，如紧张、劳累、情绪激动、便秘、感染等。

3. 注意劳逸结合，可适当进行康复锻炼，锻炼过程中一旦出现不适症状应立即停止活动，并及时就诊。

4. 定期门诊复查，如有胸痛、心悸、呼吸困难、脉搏增快等不适，应及时就诊。

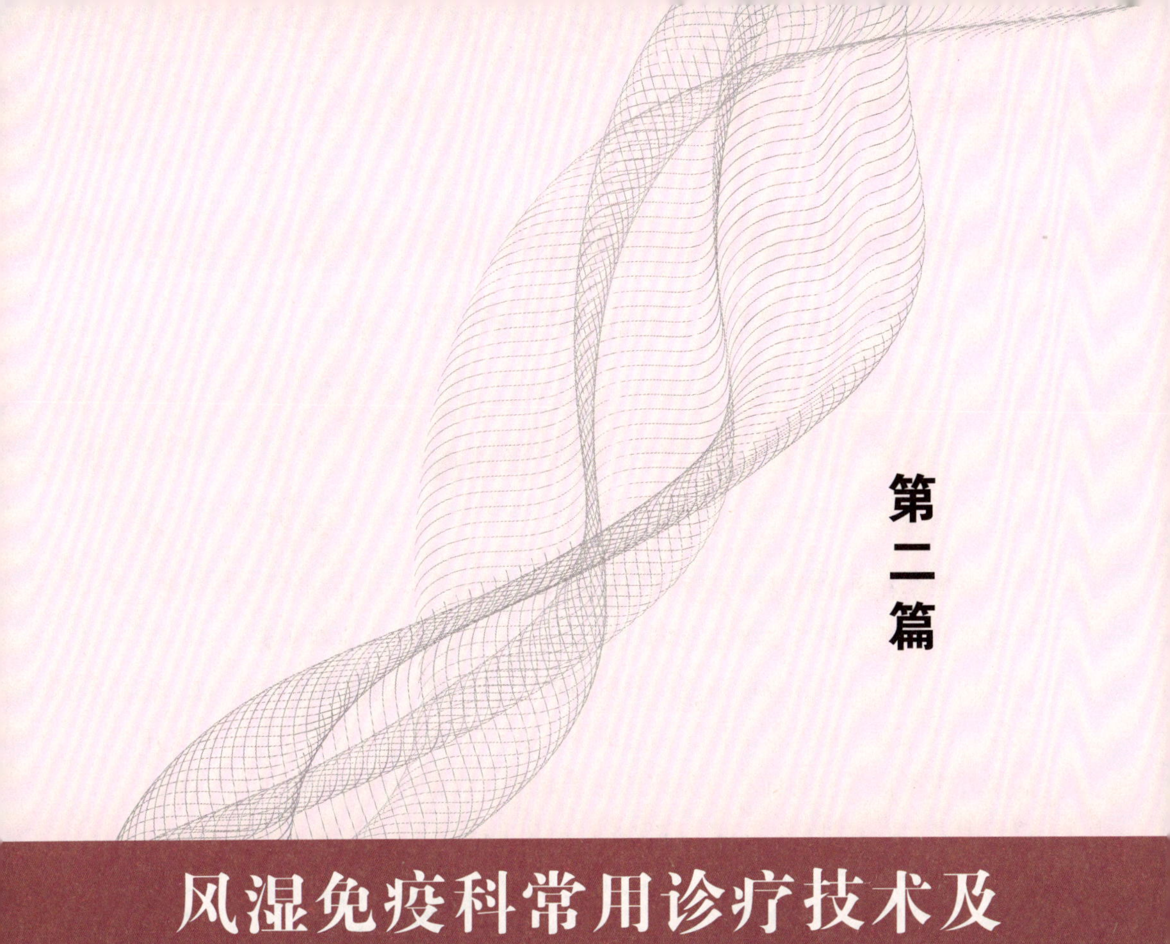

第二篇

风湿免疫科常用诊疗技术及护理常规

第一章　辅助检查护理常规

第一节　影像学检查

影像学在风湿病学中是重要的辅助检测手段，一方面有助于各种关节、脊柱受累疾病的诊断、鉴别诊断、疾病分期、药物疗效的判断等，另一方面可用于评估肌肉、骨骼系统以外脏器的受累。常见的影像学检查有X-线成像、CT成像、磁共振成像、超声成像、ECT成像、双能X射线等。在离开病房外出影像学检查前，应先评估患者病情，病情允许者方可外出。外出过程中需加强护理安全管理，确保检查顺利进行。

一、X线

【概述】

X线（X-ray）是波长极短、肉眼看不见的电磁波。当其透过人体密度和厚度不同组织结构时，可显示出明暗或黑白对比不同的影像，使骨与软骨间形成良好的自然密度对比。主要有X线透视、X线摄影、X线造影。其中X线摄影包括：X线平片检查、钼靶X线摄影、X线体层摄影、平板X线摄影及双能X线摄影等。

【适应证】

全身骨骼的检查，包括发现各部位骨折、软组织肿胀及钙化、骨质疏松、关节间隙狭窄、关节侵蚀脱位、软骨下囊性变等改变。

【检查前准备】

1. 核对检查申请单，包括：姓名、性别、年龄、住院号、检查部位及检查项目，并与相关科室联系，进行预约。检查申请单上应注明既往病史及相关的病情，为影像检查和诊断提供参考。

2. 告知患者检查的预约时间、检查地点及检查的基本流程，缓解患者紧张情绪，使得患者易于配合。

3. 告知患者和家属本次外出检查的注意事项

（1）在准备外出做检查前，应去掉身体和衣物上所有的金属物品和配饰（如耳环、项链等）以免遮盖病变部位，影响检查。

（2）尽量穿戴棉质及穿脱方便的衣物。

（3）告知患者在进行检查时，听从检查科室工作人员的嘱咐，保持一定的检查姿势，不要擅自改变体位。

（4）告知患者及家属在等候期间，检查室门上方的红灯亮时，说明室内正在曝光，请不要擅自推门进入，防止射线外漏。

（5）告知患者及家属，在非必须情况不要进入检查室，防止不必要的电离辐射。

4. 危重患者外出检查时，需要医生和护士陪同检查，并做好陪同检查的相关准备工作（包括备好急救设备、药品和物品），确保外出转运中患者的安全。

5. 对于妊娠的妇女，不建议进行放射学检查；若必须进行放射学检查者须与医师沟通，并由患者和家属签字确认后方可进行预约检查；妊娠妇女须在预约检查时和检查前主动告知检查科室工作人员，并出示患者和家属签字确认单。

6. 对新生儿、婴幼儿、多动症及弱智儿童，应遵医嘱以水合氯醛灌肠镇静情况下，由医护人员陪同检查；对入睡困难的患儿，必要时需在医生和护士监测麻醉状态下完成检查。

7. 对带有引流管路的患者，在外出检查时应做好管道的评估并妥善固定好各种引流管，防止扭曲、受压、脱落，搬运前关闭引流管。

8. 对必须带有液路的危重患者，在外出检查前应准备好充足的液体，以满足检查全过程。

9. 对带有石膏支具或金属固定支具的患者，在检查前应事先告知检查人员，综合考虑病情严重程度，在适当时间和地点移去检查部位的石膏及支具。

10. 需进行乳腺钼靶检查的患者，要尽量避开月经期和月经前7 d进行检查；特殊情况例外。

【检查后注意事项】

1. 再次核对患者信息并安全转运患者离开检查床；询问患者是否有不适症状。

2. 在镇静及制动情况下检查的患者，检查后应密切观察病情，待生命体征平稳后，方可安全转运。

3. 告知患者或家属领取检查结果的时间和地点。

4. 观察患者的各种引流管的位置是否正确，固定是否妥当，确认无误后，打开引流管，观察引流是否通畅，记录引流量。

5. 告知患者检查完成后无特殊饮食要求，按医嘱执行即可。

二、电子计算机X线断层扫描成像（CT）

【概述】

CT（computed tomography, CT）是用X线束围绕人体具有一定厚度的检查部位旋转，进行层面扫描，经探测器、光电转换器及计算机处理后，以黑白不同的灰度显示在监视器上，即形成CT图像。可观察解剖关系较复杂部位的结构、显影效果优于X线平片，易于区分松质骨和皮质骨的破坏。

【适应证】

用于风湿性疾病肺部病变，骨关节病变的诊断。

【检查前准备】

1. 核对检查申请单，包括：姓名、性别、年龄、住院号、检查部位及检查项目，并与相关科室联系，进行预约。检查申请单上应注明既往病史及相关的病情，为影像检查和诊断提供参考。

2. 告知患者检查的预约时间、检查地点及检查的基本流程，缓解患者的紧张情绪，使得患者易于配合。

3. 告知患者和家属本次外出检查的注意事项

（1）在准备外出检查前，应去掉身体和衣物上所有的金属物品和配饰（如耳环、项链等）以免遮盖病变部位，影响检查。

（2）尽量穿戴棉质及穿脱方便的衣物。

（3）告知患者在进行检查时，听从检查科室工作人员的嘱咐，保持一定的检查姿势，不要擅自改变体位。

（4）告知患者及家属在等候期间，检查室门上方的红灯亮时，说明室内正在曝光，请不要擅自推门进入，防止射线外漏。

（5）告知患者及家属，在非必须情况不要进入检查室，防止不必要的电离辐射。

4. 危重患者外出检查时，需要医生和护士陪同检查，并做好陪同检查的相关准备工作（包括备好急救设备、药品和物品），确保外出转运中患者的安全。

5. 对于妊娠的妇女，不建议进行放射学检查；若必须进行放射学检查者须与医师沟通，并由患者和家属签字确认后方可进行预约检查；妊娠妇女须在预约检查时和检查前主动告知检查科室工作人员，并出示患者和家属签字确认单。

6. 对新生儿、婴幼儿、多动症及弱智儿童，应遵医嘱以水合氯醛灌肠镇静情况下，由医护人员陪同检查；对入睡困难的患儿，必要时需在医生和护士监测麻醉状态下完成检查。

7. 对带有引流管路的患者，在外出检查时应做好管道的评估并妥善固定好各种引流管，防止扭曲、受压、脱落，搬运前关闭引流管。

8. 对必须带有液路的危重患者，在外出检查前应准备好充足的液体，以满足检查全过程。

9. 对带有石膏支具的骨折患者，要告知患者或家属，石膏支具不影响CT检查，无需去除检查部位的石膏支具。

10. 对带有金属牵引架的患者，要嘱咐患者和家属，搬运患者时注意配合，避免骨折移位或加重骨折合并伤，改变患者体位时要缓慢进行，注意安全。在检查时听从检查人员的安排，综合考虑病情严重程度，尽量去除金属固定支架，以免产生伪影，影响图像质量。

11. 需进行腹部CT检查的患者，要告知患者和家属在外出检查前需要自带饮用水约500 mL，听候检查科室工作人员安排时饮用。

12. 需进行盆腔检查的患者，要告知患者和家属在外出检查前需要提前饮水憋尿。

13. 一周内做过消化道造影检查的患者，不宜立即进行腹部、盆腔CT检查，待钡剂大部分从消化道排出后方可进行CT检查。

14. 需进行CT增强（即注射碘对比剂）检查的患者：

（1）在进行预约检查前，护士应询问患者有无碘剂使用过敏史及其他药物和食物过敏史，并在申请单上注明方可进行预约。

（2）告知患者使用碘对比剂可能发生过敏及休克的风险，同时告知此项检查必须有家属陪同，并需在检查前签署知情同意书。

（3）需做增强CT检查者，应提前备好增强药物和肾功能化验报告单，交予检查人员，以便评估是否适合本检查。

（4）在CT增强检查前需禁食4～6 h，防止在碘对比剂注射时出现恶心呕吐，引起窒息而危及生命。患者可以提前饮水，增加血容量有利于水化，促进CT增强检查后碘对比剂排泄（胰腺炎、肠梗阻及带胃管的患者除外，可采用静脉水化的方式）；腹部增强的患者检查前饮水还可以使胃部充盈，有利于区分周围组织；避免服用含金属的药物及泻药。

（5）对合并有糖尿病口服降糖药“二甲双胍”治疗的患者，应告知患者在做CT增强检查前后48 h停用二甲双胍，避免加重肾脏负担；并与主管医生协调临时改用其他药物控制血糖。

15. 护士在进行预约检查时，要优先预约这些检查（如CT、X线、彩超、心电图等），应将核素（同位素）检查预约在所有检查的最后做，以免影响检查时间和检查效果。

【检查后注意事项】

1. 再次核对患者信息并安全转运患者离开检查床；询问患者是否有不适症状。

2. 在镇静及制动情况下检查的患者，检查后应密切观察病情，待生命体征平稳后，方可安全转运。

3. 告知患者或家属领取检查结果的时间和地点。

4. 观察患者的各种引流管的位置是否正确，固定是否妥当，确认无误后，打开引流管，观察引流是否通畅，记录引流量。

5. 增强检查的患者，检查完成后应在休息区观察15~30 min，确认无过敏及不适后方可安全离开。

6. CT增强检查的患者，根据病情采取适宜的水化方式：建议在使用碘对比剂前4~6 h给予口服补液或静脉补液，补液量不少于100 mL/h，至检查后24 h内，有利于促进对比剂排泄，减少不良反应。

7. CT增强检查后的患者，如发生了对比剂外渗，虽然CT室已经给予及时处理，但仍需责任护士进行如下处理：

（1）轻度外渗：多数损伤轻微，无需处理或短时间冰块冷敷，并密切观察。

（2）中、重度外渗：可能造成局部组织严重的肿胀和疼痛，责任护士应监护患者坚持12~24 h硫酸镁+冰块湿冷敷，并抬高患肢，24 h后改为热敷，并注意密切观察。

8. 注意患者外出转运中的安全。

三、磁共振成像（MRI）

【概述】

MRI（magnetic resonance imaging, MRI）是指利用原子核在磁场内共振产生的信号经重建成像的成像技术。MRI对骨和软组织创伤、炎症、肿瘤及血管畸形显示效果好，是关节、韧带、软组织损伤及关节腔积液等疾病的首选检查。

【适应证】

1. 脊柱脊髓：脊柱退行性疾病；颈、胸、腰椎间盘变形、膨出、脱出等；椎管狭窄；脊柱滑脱；脊椎炎性病变；脊柱结核；脊柱骨髓炎等。

2. 骨骼肌肉：骨骼肌肉良、恶性肿瘤及肿瘤样病变的诊断及鉴别诊断；血管病变；外伤（特别是小的创伤），MRI可显示骨挫伤等情况。

3. 关节损伤、韧带损伤及关节腔积液等疾病；半月板的损伤；各部位缺血坏死；各种关节炎，观察滑膜积液等。

【检查前准备】

1. 核对检查申请单，包括：姓名、性别、年龄、住院号、检查部位及检查项目，并与相关科室联系，进行预约。检查申请单上应注明既往病史及相关的病情，为影像检查和诊断提供参考。

2. 告知患者检查的预约时间、检查地点及检查的基本流程，缓解患者紧张情绪，使得患者易于配合。

3. 预约登记后，告知患者此次检查相关注意事项（腹部检查者禁饮食、盆腔检查排空膀胱），在预约时间内到达检查地点。

4. 体内有金属植入物或金属异物（除外钛合金板）及安装起搏器患者禁做MRI检查，特殊情况应具体咨询MRI室工作人员。

5. 告知患者和家属本次外出检查的注意事项：

（1）在准备外出做检查前，应去掉身体和衣物上所有的金属物品和配饰（如耳环、项链等），不要将手机、银行卡等物品带进检查室，以免损坏。

（2）尽量穿棉质及穿脱方便的衣物。

（3）告知患者在进行检查时，听从检查科室工作人员的吩咐，保持一定的检查姿势，不要擅自改变体位。

（4）禁止将轮椅、担架等金属物体靠近检查房间，以防金属物体被磁体吸附，对患者、家属、工作人员和MRI机造成危害。

6. 勿携带贵重物品去做检查，需自行妥善保管。

7. 对需要增强检查的患者：

（1）在进行预约检查前，护士应询问患者有无药物、食物过敏史，并在申请单上注明方可进行预约。

（2）预约检查前应先告知患者使用钆对比剂的目的、意义及相关风险，同时告知此项检查必须有家属陪同检查，并需在检查前签署知情同意书。

（3）需做增强检查者，应提前备好增强药物和肾功能化验报告单，交予检查人员，以便评估是否适合本检查。

（4）在增强检查前需禁食12 h，防止在钆对比剂注射时出现恶心呕吐，引起窒息而危及生命。鼓励患者检查后大量饮水（1000 mL以上）。

8. 已婚适龄女性患者，预约检查前要告知患者MRI检查以及注射钆对比剂对早期妊娠的影响暂时无法预计，需确认患者并无怀孕；对怀孕患者必须进行检查时须与医师沟通确认，方可进行检查；妊娠妇女须在预约检查时和检查前主动告知检查科室工作人员，并出示患者和家属签字确认单。

9. MRI检查时间较长（15~30 min），病情不稳定或带有特殊器械（如呼吸机）的危重症患者不建议此项检查。

10. 危重患者必须做MRI检查时，需要医生和护士陪同检查，并做好抢救准备。

【检查后注意事项】

1. 再次核对患者信息并安全转运患者离开检查床；询问患者是否有不适症状。

2. 在镇静及制动情况下检查的患者，检查后应密切观察病情，待生命体征平稳后，方可安全转运。

3. 告知患者或家属领取检查结果的时间和地点。

4. 观察患者的各种引流管的位置是否正确，固定是否妥当，确认无误后，打开引流管，观察引流是否通畅，记录引流量。

5. 增强检查的患者，检查完成后应在休息区观察15~30 min，确认无过敏及不适后方可安全离开。

6. 注意患者外出转运中的安全。

四、超声成像（USG）

【概述】

超声成像（ultrasonography, USG）是指震动频率在20000次/s（单位是赫兹，Hertz, Hz）以上，超过人耳听觉范围的声波。具有一定频率的超声波在人体组织中传播时，经过不同器官、组织，包括正常与病变组织的多层界面，在每层界面由于声阻抗不同而发生不同程度的反射和（或）散射，形成的回声。这些不同组织的声学信息，经过接收、放大和信息处理而在影屏上以图像或波形显示，形成声像图，借此进行疾病的辅助诊断，是一种临床广泛应用的无创性检查方法。

【适应证】

超声检查用于风湿病患者，可以早期发现关节滑膜、软骨的损伤，还能监测病情的变化。

【检查前准备】

1. 核对检查申请单，包括：姓名、性别、年龄、住院号、检查部位及检查项目，并与相关科室联系，进行预约。检查申请单上应注明既往病史及相关的病情，为影像检查和诊断提供参考。

2. 告知患者检查的预约时间、检查地点及检查的基本流程，缓解患者紧张情绪，使得患者易于配合。

3. 告知患者该检查无创伤性，不用过分紧张，保持平稳情绪。

4. 告知患者腹部彩超检查需前日晚进清淡饮食，次日晨禁饮食；盆腔和妇科彩超需憋尿。

5. 对于病情危重的患者，可进行床头彩超预约检查，无需患者外出。

6. 对于年老体弱者，需要外出彩超检查时，告知患者需有家人陪护检查。

7. 对于特殊的彩超检查，可在预约时具体咨询彩超室工作人员。

8. 陪同人员外出检查时要注意转运安全。

【检查后注意事项】

1. 再次核对患者信息并安全转运患者离开检查床；询问患者是否有不适症状。

2. 在镇静及制动情况下检查的患者，检查后应密切观察病情，待生命体征平稳后，方可安全转运。

3. 告知患者或家属领取检查结果的时间和地点。

4. 观察患者的各种引流管的位置是否正确，固定是否妥当，确认无误后，打开引流管，观察引流是否通畅，记录引流量。

5. 将局部皮肤清洁干净，保证患者舒适。

6. 协助患者保持舒适体位，注意转运安全。

五、核医学检查（ECT）

【概述】

骨ECT扫描（emission computed tomography, ECT），是应用发射单光子计算机断层扫描仪（核医学显像仪器），利用某些放射性核素可与骨结合的特性，将放射性核素引入人体，经代谢后在病变部位和正常组织之间形成放射性浓度差异，将探测到的这些差异，通过计算机处理再成像，用来检测骨的形态、血供、代谢等异常的一种检查方法。是核医学的常用检查项目之一，它在骨骼疾病的诊断中有重要价值，尤其是对肿瘤骨转移的早期诊断灵敏度非常高。

【适应证】

曾有肿瘤病史，怀疑有骨转移、骨髓炎的患者。

【检查前准备】

1. 核对检查申请单，包括：姓名、性别、年龄、住院号、检查部位及检查项目，并与相关科室联系，进行预约。检查申请单上应注明既往病史及相关的病情，为影像检查和诊断提供参考。

2. 告知患者检查的预约时间、检查地点及检查的基本流程，缓解患者紧张情绪，使得患者易于配合。

3. 告知患者和家属本次外出检查的注意事项

（1）在准备外出做检查前，应去掉身体和衣物上所有的金属物品和配饰（如耳环、项链等）以免遮盖病变部位，影响检查。

（2）尽量穿棉质及穿脱方便的衣物。

（3）告知患者在进行检查时，听从检查科室工作人员的吩咐，保持一定的检查姿势，不要擅自改变体位。

（4）告知患者及家属在等候期间，检查室门上方的红灯亮时，说明室内正在曝光，请不要擅自推门进入，防止射线外漏。

（5）告知患者及家属，在非必须情况不要进入检查室，防止不必要的电离辐射。

4. 危重患者外出检查时，需要医生和护士陪同检查，并做好陪同检查的相关准备工作（包括备好急救设备、急救药品和物品），确保外出转运中患者的安全。

5. 对于妊娠的妇女，不建议进行放射学检查；若必须进行放射学检查者须与医师沟通，并由患者和家属签字确认后方可进行预约检查；妊娠妇女须在预约检查时和检查前主动告知检查科室工作人员，并出示患者和家属签字确认单。

6. 对新生儿、婴幼儿、多动症及弱智儿童，应遵医嘱以水合氯醛灌肠镇静情况下，由医护人员陪同检查；对入睡困难的患儿，必要时需在医生和护士监测麻醉状态下完成检查。

7. 对带有引流管路的患者，在外出检查时应做好管道的评估并妥善固定好各种引流管，防止扭曲、受压、脱落，搬运前关闭引流管。

8. 对必须带有液路的危重患者，在外出检查前应准备好充足的液体，以满足检查全过程。

9. 有植入金属假肢、金属内固定、乳房假体的应告知医生所植入的部位。

10. 检查前二天不宜做钡餐、钡灌肠等检查。以免钡剂滞留于肠道影响成像质量。

11. 告知患者注射显像剂后不要到处走动，应在核医学检查科室指定的房间静坐等候，大约在注射后2~4 h进行显像检查，注射后的2 h内静坐等候期间多饮水，要保持在500 mL以上。

12. 检查前排空小便，以减少膀胱肌肉放射性对骨盆图像分析的影响。如有尿液污染衣裤、皮肤，应擦洗皮肤及更换衣裤后方可检查。

【检查后注意事项】

1. 再次核对患者信息并安全转运患者离开检查床；询问患者是否有不适症状。

2. 在镇静及制动情况下检查的患者，检查后应密切观察病情，待生命体征平稳后，方可安全转运。

3. 告知患者或家属领取检查结果的时间和地点。

4. 观察患者的各种引流管的位置是否正确，固定是否妥当，确认无误后，打开引流管，观察引流是否通畅，记录引流量。

5. 应告知患者和家属，ECT检查的大部分药物都由尿排泄出体外，检查后多饮水可加速药物的排出。

6. 指导患者注意合理清淡饮食及水果和蔬菜的摄入，并密切观察相关不良反应的出现。

六、双能X线吸收测量法（骨密度BMD）测定

【概述】

骨密度（bone mineral density, BMD），全称是骨骼矿物质密度，是骨质量的一个重要标志，反映骨质疏松程度，预测骨折危险性的重要依据。骨密度测定对于各种原因所致骨质疏松症，灵敏度高，诊断率高，是最有效的骨折风险预测指标。以g/cm^3表示，正常参考值在−1和+1之间。当T值低于−2.5时为不正常。

【适应证】

1. 在常规X 光片上发现骨量减少，骨密度测量可以证实。

2. 骨质疏松症高危人群。老年人、无外伤性骨折以及有骨质疏松家族史等。

3. 骨质疏松症，观察治疗效果。

4. 测量骨峰值，有助于青中年人士预计发生骨质疏松症的危险性。

5. 因患内分泌、代谢、消化、血液病等引起的继发性骨质疏松症。

【检查前准备】

1. 核对检查申请单，包括：姓名、性别、年龄、住院号、检查部位及检查项目，并与相关科室联系，进行预约。检查申请单上应注明既往病史及相关的病情，为影像检查和诊断提供参考。

2. 告知患者检查的预约时间、检查地点及检查的基本流程，缓解患者紧张情绪，使得患者易于配合。

3. 告知患者和家属本次外出检查的注意事项

（1）在准备外出做检查前，应去掉身体和衣物上所有的金属物品和配

饰（如耳环、项链等）以免遮盖病变部位，影响检查。

（2）尽量穿棉质及穿脱方便的衣物。

（3）告知患者在进行检查时，听从检查科室工作人员的嘱咐，保持一定的检查姿势，不要擅自改变体位。

（4）告知患者及家属在等候期间，检查室门上方的红灯亮时，说明室内正在曝光，请不要擅自推门进入，防止射线外漏。

（5）告知患者及家属，在非必须情况不要进入检查室，防止不必要的电离辐射。

4. 危重患者外出检查时，需要医生和护士陪同检查，并做好陪同检查的相关准备工作（包括备好急救设备、药品和物品），确保外出转运中患者的安全。

5. 对于妊娠的妇女，不建议进行放射学检查；若必须进行放射学检查者须与医师沟通，并由患者和家属签字确认后方可进行预约检查；妊娠妇女须在预约检查时和检查前主动告知检查科室工作人员，并出示患者和家属签字确认单。

6. 对新生儿、婴幼儿、多动症及弱智儿童，应遵医嘱以水合氯醛灌肠镇静情况下，由医护人员陪同检查；对入睡困难的患儿，必要时需在医生和护士监测麻醉状态下完成检查。

7. 对带有引流管路的患者，在外出检查时应做好管道的评估并妥善固定好各种引流管，防止扭曲、受压、脱落，搬运前关闭引流管。

8. 对必须带有液路的危重患者，在外出检查前应准备好充足的液体，以满足检查全过程。

9. 对带有石膏支具或金属固定支具的患者，在检查前应事先告知检查人员，综合考虑病情严重程度，在适当时间和地点移去检查部位的石膏及支具。

10. 告知患者无特别禁忌，且骨密度测定无痛、无损伤，应放松心情。

【检查后注意事项】

1. 再次核对患者信息并安全转运患者离开检查床；询问患者是否有不适症状。

2. 在镇静及制动情况下检查的患者，检查后应密切观察病情，待生命体征平稳后，方可安全转运。

3. 告知患者或家属领取检查结果的时间和地点。

4. 观察患者的各种引流管的位置是否正确，固定是否妥当，确认无误后，打开引流管，观察引流是否通畅，记录引流量。

5. 告知患者和家属无特别禁忌，骨质疏松患者，注意动作安全，勿过快和剧烈活动。

第二节　动态血压

【概述】

动态血压监测是使用动态血压记录仪测定一个人昼夜24 h内，每间隔一定时间内的血压值，又称24 h动态血压监测（ABPM），可以观察在休息、情绪变化、活动状态下的血压总体水平。包括收缩压、舒张压、平均动脉压，心率以及它们的最高值和最低值。动态血压监测对了解患者高血压病的程度和状况等有重要意义，它正逐步成为诊断血压的重要补充。参考范围：24 h血压平均值＜130/80 mmHg；白昼血压平均值＜135/85 mmHg；夜间血压平均值＜120/70 mmHg；血压负荷＜10%，血压负荷是24 h内收缩压或舒张压超过正常（140/90 mmHg）的百分率。

【适应证】

1. 有头昏、头痛等可能由高血压引起的症状需鉴别诊断者。

2. 偶测血压升高，疑有高血压者，需明确诊断者。

3. 未经治疗、或治疗中、或治疗效果不好的高血压病人，观察疗效，指导治疗。

4. 血压不稳定者。

5. 顽固性高血压及初发高血压患者。

6. 低危险因素的“诊室高血压”白大衣效应患者。

7. 妊娠高血压，或是用药，或者中止妊娠。

【注意事项】

1. 嘱患者配戴监测仪后可与日常生活一样，但要注意保护记录盒，切忌碰撞、受压、受潮，不进入有磁场的环境，不接触有磁性物品。

2. 测量期间患者不可自行放松或随意移动袖带，防止袖带松动或滑脱。袖带松动时要及时告知医护人员重新配戴。

3. 压力管避免打折、受压、扭曲或拉伸。

4. 在自动测量过程中，上肢应保持静止放松状态，睡眠时尽量保持平卧位，这对获得准确的血压读数极为重要。

5. 鼓励患者及陪伴家属做好佩戴期间的活动记录，有利于结果的分析。

6. 避免在佩戴袖带肢体留置留置针及静脉输液。

第三节　动态心电图

【概述】

动态心电图（ambulatory electro cardiography, AECC）是指连续记录24 h或更长时间的心电图。该项检查技术首先由美国学者 Norman J. Holter发明，并于20世纪60年代初期应用于临床，因而又称为Holter监测。动态心电图能够对受检者在日常活动的情况下，以及身体和精神状况不断变化的条件下进行连续的心电图监测和记录，可提供受检者白天和夜间不同状态下的心电活动信息。动态心电图检查具有常规心电图等其他检查不能替代的作用和价值，已成为临床上广泛使用的无创性心血管病检查和诊断手段之一。

【适应证】

1. 心悸、气促、头昏、晕厥、胸痛等症状性质的判断。

2. 心律失常的定性和定量诊断。

3. 心肌缺血的诊断和评价，尤其是发现无症状性心肌缺血的重要手段。

4. 心肌缺血及心律失常药物疗效的评价。

5. 心脏病患者预后的评价，通过观察复杂心律失常等指标，判断心肌梗死后患者及其他心脏病患者的预后。

6. 选择安装起搏器的适应症，评定起搏器的功能，检测与起搏器有关的心律失常。

7. 医学科学研究和流行病学调查，如正常心率的生理变动范围，宇航员、潜水员、驾驶员心脏功能的研究等。

【注意事项】

1. 检查前一天洗澡，或用温水将胸部擦洗干净，换上棉织品内衣，以防静电干扰，影响记录结果。

2. 检查前一般停用与心脏有关的药物24 h（为观察药物疗效除外；需观察心率变异者还需停用交感神经或阿托品类药）。

3. 动态心电图记录仪系高度精密仪器，严禁自行打开，不得任意移动电极及其导联线。

4. 佩带期间应避免接近强力电源、磁场及放射线场所，以免干扰记录，影响分析。

5. 严防记录仪受潮，不得佩带记录仪洗澡及游泳。

6. 早、中、晚检查一下导联线的揿扣有无从电极片掉下，若掉下及时揿回。

7. 检查期间活动不受限制，两上肢尽量少做左右摆动、上抬等动作，根据体力可在一段时间增加活动，如跑步、上下楼梯，但不要全天剧烈活动。

8. 及时记录晕厥、胸痛、心悸、气急、胸闷及肩部、颈部、上臂、面部疼痛等临床症状发生时间及其与活动的关系。

9. 于第二天约定的时间及时归还记录仪。

10. 活动日志　日志记录越完整详细，其参考价值越大，如遇晕厥、胸痛、心悸、气急、胸闷及肩部、颈部、上臂、面部疼痛等症状，应当及时记录。动态心电图活动记录表（表2–1–6–1）。

表2–1–6–1　动态心电图活动记录

时间	活动内容	症状
7：00	跑步10 min	出现胸闷
8：00	情绪激动	胸痛
10：00	爬楼梯	心悸气急
23：00	梦中惊醒	心悸气急
……	……	……

第四节 唾液流率

【概述】

唾液是腮腺、颌下腺、舌下腺和散在小唾液腺的分泌液，分泌受神经反射的调节。其主要作用是湿润和溶解食物，以引起味觉，并使食物易于吞咽；清洁和保护口腔；唾液中的溶菌酶还有杀菌作用；唾液淀粉酶可使淀粉分解为麦芽糖。正常成人每日唾液分泌量为1～1.5 L，通常只测定15 min的分泌量，然后计算出单位时间的唾液分泌量，即唾液分泌速度或称唾液流率（SFR）。唾液流率和成份反映了唾液腺的功能，并与许多口腔疾病密切相关。正常值范围：＞0.05 mL/min。

【适应证】

可用于诊断干燥综合征及某些口腔疾病。还可用于某些全身性、代谢性疾病的实验诊断以及药物的监测、药物中毒的急诊检验等。

【操作方法】

唾液流率测定方法包括静态唾液总流率测定和动态唾液总流率测定。静态唾液总流率的测定方法有滴取法、吐取法、吸引法、棉棒法等；动态唾液总流率的测定方法有酸刺激法、咀嚼刺激法、方糖法等。门诊常用方法有静态滴取法、动态方糖法、酸刺激法。

1. 静态滴取法：手持带漏斗的试管使唾液沿下唇逐渐滴入试管，结束时受试者将口内剩余唾液全部吐入试管。

2. 动态方糖法：取1.5 cm × 1.5 cm的方糖放于舌背在正常分泌情况下15～30 min后方糖全部溶解，否则为分泌功能低下。

3. 酸刺激法：将0.1 mol/L的枸橼酸滴于舌背前部或直径约2.0 cm的滤纸上置于舌背前1/3，隔1 min更换1次。

【注意事项】

1. 收集应在早晨餐后1 h，取坐位进行。

2. 不同日期对同一患者的连续收集应在同一环境、同一时间内进行，以避免环境及昼夜生理节律的影响。

第五节 眼三项

【概述】

眼三项检查是指泪液流量测定（Schirmer试验）、泪膜破裂时间测定（BUT试验）及角膜染色（OSS染色评分）。泪液流量测定指根据在特定时间内，观察置于下眼睑的滤纸条浸润的长度，以测定泪液生成的多少，用于各种疾病引起的泪液分泌障碍的检测。泪膜破裂时间测定包括利用泪膜镜获得的非侵犯性泪膜破裂时间及利用荧光素的泪膜破裂时间，是目前测定泪膜稳定性最常用的方法。角膜染色检查是检查角膜、结膜病的方法。在眼科众多检查中，角膜染色是最常用的检查角膜损害的方法之一，有助于准确判断角膜炎症浸润或角膜损伤的程度，以指导用药和观察疗效。角膜上皮剥脱、上皮细胞变性或死亡等病变处显示。

【适应证】

1. 主要用于干燥综合征诊断。
2. 结膜轻微病变显示。
3. 角膜瘘鉴别。
4. 角膜移植术后、青光眼术后观察。

【操作方法】

1泪液流量测定

（1）受检者背光而坐，因在太亮的环境下会使受检者反射性泪液分泌增加影响结果。

（2）检查者将标准滤纸条一端5 mm折叠成直角，将折叠端置于患者下眼睑内侧三分之一处结膜囊内，另一端垂挂于眼睑外。

（3）嘱患者紧闭双眼稍向上视，可随意瞬目。5 min时轻拉下眼睑取出滤纸条，滤纸浸湿长度正常为15 mm/5 min，≤5 mm/5 min则为阳性。

2. 泪膜破裂时间测定

患者向前直视，裂隙灯下用钴蓝滤光片观察自眨眼后荧光素在泪膜中出现的第一个随机分布黑斑所需时间，一般认为<10 s为异常。往往粘液及水样液缺乏均使BUT缩短，且结果受年龄、种族、睑裂大小及温度、湿度影响，但由于操作简单，故易推广且适合干眼症初筛。

3. 角膜染色

用荧光素和虎红（约1%）混合液1滴滴入穹窿部，眨眼5 min后用裂隙灯显微镜观察角膜，计算染色点，大于10点为阳性。

【注意事项】

1. 操作前洗手。
2. 操作前须告知患者此次操作的目的及操作的感受及如何配合。
3. 操作时态度亲切、语言柔和，动作要轻柔，勿刺激角膜。
4. 泪膜破裂时间测定及角膜染色需在暗室进行。
5. 放试纸前先擦干眼部周围的分泌物。
6. 取试纸时一定要轻拉下睑，待试纸充分暴露后才能取出试纸条，尽量少触及角膜，切勿在患者闭眼状态下直接取下试纸条，防止损伤角膜。
7. 检查前禁忌滤纸污染，检查时避免污染被检者的面部和衣服。
8. 操作完毕，向患者解释检查情况。

第六节 唇腺活检

【概述】

唇腺活检即唇腺的活组织检查术，是在局部麻醉下手术切取部分唇腺小叶活组织进行显微镜分析的病理检查。唇腺活检是诊断干燥综合征的重要客观指标之一，方法敏感而且特异。

【适应证】

主要用于干燥综合征诊断。

【操作方法】

通常选取唇部的小涎腺做检查，可取下唇，中线稍偏外，腺体表面的皮肤消毒后，局部麻醉，切开小口子，进入组织内将组织取出，选取表面正常、至少包含4个腺体小叶的唇黏膜组织进行病理检查。有病变者可见成簇的淋巴细胞、浆细胞浸润。记录腺泡组织内淋巴细胞聚集的程度，细胞数在50个以上为一个病灶，若4 mm^2内见到1个以上淋巴细胞浸润灶，有诊断意义。

【注意事项】

1. 告知患者手术的目的、方法，取得患者同意。解释活检是有创检查，但是创伤小，且并发症少，绝大多数患者都能耐受，保持情绪稳定，保证充足睡眠。

2. 术前全面评估患者的身体状况和情绪状态，详细询问用药史（如使用抗凝药物等），常规检查出凝血时间及血小板计数，应避开月经期及感冒发热等异常时期，与口腔科医生联系好活检日期，签署知情同意书。

3. 口腔准备：指导患者注意饮水，保持口腔湿润，注意口腔卫生。

4. 戒烟酒，有义齿者做好义齿清洁。

5. 活检前30 min用牙签清除牙缝中的食物残渣，温开水充分漱口。

6. 术后应密切观察口腔创面有无肿胀及渗血，了解患者疼痛程度，告知患者术后局部可能会有轻微疼痛及少量渗血，均属术后正常反应，24 h内局部冰袋冷敷症状可缓解，不要触摸、吸吮伤口，减少咀嚼及说话动作，如发现伤口有明显出血、疼痛应及时通知医生给予处理。

7. 术后2 h后方可进饮食，食物宜给予清淡、温凉的流食、半流食或软食，避免过热、过硬和辛辣刺激的食物。

8. 术后保持伤口清洁，进食后及时漱口，可用清水或遵医嘱给予漱口液漱口，预防口腔感染。

9. 术后遵医嘱7～10 d拆线。

第七节　肌电图

【概述】

肌电图（EMG）是记录肌肉静息、随意收缩及周围神经受刺激时各种电特性的一项技术。在诊断及评估神经和肌肉病变时，起着非常关键的作用。

【适应证】

1. 周围神经病变的诊断及鉴别诊断。
2. 肌肉病变的诊断及鉴别诊断。
3. 神经–肌肉接头疾病的诊断及鉴别诊断。

【禁忌证】

1. 有出血倾向，血友病及出凝血障碍者。
2. 安装心脏起搏器的患者禁忌神经传导检测（NCS）。体内植入了心律转复设备或除颤器时，应咨询心脏专科医生，慎重选择此项检查。
3. 开放性骨折或创伤伤口未愈合者、有外固定支架者、意识不清无法合作者。
4. 操作部位感染者。
5. 癫痫、精神性疾病慎做。

【操作方法】

1. 检查前应向患者说明检查时的感觉和配合检查的要求，签署知情同意书。
2. 受试者取坐位或卧位。
3. 受检肌肉部位皮肤常规消毒，快速插入针极。插针位置选择肌腹中央或运动点上，针电极通过导线连接在设备上，观察肌肉松弛时和肌肉做随意活动时的生物电活动。
4. 操作过程中注意观察患者意识、面色、生命体征，询问患者感受，出现异常情况立即停止操作，做相应处理。

【注意事项】

1. 检查前需做好解释工作，告知患者肌电图为一种有创检查，会感到不适，取得患者配合，避免检查时过度紧张。

2. 避免空腹状态下检查。

3. 检查前患者清洁检查部位皮肤，更换清洁的宽松衣物。

4. 检查时关闭手机。

5. 乙型肝炎、人类免疫缺陷病毒（HIV）阳性者应使用一次性针电极。

6. EMG检测后的24 h内血清肌酸激酶（CK）水平增高，6~48 h后可恢复正常。

7. 避免在行肌电图检查的部位进行肌活检。

8. 操作完成后告知患者24 h不要洗澡。

第八节　肌肉活检

【概述】

肌肉活组织检查（肌肉活检）是从肌肉组织中取下小片样本，以便对肌组织进行显微镜镜检和进一步的生化指标测试，用于诊断神经肌肉性疾病。

【适应证】

1. 不明原因的静止性或进行性肌无力。适用于肌无力、肌肉强直、肌肉疼痛等表现患者。

2. 肌电图表现肌源性损害、肌酸磷酸激酶升高。

3. 鉴别神经源与肌源性损害。

4. 代谢性肌病。

5. 局部或弥漫性炎症性肌病。如多发性肌炎等。

【操作方法】

1. 向患者和（或）家属说明手术的目的、操作过程及注意事项，取得配合，签署知情同意书。

2. 四肢受累肌肉是手术的最佳选择，常规碘伏消毒皮肤，戴无菌手套、铺单后2%利多卡因局部浸润麻醉，切开皮肤约2～3 cm，钝性分离皮下组织，切开筋膜，取常规量肌纤维1～1.5 cm，标本切除后尽快送检。分层缝合各层组织切口，常规消毒并以无菌纱布覆盖，弹力绷带包扎。

【注意事项】

1. 向患者解释肌肉活检是有创检查，但是创伤小，且并发症少，绝大多数患者都能耐受，消除其紧张情绪。

2. 术前全面评估患者的身体状况和情绪状态，常规检查出凝血时间及血小板计数。

3. 术后注意观察患者生命体征变化，询问患者不适主诉，若有异常及时告知医生，伤口疼痛剧烈时遵医嘱给予止痛药物。

4. 观察术侧肢体颜色、温度、皮肤感觉。术后4～6 h松解绷带，如皮肤发绀、肿胀、皮温降低要及时松解绷带。

5. 活检术后避免患肢过度活动及长时间下垂，卧位时将患肢抬高。

6. 术后保持伤口敷料清洁干燥，每2～3 d换药一次，潮湿污染立即更换，观察局部伤口情况，有无渗血、渗液等。

7. 术后遵医嘱7～10 d拆线。

第九节　骨髓穿刺术

【概述】

骨髓穿刺术（bone marrow puncture）是采集骨髓液的一种常用诊断技术。常用于血细胞形态学检查，也可用于造血干细胞培养、细胞遗传学分析及病原生物学检查，以协助临床诊断、观察疗效和判断预后；还可为骨髓移植提供骨髓。

【适应证】

1. 各种血液系统疾病的诊断、鉴别诊断及治疗随访。

2. 不明原因发热的诊断与鉴别诊断。

3. 协助诊断传染病及寄生虫、疟疾、败血症等。

【禁忌证】

1. 血友病及严重凝血功能障得者。

2. 穿刺部位感染。

3. 妊娠晚期者慎用。

4. 小儿或有精神疾病等不配合者不宜做胸骨穿刺。

【操作方法】

1. 向患者和（或）家属说明穿刺的目的、操作过程及注意事项，取得配合，签署知情同意书。

2. 指导患者清洁穿刺部位皮肤，排空膀胱。

3. 环境整洁，屏风遮挡患者，限制陪探视人员。

4. 根据骨穿部位协助取合适体位（见图2–1–9–1、图2–1–9–2）。

（1）髂前上棘：常取髂前上棘后上方1～2 cm处为穿刺点，该处骨面平坦，易于固定，操作方便，危险性极小。患者应取仰卧位。

（2）髂后上棘：位于骶椎两侧与臀部上方突出的部位为穿刺点。患者可取俯卧位或侧卧位。

（3）胸骨柄：穿刺点取胸骨中线相当于第2肋间处。此处骨髓丰富，当其他部位穿刺失败时，可进行胸骨柄穿刺。患者应取仰卧位。

（4）腰椎棘突：腰椎棘突突出的部位。患者可取坐位或侧卧位。

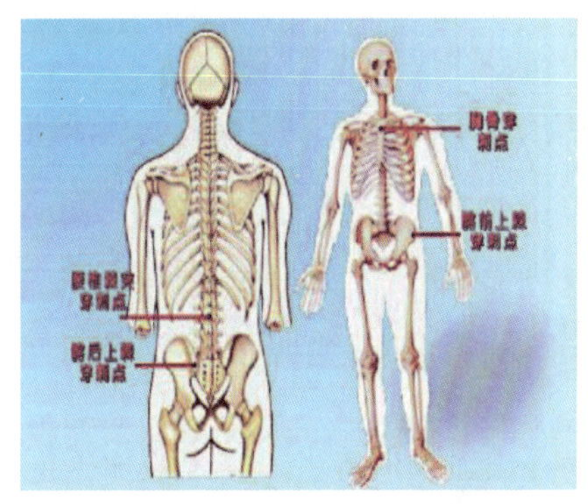

图 2–1–9–1　骨髓穿刺部位的选择

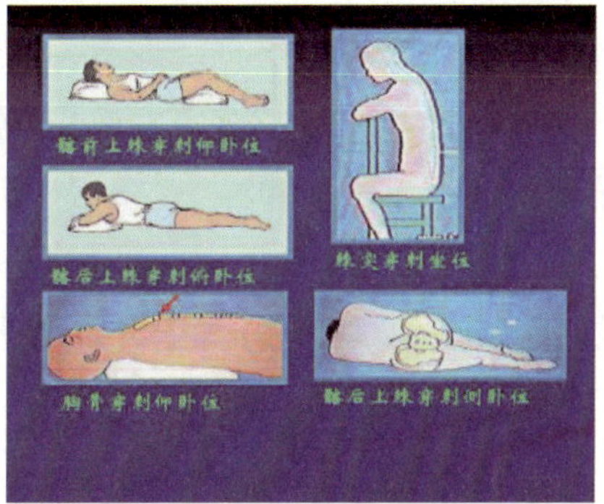

图 2–1–9–2　穿刺部位及体位

5. 穿刺时应注意观察患者反应，如发现患者面色紧张、大汗淋漓、脉搏快等，应立即停止操作，并作相应处理。

6. 如需做细胞遗传学、免疫分型、骨髓培养等特殊检查，将骨髓液各2~3 mL，注入试管中即刻送检。

7. 骨髓细胞形态学检查时，抽吸量不宜过多，防止骨髓液稀释，涂片要迅速，用力均匀，以免凝固。玻片干净，不能用手指触摸表面，同时需作周围血涂片，作为对照。送检骨髓涂片时应同时附送2~3张血涂片（见图2-1-9-3、图2-1-9-4）。

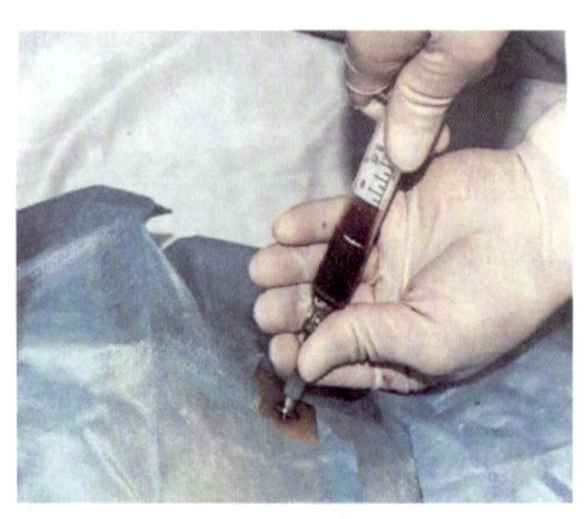

图 2-1-9-3　抽取少量骨髓液

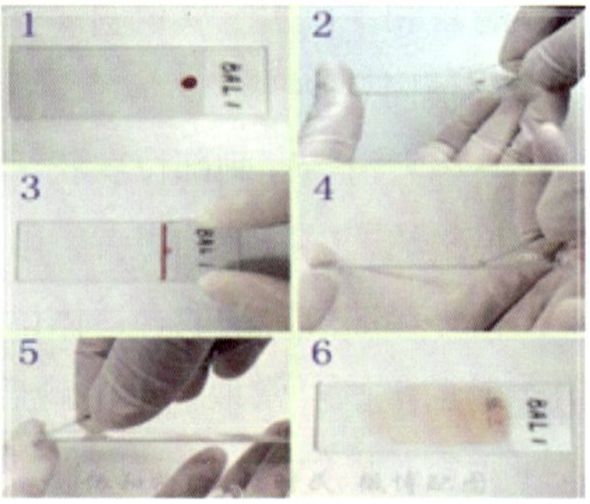

图 2-9-1-4　骨髓涂片

8. 抽吸完毕立即覆盖无菌纱布，按压1~2 min后，有出血倾向患者，需延长加压止血时间，胶布加压固定。

9. 协助患者整理衣物，休息20~30 min，观察2~4 h无异常情况可正常活动。

【注意事项】

1. 术前沟通，消除患者顾虑及紧张情绪，同时避免在空腹或剧烈活动后进行穿刺。

2. 骨髓穿刺过程中，患者出现头晕、恶心、胸闷、心悸、面色苍白、四肢厥冷甚至晕厥，应立即退针，局部包扎，取头低足高位卧床休息，一般短时间内自行恢复。

3. 凝血功能障碍、血小板减少或潜在出血倾向患者，需延长加压止血时间。

4. 术后应注意观察穿刺处有无渗血，如有渗血，立即更换纱布，压迫伤口至无渗血为止。

5. 指导患者保持穿刺部位清洁、干燥，72 h内不沾水，如潮湿、污染及时更换敷料，防止伤口感染。观察穿刺部位有无红肿热痛等症状，及时给予穿刺部位消毒。

6. 部分患者穿刺后局部有酸、麻、胀痛的感觉，数日天后可自行消失，指导患者勿紧张。

第十节　腰椎穿刺术

【概述】

腰椎穿刺术（lumbar puncture）用于中枢神经系统疾病的诊断和治疗。通过腰椎穿刺还可以测定颅内压，了解蛛网膜下腔是否阻塞。向椎管内注入药物以达到治疗疾病的目的。

【适应证】

1. 中枢神经系统炎症性疾病的诊断与鉴别。
2. 脑血管意外的诊断与鉴别诊断。
3. 肿瘤性疾病的诊断与治疗
4. 通过脑脊液动力学改变及常规、生化等检查，了解脊髓病变性质。
5. 鞘内给药。

【禁忌证】

1. 颅内压明显增高（如视神经乳头水肿、颅内占位尤其是后颅窝占位病变）。
2. 穿刺位置附近的感染，处于休克、衰竭或濒危患者。
3. 有凝血功能障碍（血友病等）或严重血小板减少症伴有潜在出血可能。
4. 高位颈椎肿瘤。
5. 躁动不安不能配合者。

【操作方法】

1. 告知患者及家属腰椎穿刺的目的及注意事项，取得配合，签署知情同意书。了解相关检查结果，如头颅CT或MRI片、出凝血检查结果等。

2. 指导患者及家属清洁穿刺部位皮肤，排空大小便。

3. 环境整洁，清除陪探视人员，屏风遮挡患者。

4. 协助患者取侧卧位，紧靠床缘，背部与床面垂直，屈颈抱膝。使脊柱尽量后凸增宽椎间隙，便于穿刺。一般3～4腰椎间隙为首选穿刺点，也可选择腰2～3或腰4～5椎间隙为穿刺点（见图2-1-10-1、图2-1-10-2）。

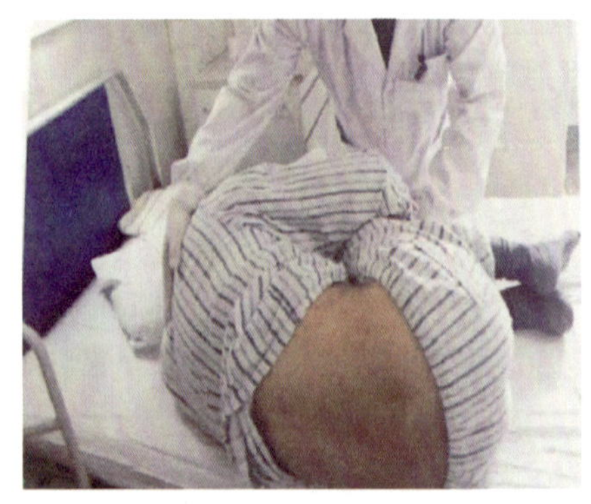

图 2-1-10-1　协助患者取合适体位

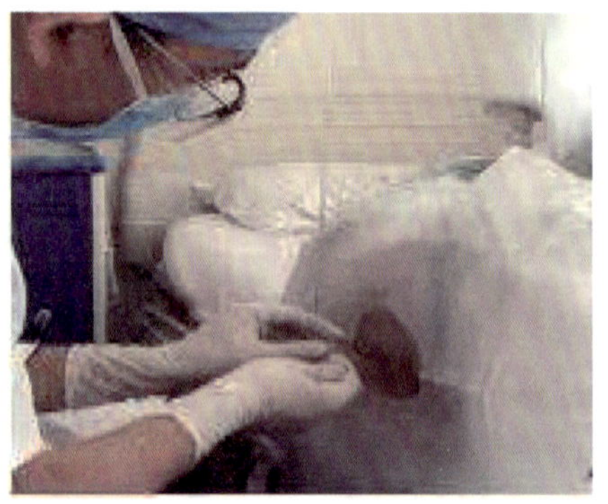

图 2-1-10-2　脑脊液测压

5. 观察患者呼吸、脉搏及面色变化，询问有无不适感。穿刺过程中如要咳嗽或要移动体位时，示意医生暂停操作，避免损伤组织。

6. 穿刺点加压止血，消毒后覆盖无菌纱布，胶布固定，72 h内不沾水。

7. 操作后协助患者去枕仰卧位休息4～6 h，卧床期间不可抬高头部，以避免术后低颅压性头痛。

【注意事项】

1. 严格掌握禁忌证，严格无菌操作，穿刺时避免引起微血管损伤。

2. 术后去枕平卧4～6 h，如出现低颅压综合征，嘱患者多饮水和卧床休息，严重者给予每日静脉滴注生理盐水1000～1500 mL。

3. 保持穿刺部位清洁、干燥，观察局部有无渗液、渗血。

4. 穿刺时或术后需注意观察患者意识、瞳孔、生命体征变化，防止脑疝形成。

5. 鞘内给药时，应先放出等量脑脊液，然后再等量置换药液注入。

6. 检查标本应即刻送检，以免影响检查结果。

第二章　常用治疗技术护理常规

第一节　血浆置换术

【概述】

血浆置换术是一种用来清除血液中大分子物质的血液净化疗法。分为单膜血浆置换（PE））和双重滤过血浆置换疗法（DFPP）。其基本过程是将患者血液经血泵引出，经过血浆分离器，分离血浆和细胞成分，去除致病血浆或选择性地去除血浆中的某些致病因子，然后将细胞成分、净化后的血浆及所需补充的置换液输回体内。

【适应证】

1. 多种风湿免疫病，系统性红斑狼疮（尤其是狼疮性脑病）、难治性类风湿关节炎、系统性硬化症、抗磷脂抗体综合征等。
2. 免疫相关性皮肤病。
3. 肾脏疾病，与免疫相关的肾炎，包括紫癜肾、IgA肾病等。
4. 消化系统疾病，如暴发性肝衰竭、原发性胆汁性肝硬化、梗阻性黄疸等。
5. 神经系统疾病，如格林–巴利综合征、重症肌无力和脱髓鞘多发神经病等。
6. 血液系统疾病，如冷球蛋白血症、巨球蛋白血症、自身免疫性溶血性贫血及多发性骨髓瘤等。
7. 内分泌代谢病，如高脂血症、甲亢危象、肥胖症及Ⅰ型糖尿病等。

【禁忌证】

血浆置换无绝对禁忌证，相对禁忌证包括：

1. 对血浆、人血清蛋白、肝素等有严重过敏史。
2. 药物难以纠正的全身循环衰竭。

3. 非稳定期的心、脑梗死。

4. 脑出血或重度脑水肿伴有脑疝。

5. 存在精神障碍不能很好配合治疗者。

6. 活动性出血，严重出、凝血障碍者。

【血浆置换方法】

1. 单膜血浆置换（PE）：从体内引出全血，利用离心或膜分离技术分离血浆和血细胞成分，将含有高浓度致病因子的血浆全部弃去，丢失的血浆成分使用血液制品（新鲜血浆）补充进行等量置换。

2. 双重血浆置换（DFPP）：是从单膜血浆置换发展而来。从血浆分离器分离出来的血浆再通过膜孔径更小的血浆成分分离器进行再次滤过，将患者血浆中含有致病物质的成分且相对分子质量远远大于白蛋白的致病因子，如免疫球蛋白、免疫复合物、脂蛋白等滤出并丢弃，将不含致病因子的血浆成分再回输至体内。它可以利用不同孔径的血浆成分分离器来控制血浆蛋白的去除范围（DFPP）能迅速清除患者血浆中的免疫复合物、抗体、抗原等致病因子，调节免疫系统，清除封闭性抗体，恢复细胞免疫功能及网状内皮细胞吞噬功能，使病情得到缓解。

【注意事项】

1. 血浆置换治疗开始时，速度宜慢，观察3～5 min，血流量从50 mL/min逐渐改为100～120 mL/min，期间严密观察患者有无寒战、低血压、出血、消化道症状、变态反应等，无反应后再以正常速度运行。

2. 血浆置换过程中，根据患者自身感受及治疗需求，可利用机器自带功能适当调整置换液的温度，减轻患者不适感。

3. 密切观察机器运行情况，包括全血流速、血浆流速、动脉压、静脉压、跨膜压变化等。

4. 在治疗中严密观察患者的意识状况，每30 min监测生命体征。发现问题及时处理。

5. 嘱患者卧床休息，严密观察穿刺部位有无渗血、血肿等。

【术前护理常规】

1. 机器准备：提前30 min常规用含有效氯500 mg/L消毒液擦拭机器备用。

2. 环境准备：血液净化前30 min病室紫外线消毒，室内用含有效氯500 mg/L消毒液擦拭地面，减少陪探视人员。

3. 用物准备：备好抢救器械、药品，给予患者心电监护及血氧饱和度监测，吸氧，开放液路。

4. 患者准备：以卧床休息为主，给患者提供良好的休息环境，根据病情指导患者进食高热量、高维生素饮食，血液净化操作护士提前与患者沟通交流，消除其恐惧心理，并嘱其排空大小便。

5. 评估

（1）评估患者：详细了解患者基本资料，如病情、诊断、化验结果、药物过敏史、血型、体重、生命体征。

（2）评估血管通路：（股静脉留置导管）评估管路通畅情况，有无血肿、感染，是否固定良好。置管侧肢体有无肿胀，穿刺处有无渗出、感染。

（3）评估机器：自检通过、校正准确、各项压力监测系统运转正常。

【术后护理常规】

1. 监测生命体征及生化指标的变化，同时观察有无出血倾向及发热、变态反应。

2. 治疗后24 h患者应减少活动，以休息为主，饮食以富含优质蛋白、高热量、易消化食物为主。

3. 股静脉置管的护理：保持导管固定稳妥，避免过度牵拉。穿刺处以无菌敷料覆盖，保持清洁干燥，穿刺部位使用纱布敷料覆盖每2 d换药一次，使用透明敷料覆盖每3～7 d换药一次。穿刺处有渗血、渗液时应随时更换。导管肝素帽用无菌纱布包扎，妥善固定，及时观察导管的动静脉端。如有回血，在无菌操作下重新封管。

4. 指导患者股静脉置管侧下肢不得过度弯曲，睡觉时应尽可能取平卧位或导管对侧卧位，排便时应使用坐便马桶；同时避免剧烈活动，活动时避免压迫和反折导管，以防血栓形成和血管壁损伤。穿脱衣服时动作轻柔，以免将导管拔出，一旦脱出，应立即压迫止血、通知医生妥善处理。

5. 禁止在股静脉置管处进行采血、输液等操作。

6. 置管期间应每日观察患者穿刺点局部有无红、肿、热、痛、皮温升高等现象，一旦出现，立即通知主管医生对症处理，以防感染扩散，必要时拔管。

7. 指导患者进行置管侧肢体肌肉的收缩锻炼，预防静脉血栓形成。

第二节　血浆吸附术

【概述】

血浆吸附术（plasma adsorption, PA）是将从血液分离出来的血浆通过血浆吸附器，清除致病物质的治疗方法。其优点是对血浆中致病因子清除的选择性更高，而血浆中有用成分的丢失范围与数量更小，同时避免了大量血浆输入所带来的各种不良影响。

【适应证】

1. 多种风湿免疫病，系统性红斑狼疮（尤其是狼疮性脑病）、难治性类风湿关节炎、系统性硬化症、抗磷脂抗体综合征等。

2. 免疫相关性皮肤病。

3. 肾脏疾病，与免疫相关的肾炎，包括紫癜肾、IgA肾病等。

4. 消化系统疾病，如暴发性肝衰竭、原发性胆汁性肝硬化、梗阻性黄疸等。

5. 神经系统疾病，如格林–巴利综合征、重症肌无力和脱髓鞘多发神经病等。

6. 血液系统疾病，如冷球蛋白血症、巨球蛋白血症、自身免疫性溶血性贫血及多发性骨髓瘤等。

7. 内分泌代谢病，如高脂血症、甲亢危象、肥胖症及Ⅰ型糖尿病等。

【禁忌证】

血浆吸附无绝对禁忌证，相对禁忌证包括：

1. 对血浆、人血清蛋白、肝素等有严重过敏史。

2. 药物难以纠正的全身循环衰竭。

3. 非稳定期的心、脑梗死。

4. 脑出血或重度脑水肿伴有脑疝。

5. 存在精神障碍不能很好配合治疗者。

6. 活动性出血，严重出血、凝血障碍者。

【免疫吸附方法】

1. 血浆吸附术的基本操作流程是将患者血液引出体外，建立体外循环并抗凝，血液流经血浆分离器分离出血浆，将血浆引入免疫吸附器与免疫吸附剂接触，以选择性吸附的方式清除致病物质，然后将净化的血浆回输患者体内，达到治疗目的。

2. 血浆吸附治疗的关键部分是吸附柱，包括载体部分、配体部分，两者间通过交联或耦联的方式相互作用。与吸附对象（致病物质）发生吸附反应的核心部分称为载体；固定于载体上、具有免疫吸附活性的物质称为配体。配体的吸附活性是依靠与吸附对象（致病物质）之间的选择性或特异性亲和力完成，特异性亲和力包括生物学亲和力（如抗原–抗体反应）和物理化学亲和力（如疏水交互作用）。

3. 用于血浆吸附柱配体的物质有：疏水性氨基酸（苯丙氨酸、色氨酸）、硫酸葡聚糖、苯乙烯–二乙烯基苯共聚物等。

【注意事项】

1. 血浆吸附治疗开始时，速度宜慢，观察3～5 min，血流量从50 mL/min逐渐改为100～120 mL/min，期间严密观察患者有无寒战、低血压、出血、消化道症状、变态反应等，无反应后再以正常速度运行。

2. 密切观察机器运行情况，包括全血流速、血浆流速、动脉压、静脉压、跨膜压变化等。

3. 在治疗中严密观察患者的意识状况，每30 min监测生命体征，发现问题及时处理。

4. 嘱患者卧床休息，观察穿刺部位有无渗血，血肿等。

【术前护理常规】

同血浆置换术。

【术后护理常规】

同血浆置换术。

第三节　针刀镜技术

【概述】

微创针刀镜诊疗技术是融合了现代医学的内窥镜和传统医学的小针刀及微创外科技术，在诊疗过程中不破坏整体结构，仅有微细组织结构改变，是普通针灸和开刀手术无法替代的新技术。

【适应证】

1. 各种风湿病关节顽固性肿痛：类风湿关节炎、强直性脊柱炎、骨性关节炎等。

2. 局部难治性的神经、肌肉、韧带病变：腰椎病、肩周炎、痛风性关节炎、感染性关节炎、慢性关节炎、银屑病关节炎等。

【禁忌证】

1. 一切严重内脏疾病的发作期，包括心力衰竭、呼吸衰竭、肾衰竭等。

2. 治疗部位有皮肤感染、肌肉坏死者。

3. 治疗部位有深部脓肿者。

4. 治疗部位有重要神经血管或重要脏器而无法避开者。

5. 凝血功能障碍如血友病、血小板减少症患者。

6. 关节强直患者。

7. 体质极度虚弱，高血压病血压控制不平稳，糖尿病血糖控制差，心脏病发作期患者。

8. 有中度以上发热症状的患者。

【方法】

微创针刀镜以中医经筋理论及现代解剖医学为基础，利用影像设备通过特殊针具采用局部浸润麻醉，进行关节腔内清理、腔外循环松解，松解关节内组织黏连，清除增生肥厚滑膜及骨赘，对关节面加以修复和保护，灌洗关节腔，从而将局部治疗与整体治疗相结合、内治与外治相结合。

【术前护理常规】

1. 评估患者心理，向患者介绍针刀镜治疗的目的、方法及注意事项，以解除患者焦虑、恐惧的心理。

2. 指导患者术前2 h禁食，1 h禁饮。

3. 遵医嘱做好相关药物的皮试，清洁皮肤、备皮等。

4. 测量生命体征，准备病历资料及相关用物。

【术后护理常规】

1. 严密监测生命体征变化，倾听患者有无不适主诉，及时予以对症处理。

2. 观察手术切口有无渗血，局部有无红、肿、热、痛等不适，注意保持伤口敷料的清洁、干燥，勿湿水（约7~10 d）。

3. 术后24 h内手术部位不宜热敷、按摩等，避免伤口疼痛或出血。

4. 术后患者减少活动，注意保暖、预防摔伤。

5. 以富含蛋白质和维生素易消化的饮食为主；少食动物脂肪，忌食生冷、刺激性食物。

第四节　关节腔注射

【概述】

关节腔注射疗法是通过穿刺的方式将药物直接注入关节腔内，以达到缓解关节损伤、关节炎等因素造成的关节肿胀、疼痛的目的，有时会与关节穿刺技术一起应用，是目前临床上治疗骨、关节疾病的一种常用方法。

【适应证】

1. 退行性膝关节炎。

2. 关节滑膜病变。

3. 膝关节腔滑膜炎积液。

4. 膝关节腔化脓关节腔冲洗。

【禁忌证】

1. 穿刺部位局部皮肤有破溃、严重皮疹或感染。

2. 严重凝血机制障碍，如血友病等。

【常用关节腔注射药物】

1. 玻璃酸钠注射液：关节腔内注入高分子量、高浓度、高黏弹性的玻璃酸钠，能明显改善滑膜组织的炎症反应，提高滑液中玻璃酸钠含量，增强关节液黏稠性和润滑功能，保护关节软骨，促进关节软骨的愈合与再生，缓解疼痛，增强关节活动度。

2. 糖皮质激素：对一般症状较轻、只有少数关节肿痛的患者或关节有明显炎症的患者，关节腔内注射糖皮质激素有利于减轻关节的症状和体征，改善关节的功能。

3. 臭氧：具有消炎、止痛的作用。易分解，溶于水，只能现场生产，立即应用，其作用在瞬间发挥完成。

4. 富含血小板血浆：是通过分离自体全血制备的含有高浓度血小板的血浆，其血小板浓度是全血的4~8倍。由于血小板中含有大量的生长因子，经关节腔注射后，血小板内的因子被认为可激活多种信号通路，从而促进骨骼及软骨的愈合。其作为内源性软骨保护源，具有早期分解代谢、抑制炎性反应以及随后促进软骨合成的作用。

5. 间充质干细胞：广泛存在于各类组织中，经诱导后可以迅速分化为成骨细胞或软骨细胞，修复受损的骨和软骨。

【方法】

膝关节的关节腔体积大，是人体负重和活动最多的关节，也是病变最多的关节，因而是临床上最常进行关节腔注射治疗的关节，膝关节腔注射通常采用髌上注射和髌下注射两种入路（见图2-2-4-1，图2-2-4-2）。

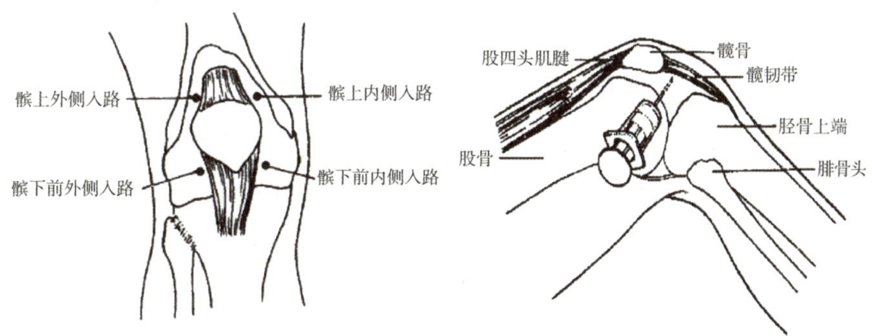

图 2-2-4-1　膝关节腔注射进针点　　图 2-2-4-2　外侧关节腔注射部位示意图

1. 患者仰卧于床或操作台上，双下肢伸直。

2. 穿刺部位按常规进行皮肤消毒，医师戴无菌手套，铺消毒洞巾，用2%利多卡因作局部麻醉。

3. 用7~9号注射针头，一般于髌骨上方、股四头肌腱外侧向内下刺入关节囊；或于髌骨下方、髌韧带旁向后穿刺达关节囊。

4. 有关节积液者应先将关节腔内的积液尽可能抽吸干净，然后更换无菌注射器进行药物注射。

5. 术后用消毒纱布覆盖穿刺部位，胶布妥善固定。

【注意事项】

1. 注射点应选择在伸肌侧的表面，这样可以避免损伤屈肌腱侧的神经和血管。关节所处的最佳体位应该达到关节囊拉长、关节面分离、关节腔容积最大为宜，甚至为了便于注射，可以做关节牵引。

2. 注射前根据患者对注射的心理承受程度可以做局部麻醉后再穿刺注射。

3. 在注射药物（如玻璃酸钠）前，应将关节腔内的积液尽可能抽吸干净，以减少因药物被稀释而影响治疗效果。

4. 关节腔内注射皮质类固醇的患者，1 d内注射的关节数量只限于2个以内，一年内同一关节注射的次数最好不超过三次。

5. 进针一定不能有阻力，患者几乎无痛，穿透关节囊后有明显的突破落空感，回抽有少量滑液，证明进针已进入关节腔。

6. 注射完毕，嘱患者缓慢屈曲伸展膝关节数次，以利于药液均匀涂布膝关节腔内，达到最佳效果。

7. 嘱患者就地休息20 min，如无不适，方可离开。

8. 嘱患者24 h内保持注射局部清洁、干燥，勿随意撕脱敷贴。

9. 注射后2~3 d注意局部关节的休息，勿做剧烈运动。

第五节　物理检查

一、肌肉

肌力的测定

0级：完全瘫痪。

1级：肌肉稍有收缩，但关节无活动。

2级：能带动肢体活动，但不能对抗自身重力。

3级：能带动肢体活动，并能对抗自身重力活动，但不能对抗阻力。

4级：可对抗自身重力和阻力活动。

5级：完全正常。

二、关节

（一）关节活动度：目前采用国际统一的中立位0° 的记录方法。

1. 肩关节　肩关节是人体活动最大的关节，主要有前屈、后伸、上举、内收、外展、内旋等功能。临床上常采用下列方法粗略检查肩关节活动范围是否正常：

（1）肘关节贴在胸前，手能触摸到对侧耳朵，说明肩内收正常；

（2）手能从颈后摸到对侧耳朵，说明肩关节前屈、外展及外旋活动正常；

（3）手能从背后摸到或接近对侧肩胛骨下角，则说明肩关节内旋、后伸功能正常。

2. 肘关节　肘关节完全伸直为中立位，运动主要为屈伸动作，没有侧方动作。正常屈曲时手能触肩，完全伸直时略有超伸，正常肘关节伸直位检查时，前臂与上臂纵轴成10° ~15° 外翻角，称为携物角，大于15° 时称为肘外翻，小于0° 时称为肘内翻。

3. 腕关节　正常关节背伸60°左右、掌屈50°~60°，桡、尺侧偏活动一般可达30°左右。

4. 髋关节　正常髋关节有屈、伸、内收、外展、内旋、外旋共6个方向活动。患者仰卧，两腿伸直平行，足趾指向天花板，即为髋关节中立位。

（1）屈曲后伸：检查者用手握患者小腿，将膝屈曲的同时，将大腿推向躯干，以患者骶部不离检查台为准，正常髋屈曲约120°，即大腿的前侧面可贴近腹壁；检查后伸时，患者取俯卧位，两腿伸直平行，检查者一手压在患者的腰骶部固定骨盆，另一手托大腿远端，将腿上举，正常髋后伸约达30°；

（2）外展、内收：自中立位，检查者一手轻压在髂嵴上，以稳定骨盆，另一手握患者小腿，将其外展至骨盆移动为止，正常外展45°~50°。同样自中立位，将此腿跨越另一条腿至内收极限，正常内收20°~30°；

（3）内旋、外旋：在髋中立位时检查者握患者小腿，用力将此腿外旋至极限，正常约45°，内旋也达45°。

5. 膝关节　正常膝关节活动范围为0°~150°之间，被动活动时可超伸5°~10°，屈膝足跟可接触臀部，记录方法为150°-0°-5°。屈膝90°内外侧副韧带松弛，此时膝关节可有10°内旋和20°外旋活动，伸直膝关节则应无内收、外展及旋转活动。

6. 踝关节　患者坐在床边，两小腿下垂，足纵轴与小腿呈90°，为踝关节的中立位。检查者一手握患者小腿，一手将前足往上推，即为踝关节背屈，正常可达20°；再将足向下拉，即为踝跖屈，正常可达50°。

7. 脊柱活动度的检查

（1）颈椎：患者两眼向前看，头部正直为中立位。自此中立位让患者低头，颈椎前屈，正常为45°，即下颌可触及胸骨柄，再让患者仰头，颈椎后伸，正常为45°，即两眼可直视天花板。再嘱患者在头不转动的情况下，向左及向右倾斜，正常各约45°即耳垂可触及耸起的肩峰，在继续用手固定好双肩的情况下，嘱患者向左然后再向右旋转，正常各约60°，即患者下颌可触及耸起的肩峰。

（2）胸腰椎：患者取直立位，髋、膝关节伸直，检查者两手固定骨盆，嘱患者低头前屈腰部，正常为70°~80°；再嘱后伸腰部，正常为20°~30°。

左右侧屈曲各25°～35°。在固定骨盆的情况下，让患者向左再向右旋转躯干，正常各35°～45°。

（二）浮髌试验：以一手压迫髌上囊，将液体挤入关节腔内，另一手反复按压髌骨，在髌上囊可感到波动，或下压时髌骨触到股骨，不压时即浮起，即为阳性。

（三）“4”字试验（Patrick）：检查时患者仰卧，一侧下肢伸直，将对侧足置于伸直侧膝上向下压，如同侧骶髂关节疼痛，即为阳性。

（四）床边试验（Gaenslen试验）：患者仰卧，身体贴向床边，检查者一手按住患者屈曲的小腿，使其尽量贴近腹壁，另一手按住悬于床缘外的大腿向下压，此时无论哪一侧骶髂关节疼痛，即为阳性（图2-2-5-1）。

（五）髌骨加压研磨试验：向上、下、左、右侧推动髌骨，可触及粗糙捻磨感或捻砂样摩擦音，并伴有疼痛，即为阳性。

（六）“望远镜”试验：将手指向远端牵拉时可变长，放松后手指回到原位，即为阳性。

（七）骶关节压迫试验：患者俯卧位，按压双髂后上棘连线，相当于第二骶骨水平，如出现疼痛即为阳性。

（八）髂嵴推压试验：患者仰卧，检查者双手放其髂嵴部，拇指放于髂前上棘处，手掌按髂结节，用力推压骨盆，如骶髂关节周围疼痛即为阳性。

（九）骨盆侧压试验：患者侧卧，检查者按压其髂嵴，如疼痛即为阳性。

（十）Schober试验：患者直立，在背部正中线髂嵴水平做标记为零，向下5 cm作标记，向上10 cm再作另一标记（图2-2-5-2），然后让患者弯腰（注意保持双膝直立），测量两个标记间的距离，若增加少于4 cm，则为阳性（图2-2-5-3）。

（十一）指地距：患者直立，弯腰，伸臂，测指尖与地面距离。

（十二）耳壁距：该指标是测量墙壁与耳屏之间的距离，患者直立，双手下垂，足跟和背部靠墙，下巴处于水平位，尽可能使头向后靠向墙壁，左右分别测量两次并做好记录（以厘米为单位，精确到0.1 cm）（图2-2-5-4）。

（十三）胸廓活动度：患者直立，用刻度软尺测其第4肋间隙水平（妇女乳房下缘）于深呼气和深吸气之胸围差，大于2.5 cm为正常（图2-2-5-5）。每次测量时，需测量2次，取较好值进行报告。

（十四）腕屈试验：即腕自然下垂，持续1 min后引起示指、中指麻木及疼痛，并偶向肘、肩部放射，即为阳性。

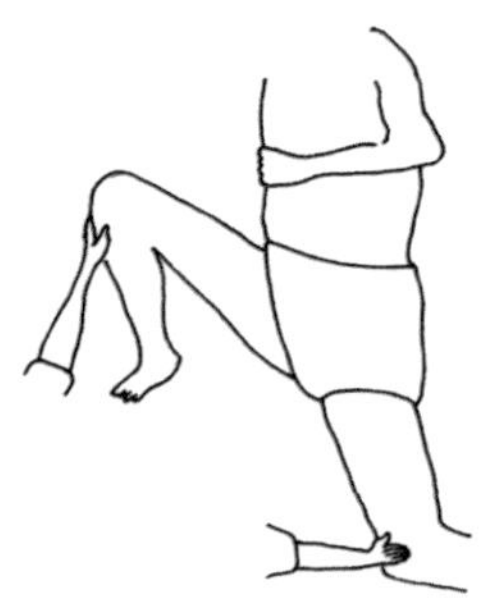

图 2-2-5-1　床边试验（Gaenslen 试验）

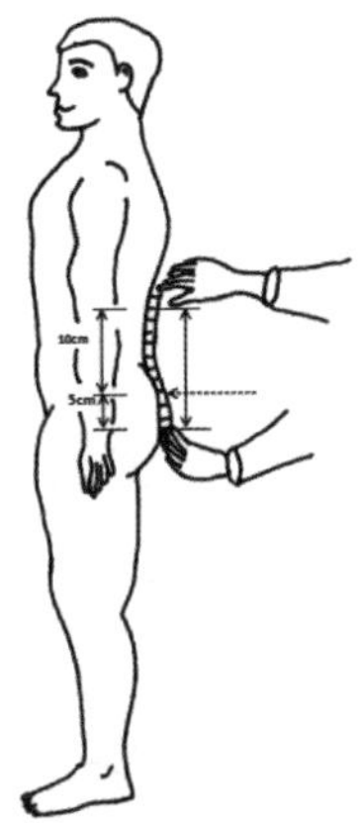

图 2-2-5-2　Schober 试验

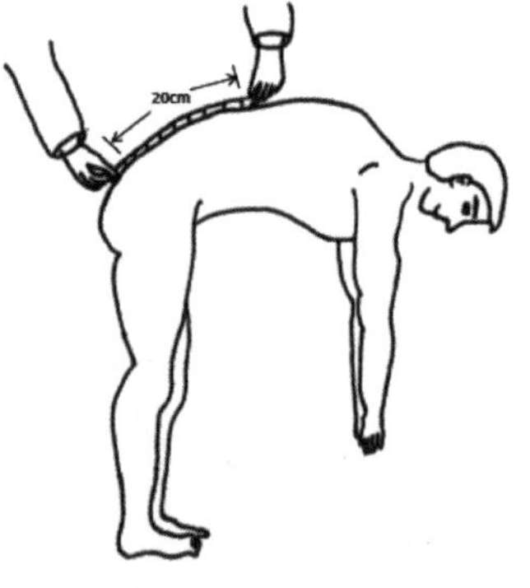

图 2-2-5-3　Schober 试验

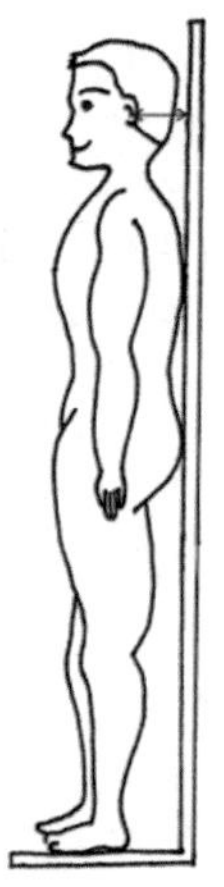

图 2-2-5-4　耳壁距

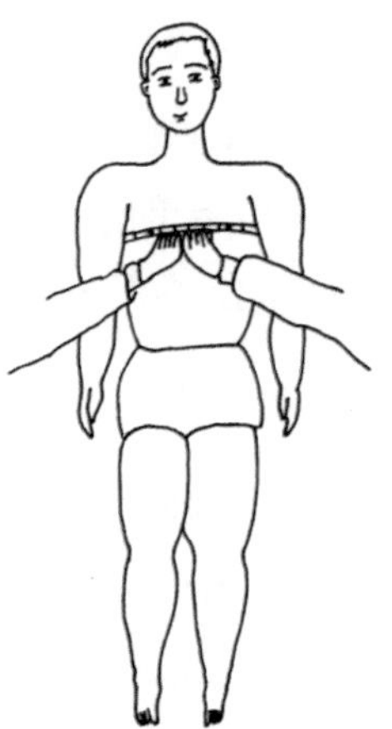

图 2-2-5-5　胸廓活动度检查

第三章　常用护理技术操作流程

第一节　常用功能锻炼方法

【概述】

功能锻炼也是一种治疗，在风湿性疾病的治疗及维持缓解中起着关键的作用。坚持锻炼可以减少药物用量，部分患者甚至可以完全停药。

【锻炼的益处】

1.促进机体内源性激素的分泌：一定强度的锻炼对机体来说是一种应激状态，可以促进肾上腺皮质激素分泌，这种内源性激素在一定程度上有治疗作用，可以减少口服激素的剂量。

2.预防和治疗骨质疏松：钙在肠道的吸收是按需吸收的，如果不锻炼，单纯补钙是无益处的。锻炼能增加骨质对钙的需求，进而增加肠道对钙的吸收。一般来讲食物中的钙基本可以满足需要，不需特殊补钙。已经出现骨质疏松的患者，在锻炼的基础上可以适度补钙。

3.保护和维持关节的功能：锻炼不仅可以使肌肉强壮，还可以通过关节和脊柱的活动延迟关节和脊柱畸形的进展，最大限度保持关节功能。

4.锻炼可以增强体质，愉悦心情，延缓疾病的进展。

5.经过锻炼把多余的热量消耗掉，维持机体营养平衡，因此锻炼是保证人体健康的重要环节。

【锻炼的强度】

锻炼要有一定的强度才能达到目的，循序渐进，持之以恒，逐步增加锻炼强度，坚持的时间越长，受益越大，应当终生锻炼。

1.游泳：每天1000m，应该连续完成。游泳是一种全身运动，不损害关节，是优先推荐的运动方式。

2.步行：1 h/d，应该连续完成。一开始可以不足1 h，逐步达到1 h，速度由慢到快，以身体微微出汗为度。

3. 跑步：0.5 h/d，应该连续完成。适合年轻人选择。

4. 蹬健身车：适合于老年人和行动不便的人群，1 h/d，强度可以根据自身的状态来确定，同样也要采取循序渐进的方式逐步加量。

【风湿性疾病常累及部位的运动锻炼方法】

1. 手指及手腕部

（1）合掌张臂法：将双手掌合十，呈立掌位，置于胸前缓缓用力向外伸张两臂，如此反复进行，起到伸手指和背伸腕关节的作用（见图2-3-1-1、图2-3-1-2）。

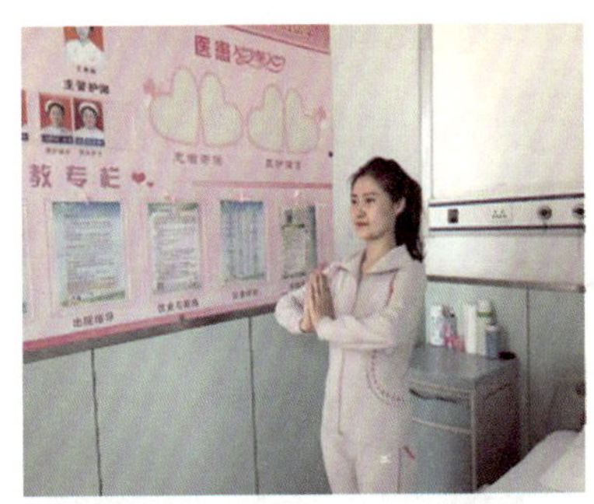

图 2-3-1-1　双手掌合十

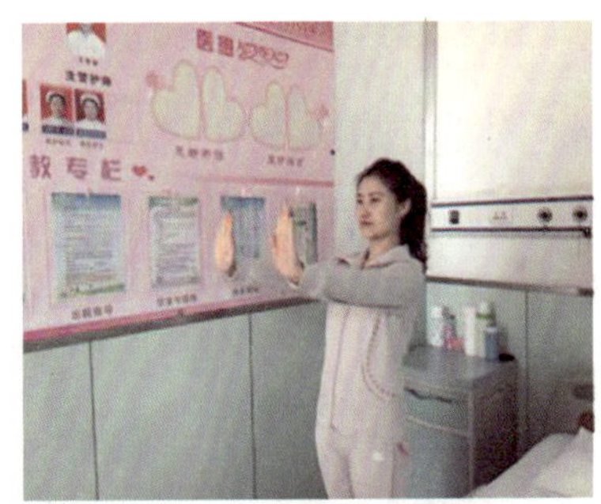

图 2-3-1-2　立掌位向外伸张两臂

（2）伸指握拳法：坐于靠背椅上，双手掌置于大腿上方，手心向下。双手掌用力伸直，维持3~5 s，双手掌用力握拳，维持3~5 s。手指伸直和握拳时一定要保持3~5 s后再做下一个动作。起到增加掌指、指间关节的活动度，增加手部肌肉力量的作用（见图2-3-1-3、图2-3-1-4）。

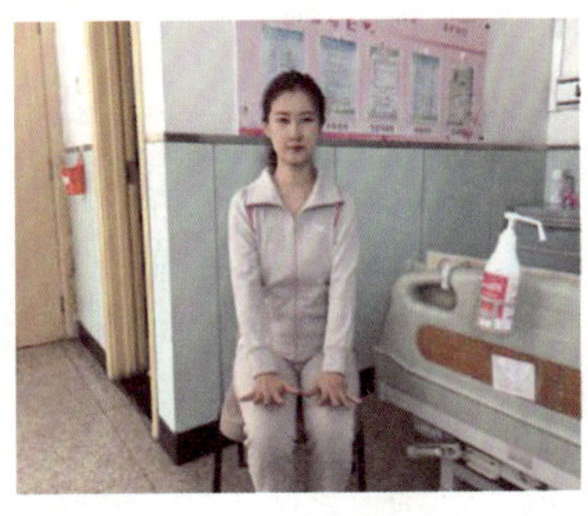

图 2-3-1-3　双手掌用力伸直

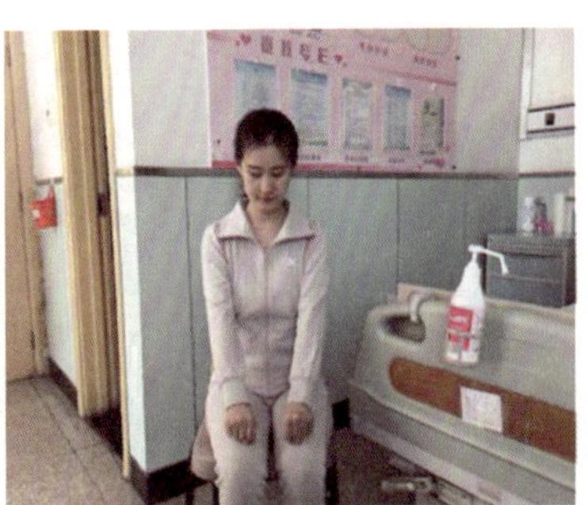

图 2-3-1-4　双手掌用力握拳

（3）持物法：手握持瓶子或茶杯之类的物品，用力握持至别人不能从中抽出为止，物品逐步加粗或减细，每日替换，此法主要锻炼手指的屈伸度及其肌力（见图2-3-1-5、图2-3-1-6）。

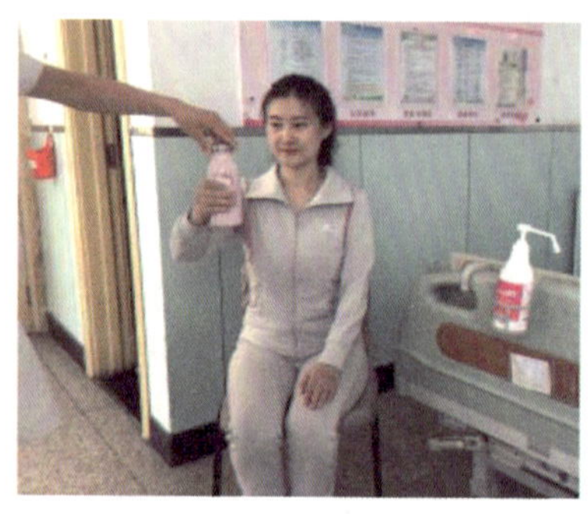

图 2-3-1-5　手握持瓶子

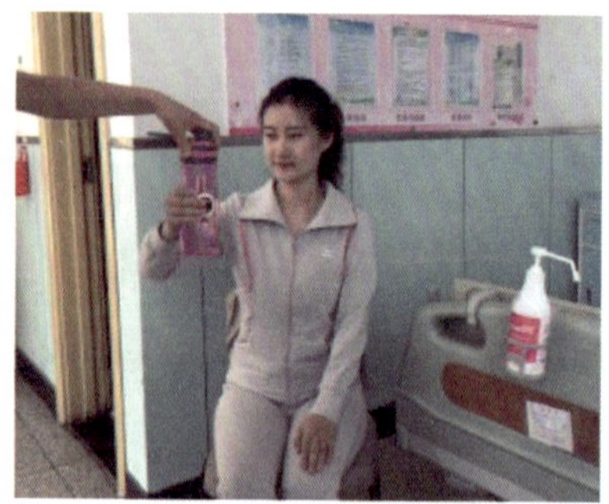

图 2-3-1-6　手握持茶杯

（4）对掌分指法：两手指指端相对应，徐徐用力分开，以锻炼手指之外展度及其肌力（见图2-3-1-7、图2-3-1-8）。

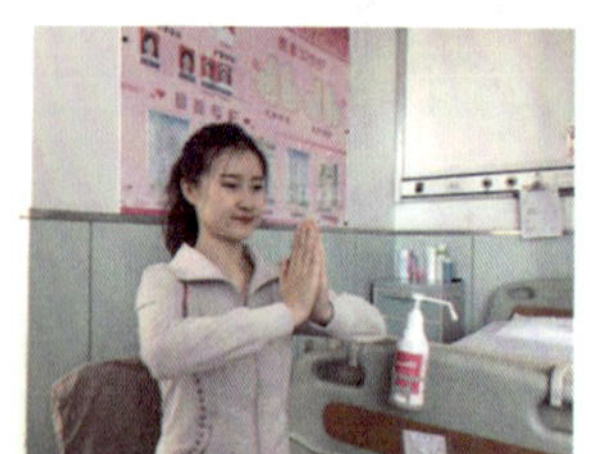

图 2-3-1-7　两手指指端相对

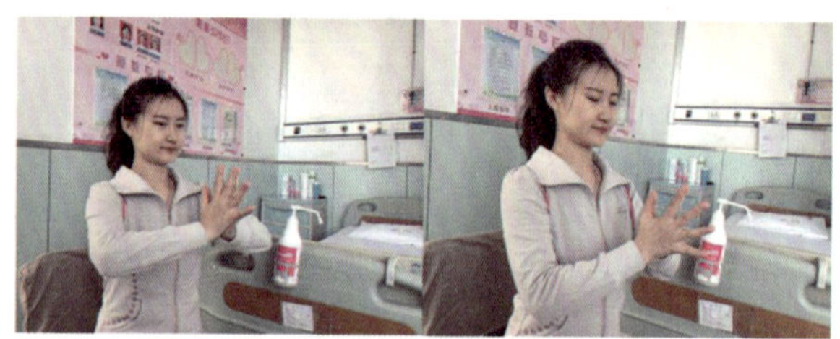

图 2-3-1-8　两手指指端相对徐徐用力分开

（5）手指运动法：坐于靠背椅上，双手置于膝上，手心向上。用双手拇指先从食指尖开始，逐一点食指至小指的指尖、指间横纹、掌指横纹，动作要有节奏，点到每一指的指尖、指横纹、掌指横纹。可增加双手指关节的灵活性，改善晨僵症状（见图2-3-1-9、图2-3-1-10）。

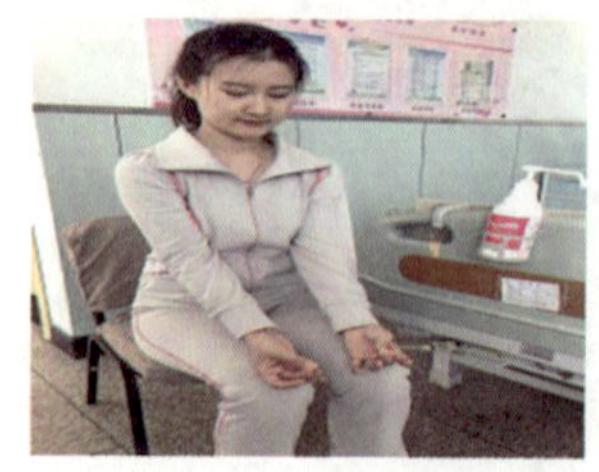

图 2-3-1-9　双手置于膝上手心向上

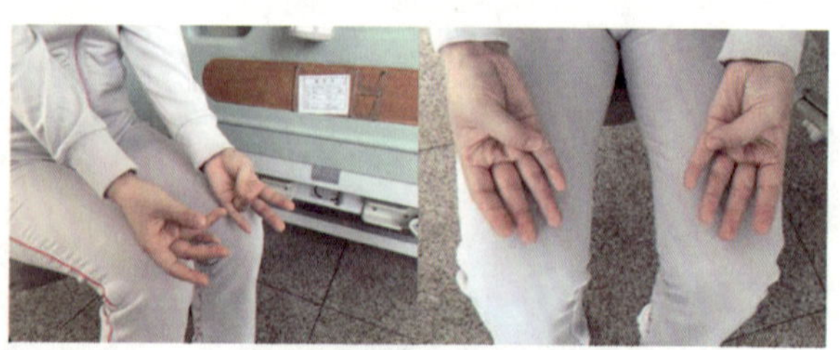

图 2-3-1-10　拇指逐一点食指至小指的指尖、指间横纹、掌指横纹

2. 肘部

（1）翻掌伸肘：坐于靠背椅上，双足落地稍分开，双手指交叉，手心贴于小腹部。双手翻掌、手心向前，同时双肘伸直与肩平，维持3~5 s后还原。动作的幅度要量力而行，以不出现疼痛为度。可增加肘、腕、掌、指关节的背伸功能（见图2-3-1-11、图2-3-1-12）。

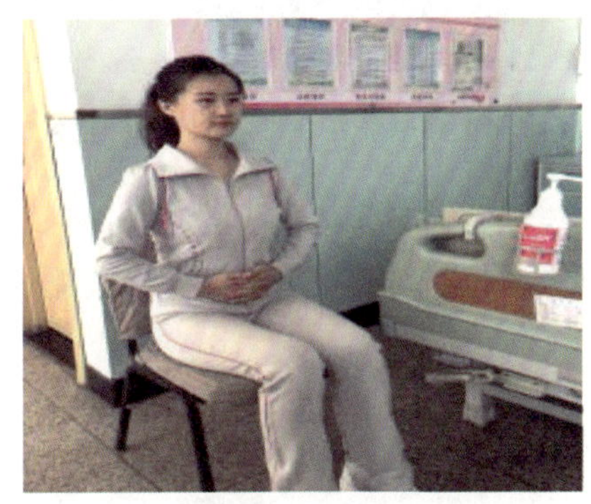

图 2-3-1-11　双手指交叉，手心贴于小腹部　图 2-3-1-12　双手翻掌同时双肘伸直与肩平

（2）伸屈锻炼：手握拳徐徐做肘关节的主动伸屈活动，或将患肢平放桌上肘后加垫，健手握持前臂，做被动伸屈活动。别人协助时，应因势利导，绝不可强行或粗暴行施（见图2-3-1-13、图2-3-1-14）。

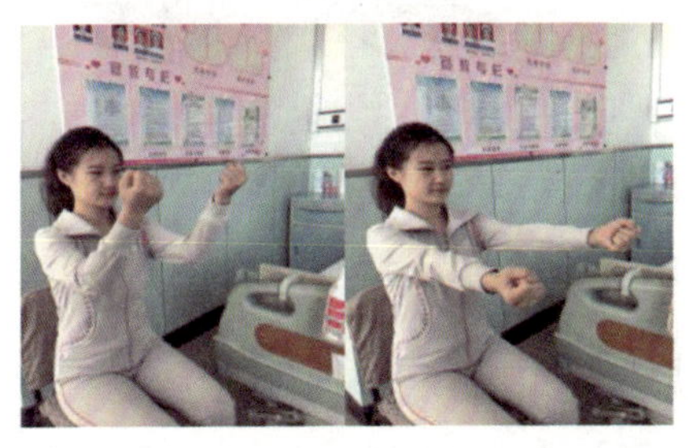

图 2-3-1-13 手握拳做肘关节的主动伸屈活动

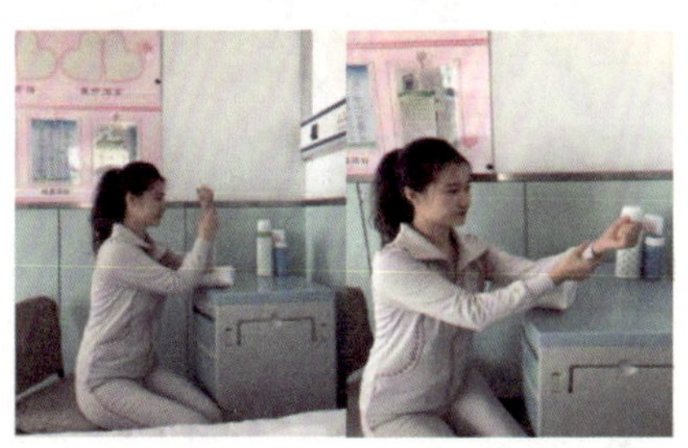

图 2-3-1-14 患肢平放桌上做被动伸屈活动

3. 肩、背部

肩关节受累或背僵痛，加强平肩扩胸运动、深呼吸运动，肩部功能多恢复良好。

（1）屈伸锻炼：取站立位或坐位，患肢下垂于体侧，逐渐向前上方抬举患肢，必要时可以健肢的手或他人协助进行，然后复原，再使患肢向后尽量后伸，或别人协助之（见图2-3-1-15、图2-3-1-16、图2-3-1-17）。

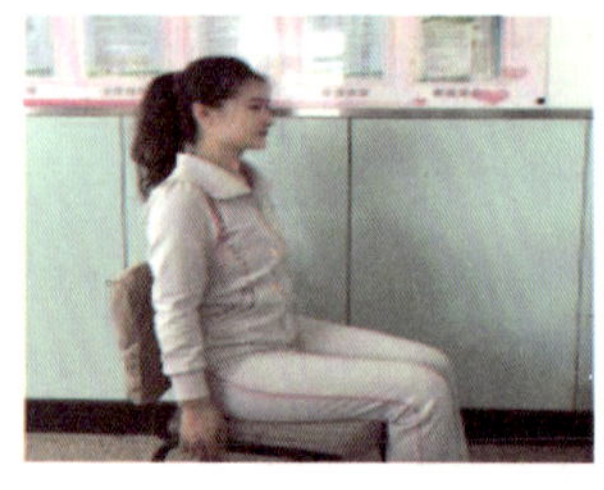
图2-3-1-15　患肢下垂体侧

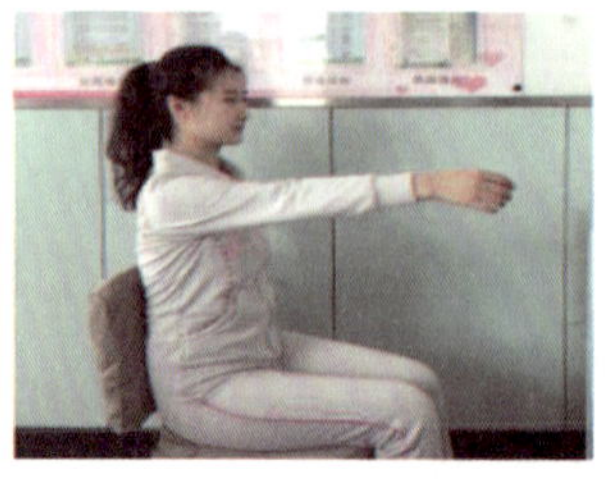
图2-3-1-16　向上抬举

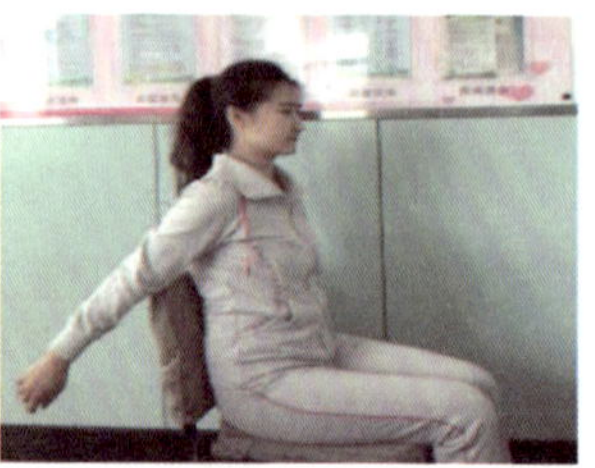
图2-3-1-17　患肢尽量后伸

（2）划圈锻炼：站立位身体前倾约30°～45°，患肢下垂做顺、逆时针方向划圈活动，活动范围应由小到大缓慢进行（见图2-3-1-18、图2-3-1-19）。

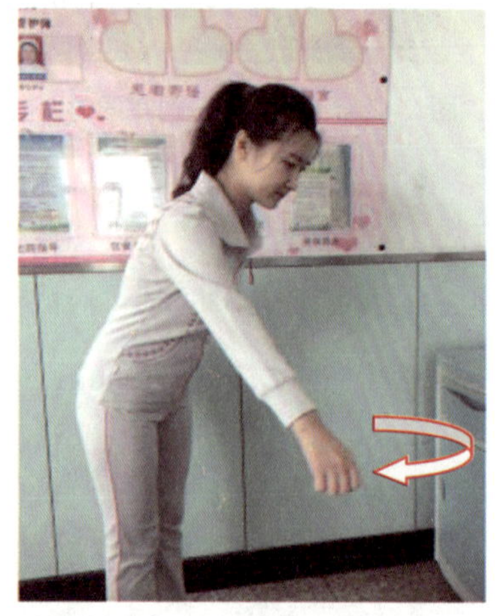
图2-3-1-18　患肢下垂顺时针划圈

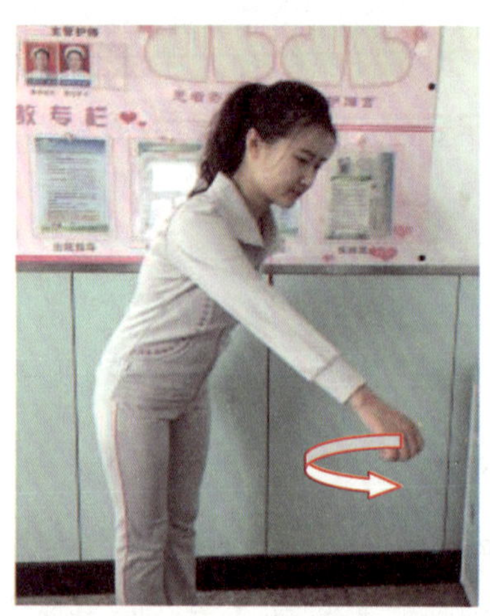
图2-3-1-19　患肢下垂逆时针划圈

（3）爬墙锻炼：患者面对墙站立，两足尖顶墙，患侧手掌平放在墙壁上，利用手指缓慢向上爬行，每日记录爬行高度（见图2-3-1-20、图2-3-1-21）。

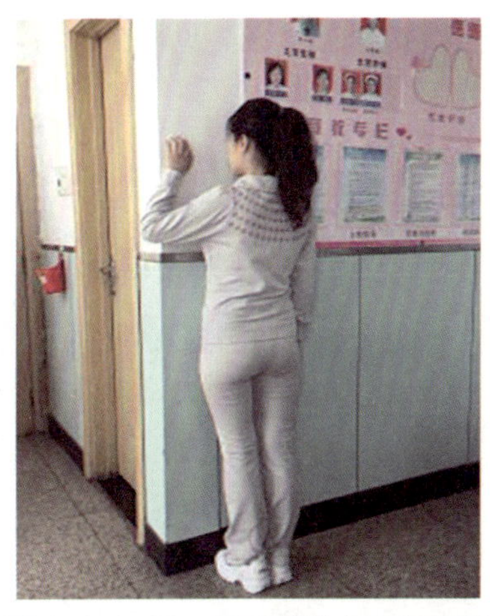

图 2-3-1-20　面对墙站立足尖顶墙

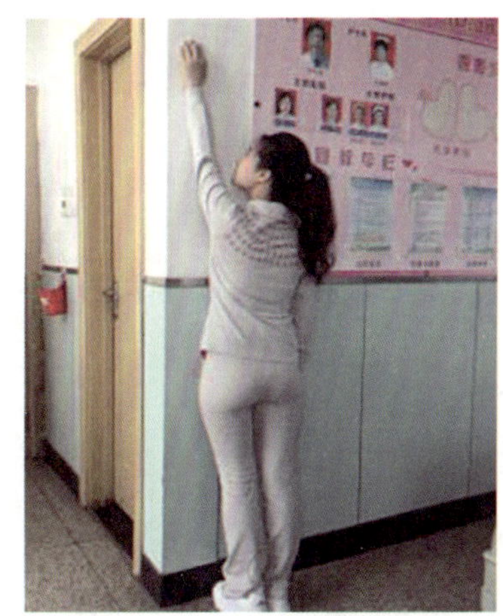

图 2-3-1-21　手掌平放于墙壁缓慢向上爬行

（4）收展锻炼：站立位患肢置于体前侧，左右方向来回摆动，其范围由小到大，缓慢进行（见图2-3-1-22、图2-3-1-23）。

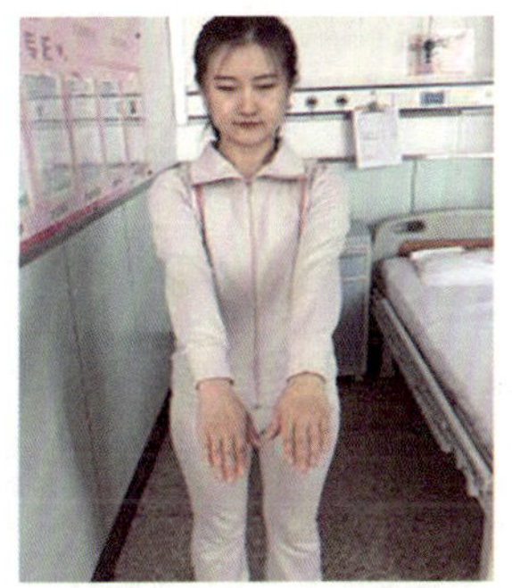

图 2-3-1-22　站立位患肢置于体前侧

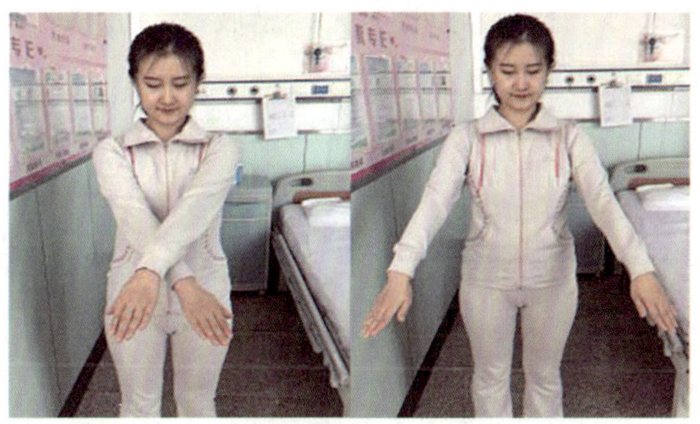

图 2-3-1-23　患肢左右方向来回摆动

4. 髋关节

（1）床上锻炼方法

1）屈伸锻炼：髋关节自主或被动的屈伸活动，活动度逐渐增加，每次活动次数也逐步增加（见图2-3-1-24）。

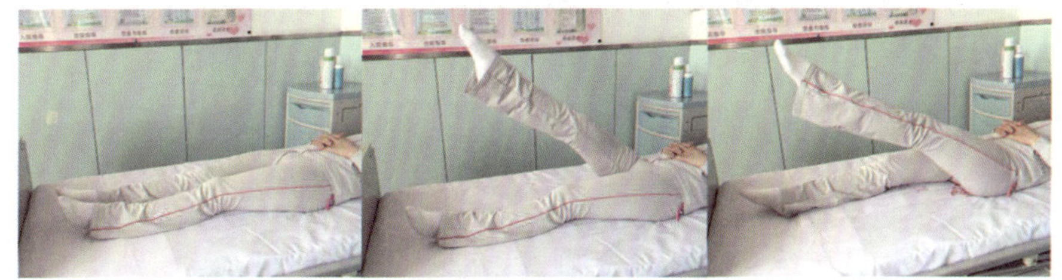

图 2-3-1-24　平卧于床，左右患肢做自主或被动抬举

2）收展锻炼：仰卧位，做患肢的分腿和收腿训练（见图2-3-1-25、图2-3-1-26）。

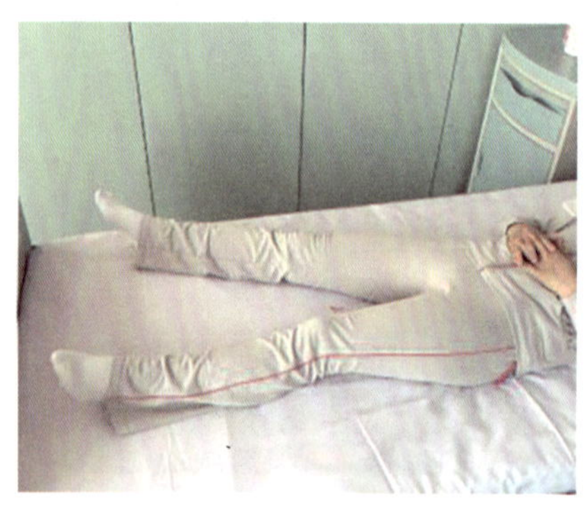

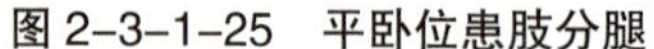

图 2-3-1-25　平卧位患肢分腿

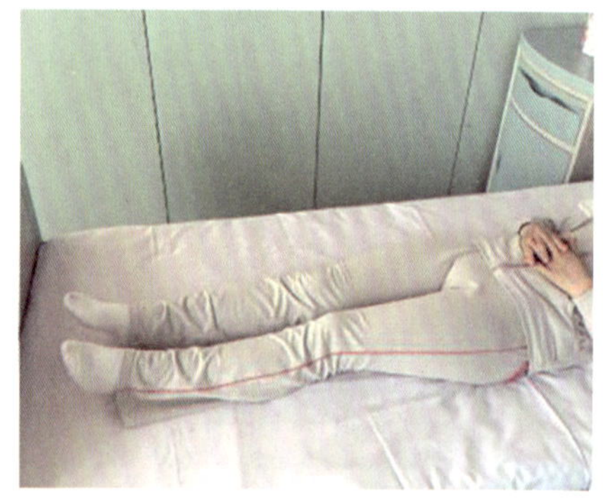

图 2-3-1-26　平卧位患肢收腿

3）外旋锻炼：健肢伸直，患肢半屈位置于健肢上，做患肢的外旋锻炼，随着外旋度的加大，患肢逐步上移，以增加其外旋度（见图2-3-1-27）。

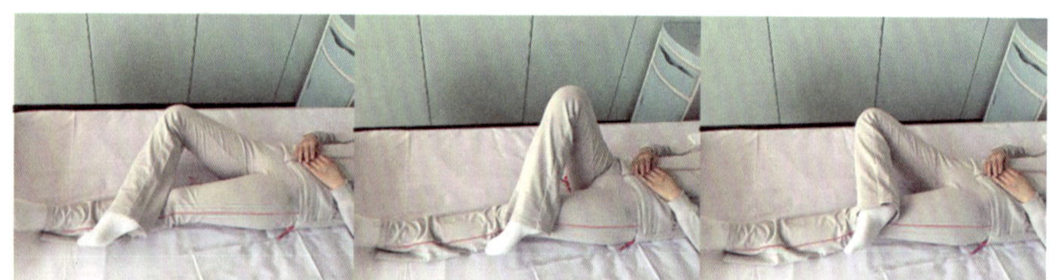

图 2-3-1-27　患肢半屈于健肢上，做患肢的外旋锻炼，逐步上移，增加其外旋度

4）交替抬下肢：俯卧位。两臂屈肘，两手相叠，垫于颌下。左腿伸直向上抬起，维持3~5 s，还原；右腿伸直向上抬起，维持3~5 s，还原。做该节动作时，脚面要绷直，腿抬起的角度及维持的时间要因人而异。可增加伸髋肌力，预防和减轻髋关节屈曲挛缩（见图2-3-1-28）。

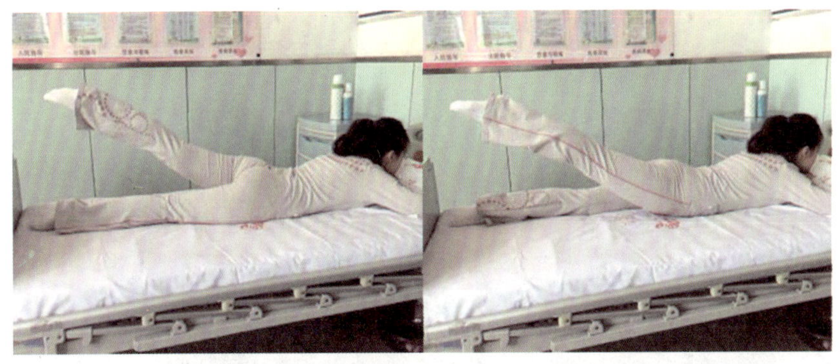

图 2-3-1-28　俯卧位左、右腿交替伸直向上抬起

（2）站立位锻炼法：若髋关节有一定的活动度，肌力在3级以上，可采用站立锻炼。

1）屈伸锻炼：自然站立，两上肢向前平伸，做髋关节的下蹲，起立活动，若两侧患病，如不能单独站立者，可一手扶持物体做上述活动（见图2-3-1-29、图2-3-1-30）。

2）收展锻炼：自然站立位，然后两腿作分开和并腿活动或手扶物体，做髋的收、展活动（见图2-3-1-31）。

3）自行车锻炼：骑低位自行车锻炼髋关节的屈伸活动。

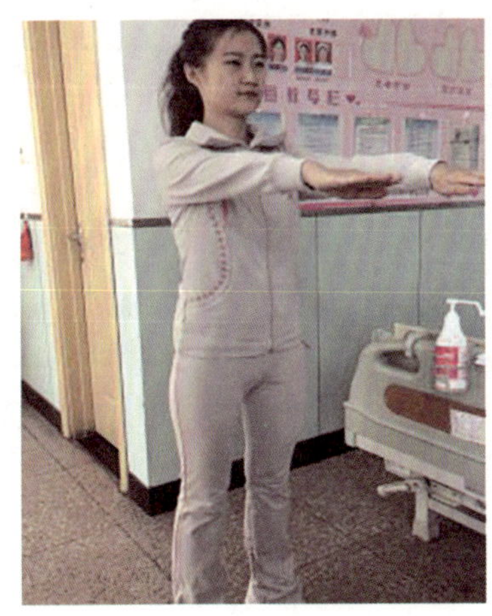

图 2-3-1-29　站立位双上肢向前平伸

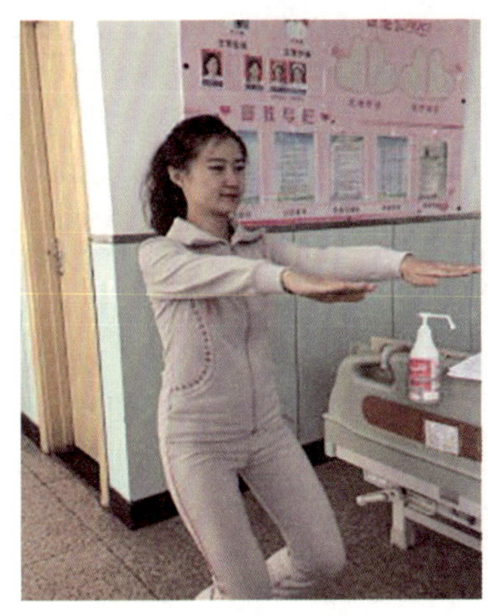

图 2-3-1-30　下蹲、起立

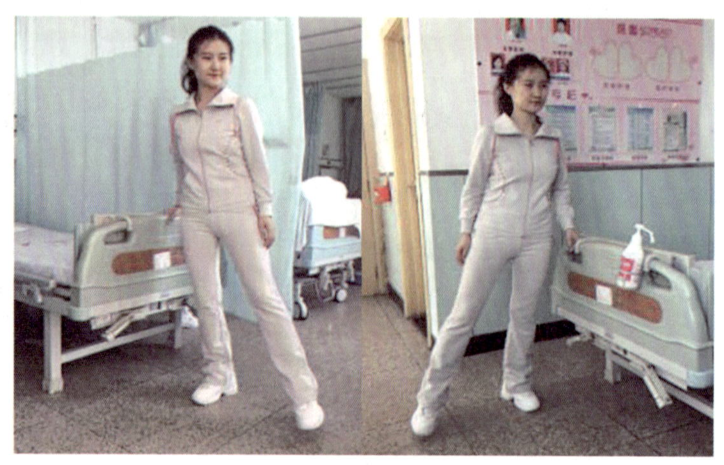

图 2-3-1-31　自然站立或手扶物体两腿做分开和并腿活动

5. 膝关节：加强“推髌骨”运动及床边抬小腿运动，恢复肌力，改善功能。

（1）床上锻炼法

1）取仰卧位，患肢做主、被动伸屈膝关节锻炼，伸屈度逐步增加，其频率不可过快，尤其肿痛较重时，更应减慢频率（见图2-3-1-32）。

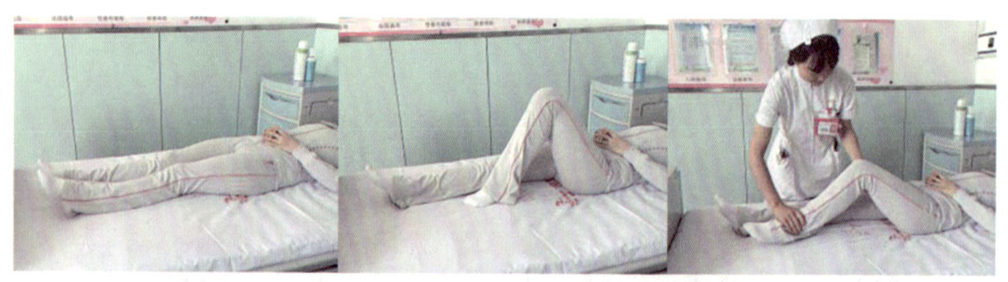

图 2-3-1-32　仰卧位患肢做主被动伸屈膝关节

2）取俯卧位，主被动屈曲膝关节，在本人能忍受的情况下，要缓慢进行，以免造成损伤（见图2-3-1-33）。

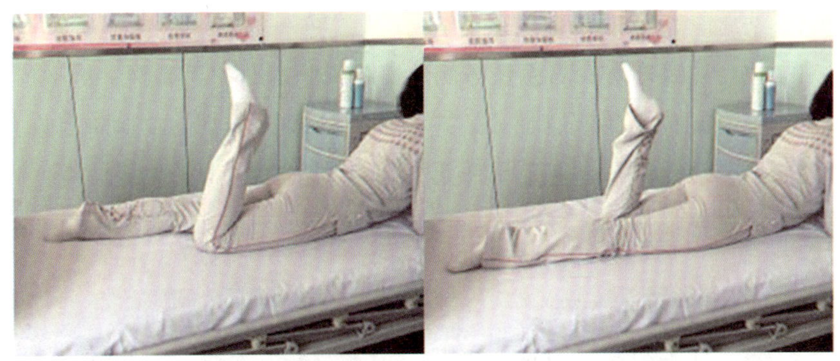

图 2-3-1-33　俯卧位患肢做主被动屈曲膝关节

（2）床边锻炼法

1）旋摩双膝：坐于床边或靠背椅上，双足落地稍分开，双手掌置于膝上，手心向下，一至八拍，双手掌由内向外旋摩双膝，一拍旋摩一遍，二至八拍，双手掌由外向内旋摩双膝。摩膝时要有节奏，有一定的力度，使双膝发热。可改善膝关节的血液循环（见图2-3-1-34）。

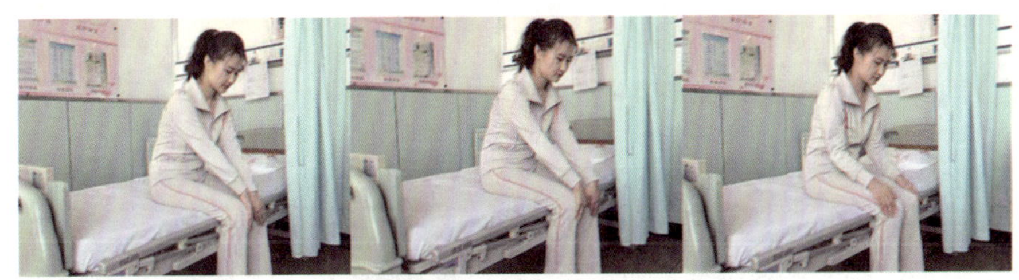

图 2-3-1-34　旋摩双膝

2）患者坐于床边，小腿下垂，主动做屈伸小腿锻炼，若有一定的肌力时可在小腿下部放置一沙袋进行锻炼（见图2-3-1-35）。

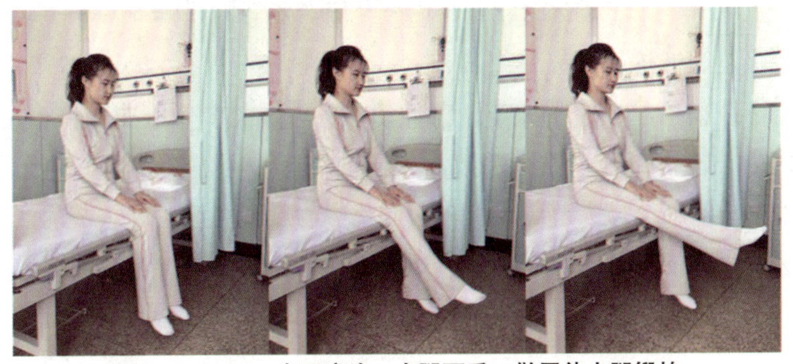

图 2-3-1-35　坐于床边，小腿下垂，做屈伸小腿锻炼

（3）站立锻炼法

站立位。右臂伸直，右手扶体侧的椅背或肋木，左手叉腰，挺胸抬头，两眼平视。左腿向上抬起，还原；左腿向后抬起，还原；左腿向内收，还原；左腿向外展，还原。换右侧下肢，动作同前。注意抬腿要伸直，脚面要绷展。可改善髋关节活动范围，纠正膝关节屈曲挛缩（见图2-3-1-36）。

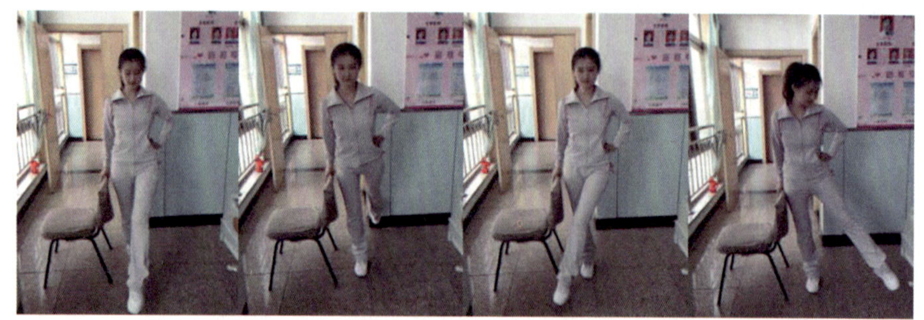

图 2-3-1-36　站立位，扶体侧椅背做下肢的前抬、后伸、内收、外展

6.踝关节

（1）背伸跖屈锻炼：卧位做主被动仰足和勾足活动，活动度应由小到大，同时要做足趾的伸屈活动（见图2-3-1-37）。

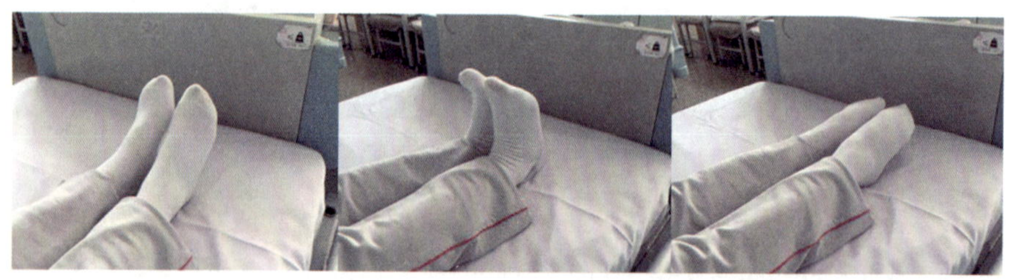

图 2-3-1-37　卧位，双足做主被动仰足、勾足

（2）足踝锻炼：坐于靠背椅上，双足落地稍分开，双手掌置于大腿上方。左下肢稍抬起，左踝关节做背伸动作；左踝关节做趾曲动作；左踝关节由内向外环绕一周；左踝关节由外向内绕环一周。换右侧，动作同前。要使踝关节活动至最大范围，但不引起疼痛为度。可改善踝关节的活动度，增加踝周及下肢肌力（见图2-3-1-38、图2-3-1-39、图2-3-1-40）。

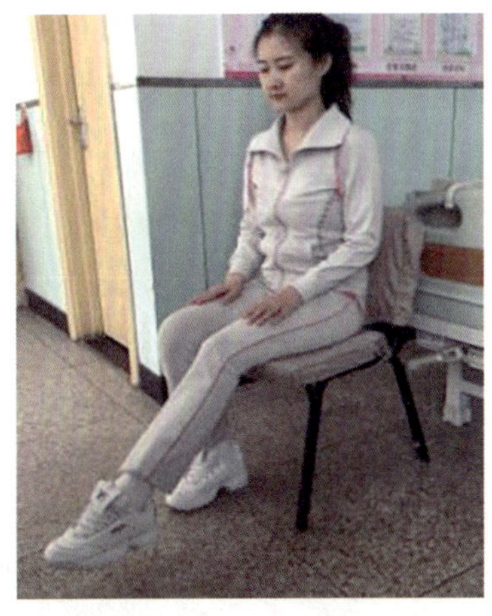

图 2-3-1-38 踝关节背伸

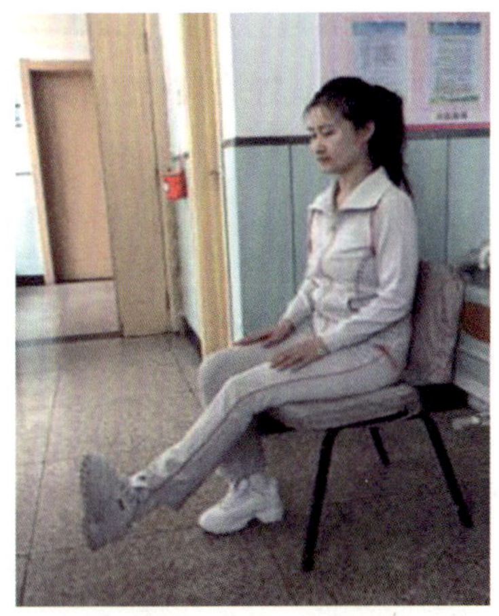

图 2-3-1-39 踝关节趾曲

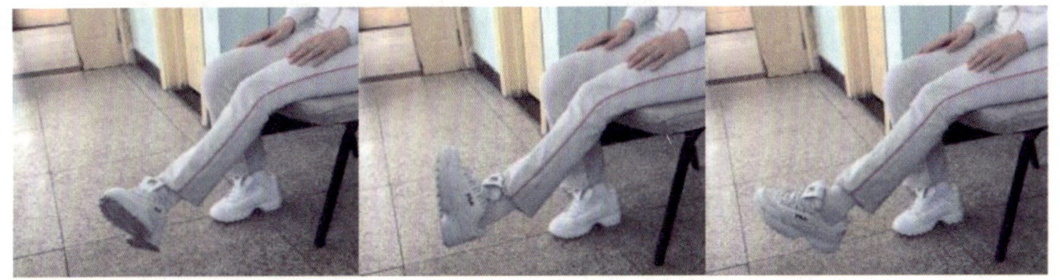

图 2-3-1-40 踝关节由内向外、由外向内环绕旋转

7. 颈椎

（1）前屈后伸：站立位，两腿与肩等宽，两手叉腰，做颈部的前屈与后伸活动，前屈尽量使下颌部接近胸部，后伸时尽量使头向后，缓慢施行（见图2-3-1-41）。

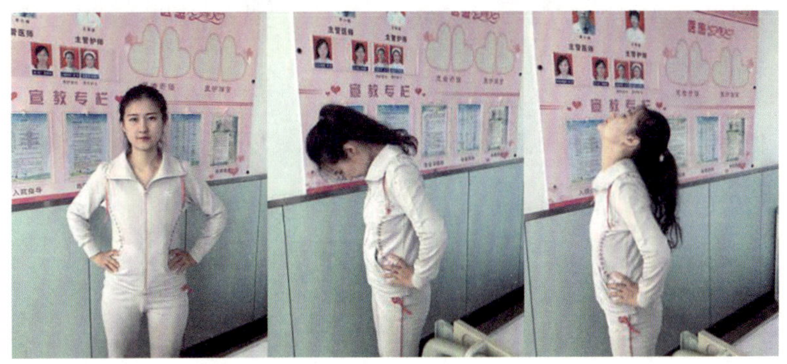

图 2-3-1-41 站立位颈部前屈、后伸

（2）左右侧屈：头向左侧屈，维持3~5 s，还原正中，头向右侧屈，维持3~s，还原正中，左右交替进行（见图2-3-1-42、2-3-1-43）。

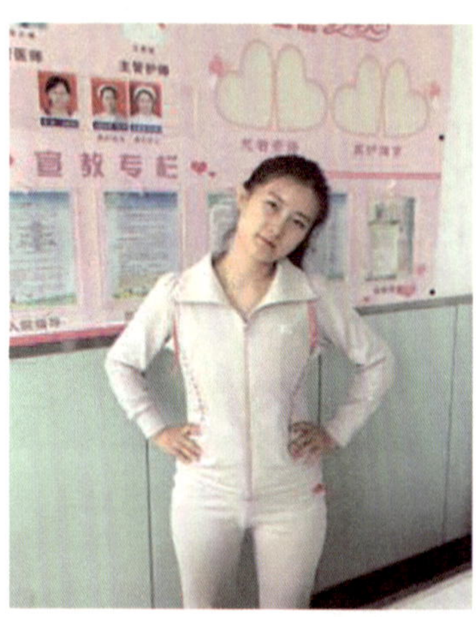

图 2-3-1-42　头向左侧屈

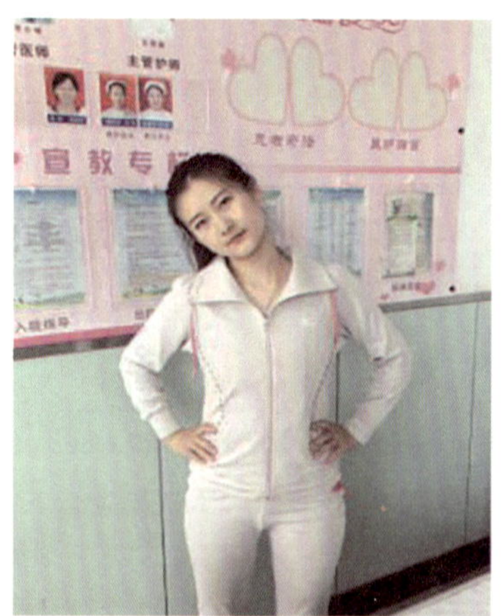

图 2-3-1-43　头向右侧屈

（3）左右旋转：头向左转，维持3~5 s，还原；头向右转，维持3~5 s，还原，左右交替进行（见图2-3-1-44、图2-3-1-45）。

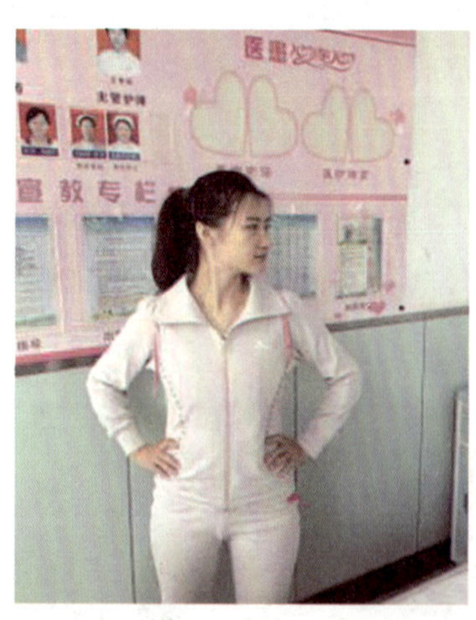

图 2-3-1-44　头向左转

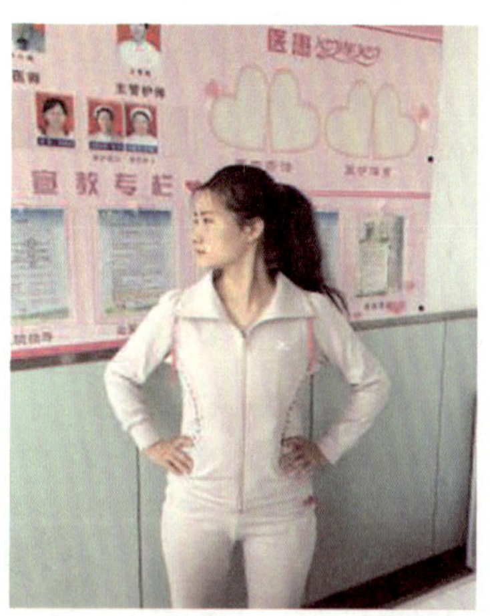

图 2-3-1-45　头向右转

（4）左右环转：头部做顺时针和逆时针方向环转活动，顺逆交替，切忌猛烈急速进行。

8.腰椎

（1）五点支撑法：取仰卧位，双肘、膝及髋关节屈曲，以头、双足、双肘为支撑点，慢慢将腰拱起（见图2-3-1-46）。

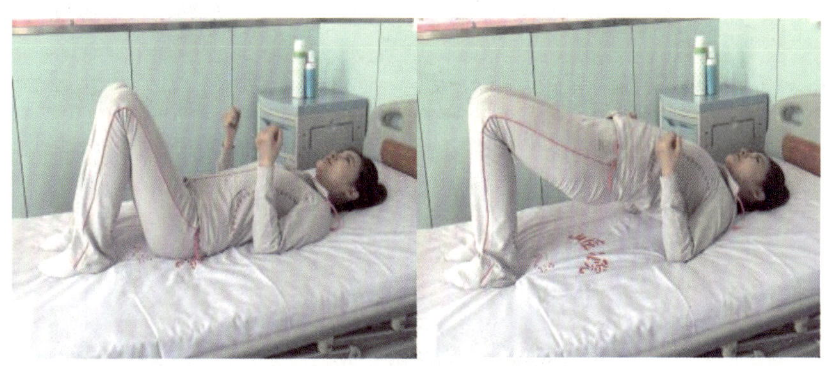

图 2-3-1-46　五点支撑法

（2）三点支撑法：在上法的基础上，如腰部肌力增强，可进一步锻炼腰肌，原位不动，将两上肢屈曲置于胸前，以头和双足为支撑点，慢慢使腰拱起（见图2-3-1-47）。

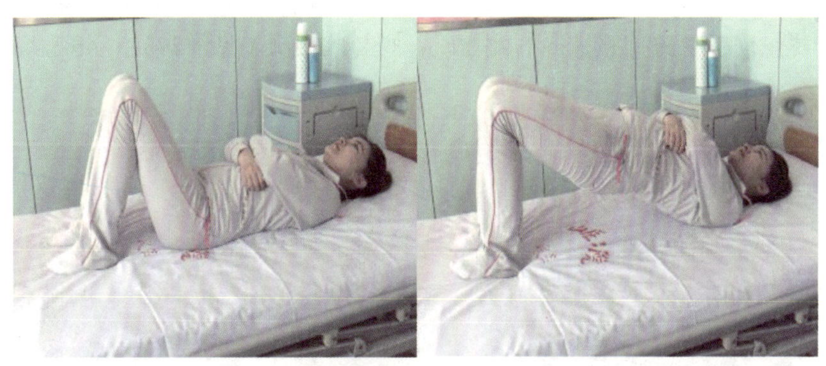

图 2-3-1-47　三点支撑法

（3）飞燕式锻炼法：取俯卧位，两上肢伸直，置于身旁，然后抬头挺胸，与此同时使两上肢向后直伸，两腿直伸向后抬起。初练时，上、下肢的动作也可分别进行（见图2-3-1-48）。

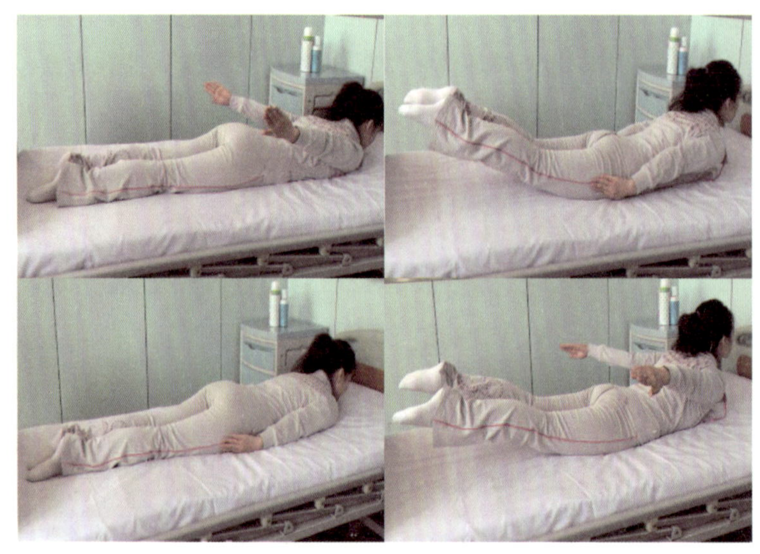

图 2-3-1-48　飞燕式锻炼法

（4）综合锻炼法：取站立位，两腿与肩同宽，两手叉腰，然后做腰椎前屈、后伸，左、右侧弯曲及顺、逆时针方向的回旋活动或者在做侧弯锻炼时，向左侧弯，左上肢下垂并尽量向下伸直，与此同时，右上肢随侧弯方向尽量向左上方伸直，向右侧弯时，则与此相反（见图2-3-1-49）。

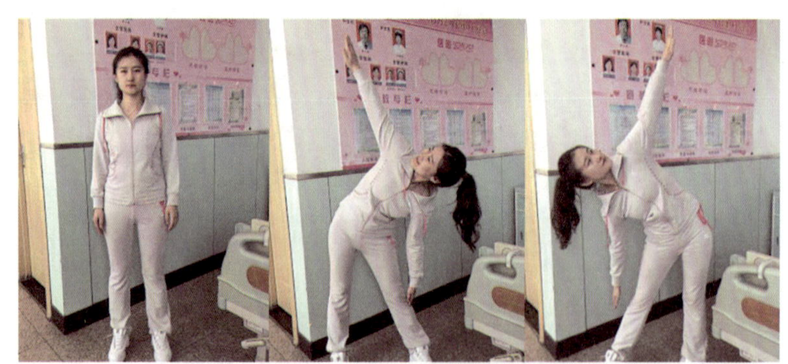

图 2-3-1-49　综合锻炼法

（5）托天按地法：取站立位，抬头挺胸，一上肢向上高举过头顶，腕背伸，掌心向上，如托天状，向上用力，与此同时，另一上肢呈下垂伸直位，腕背伸位，掌心向下，如按地状用力向下，双上肢如此交替进行。此法不但可矫治腰椎畸形，增强腰部肌力，而且对矫治颈椎畸形也十分有利

（见图2-3-1-50）。

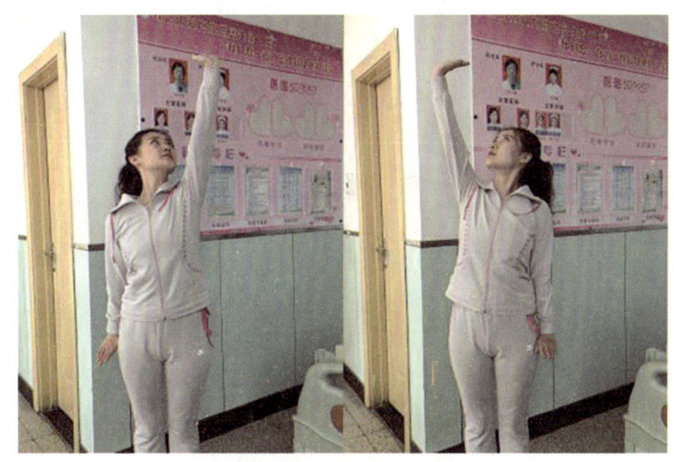

图 2-3-1-50　托天按地法

9.胸腹部

（1）呼吸扩胸法：取站立位或端坐位，双肘屈约100°，置于胸前与双肩相平，随吸气两上臂逐渐后伸，至最大限度时，再缓慢呼气，并随着呼气使双臂逐渐恢复原位（见图2-3-1-51）。

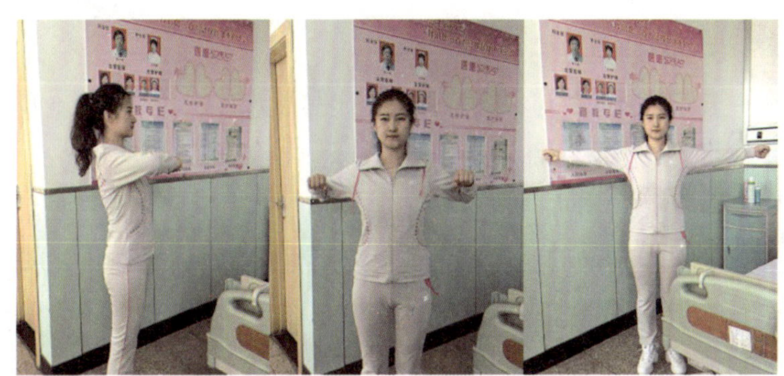

图 2-3-1-51　呼吸扩胸法

（2）左右回旋法：取坐位或立位，双肘屈同前，随深呼吸做胸部左右回旋活动，吸气时向左侧转动，呼气时回旋至中位，再吸气时向右侧转动，呼气时回旋至中位（见图2-3-1-52）。

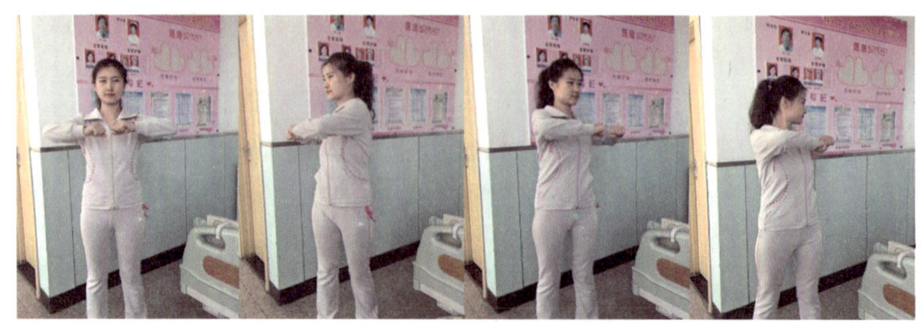

图 2-3-1-52　左右回旋法

（3）仰卧起坐法：取仰卧位，两下肢伸直，助手固定下肢，病人两上肢用力前伸并吸气，此时，缓缓使上身坐起，然后做深呼气再缓缓躺下（见图2-3-1-53）。

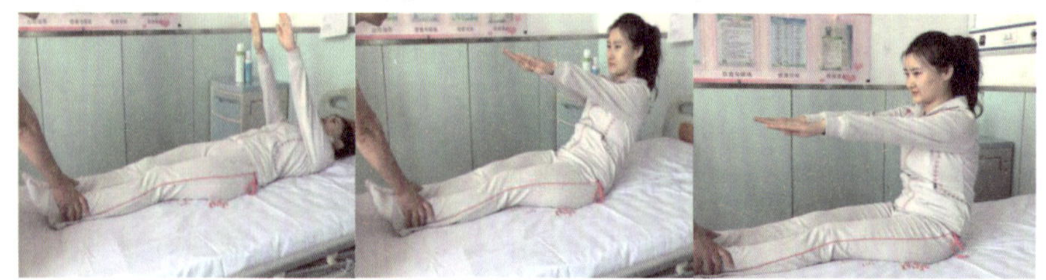

图 2-3-1-53　仰卧起坐法

【锻炼的注意事项】

1.在一天任何时间都可以锻炼，不一定是晨练，尤其是冬天。任何场合包括家中都可以成为锻炼的场所。

2.要根据病情的不同，处理好休息与运动之间的关系。急性期，以静为主、动为辅。关节活动的范围及运动量以不引起症状加重为度。要根据运动后的反应及时调整运动量，同时，要配合药物、理疗、按摩等措施，以尽快控制病情、减轻症状。

3.功能锻炼要循序渐进，持之以恒。每组动作3～4次/d，前期可二八拍，逐渐增至四八拍。每次做每个动作要注意有节奏，慢速，在关节活动的最大范围维持3～5 s，忌用暴力牵拉病变的关节。

4.注意正确的日常生活动作。卧位时，避免躯干屈曲，忌睡软床；坐位时，背部要有支撑，忌坐低矮、软质沙发。如下肢有症状，站立及步行时要使用双拐或助行器，以减少下肢关节的负重及变形。

第二节　股静脉置管维护

【概述】

股静脉置管是中心静脉导管经股静脉穿刺的置管，导管尖端位于下腔静脉膈肌位置。

【适应证】

1. 血液透析患者。
2. 血液滤过患者。
3. 血浆置换患者。

【禁忌证】

1. 穿刺区域有感染。
2. 腹内压增高（如腹水、腹部肿瘤等）。
3. 穿刺下肢畸形、骨折、有外伤史。
4. 下肢有血栓。
5. 凝血功能严重异常。

【操作流程】

表2-3-2-1　操作流程表

程序	步骤
仪表	仪表端庄、着装整洁、符合职业要求
核对	双人核对医嘱单、治疗单、维护记录单
	汇报维护记录单原始信息及前一次维护时间
评估	患者：病情、年龄、意识、生命体征、合作程度、酒精过敏史
	皮肤：查看导管出口处皮肤有无红肿、分泌物、压痛、渗出液等
	固定状况：查看缝合针的固定情况，有无牵拉、脱出现象
	导管外接头部分：有无破裂、打折，管腔通畅程度
操作前准备	用物准备：治疗车、手消毒液、黄色垃圾袋、黑色垃圾袋、锐器盒、棉签、70%酒精、碘伏、贴膜、20 mL注射器、1.25万U肝素一支、肝素帽两个、0.9%氯化钠注射液100 mL、胶布、换药包、清洁纱布、治疗单、笔
	环境：安静、整洁、光线充足，足够的无菌区域，屏风遮挡

（续表）

<table>
<tr><th>程序</th><th colspan="2">步骤</th></tr>
<tr><td rowspan="17">操作过程</td><td colspan="2">携用物至患者床旁，再次核对。请家属回避，协助患者平卧位，暴露局部皮肤。注意遮挡，再次评估穿刺点情况，手消毒</td></tr>
<tr><td colspan="2">徒手操作除去固定延长管的纱布，手消毒</td></tr>
<tr><td colspan="2">抽取冲管盐水及肝素盐水备用</td></tr>
<tr><td colspan="2">打开换药包，用包皮捏起第一双无菌手套放置在一旁备用，分别倾倒适量酒精及碘伏于无菌棉球上，用酒精浸湿一块小方纱，打入贴膜、肝素帽、棉签及棉块，戴手套。将第二双手套拿出放置于包皮上备用，并铺无菌布</td></tr>
<tr><td colspan="2">左手固定股静脉置管的延长管，右手取一块无菌方纱，卸除肝素帽。取酒精浸湿的方纱擦拭管腔横截面及螺旋口15 s，并消毒管腔下的皮肤，去除胶布印</td></tr>
<tr><td colspan="2">用空注射器抽2～3 mL回血观察有无血凝块，分别用20 mL0.9%氯化钠注射液冲洗双侧管腔，肝素盐水封管，连接肝素帽</td></tr>
<tr><td colspan="2">摘手套</td></tr>
<tr><td colspan="2">揭除固定胶带，一手固定穿刺点，另一手180° 牵拉贴膜，待四周贴膜完全掀开后，一手固定延长管，另一手中指按压穿刺点，拇指及食指自下而上揭除贴膜</td></tr>
<tr><td colspan="2">观察穿刺点有无出血及渗出物，手消毒，戴手套</td></tr>
<tr><td colspan="2">用碘伏棉签消毒缝针处及固定器下的皮肤</td></tr>
<tr><td colspan="2">一手持纱布固定延长管，另一手持镊子夹取酒精棉球，避开穿刺点1 cm并避开导管，按照顺时针、逆时针、顺时针的方法消毒皮肤，面积大于15 × 15 cm^2，充分待干</td></tr>
<tr><td colspan="2">用镊子夹取碘伏棉球，以穿刺点为中心，按照顺时针、逆时针、顺时针的方法消毒皮肤及导管，面积大于贴膜面积小于酒精消毒面积，充分待干</td></tr>
<tr><td colspan="2">以穿刺点为中心，无张力放置贴膜，从穿刺点开始自上而下塑形，再将整张贴膜按压紧密，不留空隙</td></tr>
<tr><td colspan="2">取清洁纱布固定延长管，并用胶布妥善固定于皮肤上</td></tr>
<tr><td colspan="2">摘手套，协助患者穿衣，舒适卧位，将呼叫器置于手边，再次核对</td></tr>
<tr><td colspan="2">告知患者注意事项，进行健康指导</td></tr>
<tr><td rowspan="5">操作后处理</td><td colspan="2">用物：根据《消毒技术规范》和《医疗废物管理条例》做相应处理</td></tr>
<tr><td colspan="2">护士：洗手</td></tr>
<tr><td rowspan="3">记录</td><td>在治疗单上打钩、记录时间、签全名</td></tr>
<tr><td>在维护记录单上按要求记录</td></tr>
<tr><td>如系危重患者，在危重护理记录单上按要求记录</td></tr>
</table>

【注意事项】

1. 严格无菌操作，预防穿刺部位感染。

2. 打开保护帽前，确保夹子处于关闭状态，避免发生空气栓塞。

3. 导管保护帽为专用的无菌螺帽，不能重复使用。

4. 导管螺口处有血渍，用酒精纱布清洁处理。

5. 置管后24 h需要更换敷料，透明敷料应至少每5～7天更换一次，无菌纱布敷料应至少每2天更换一次，若穿刺部位发生渗液、渗血时应及时更换，若敷料发生潮湿、卷边应随时更换。

6. 导管封管手法因无法实现脉冲式推注，需采用弹丸式推注方法，即快速一次性完成推注动作，同时关闭夹子，保持管腔内正压。

7. 股静脉置管要专管专用，避免经导管药物治疗及采血、输液。

第三节　英夫利昔单抗输注技术

【概述】

英夫利昔单抗是一种人/鼠嵌合型单克隆抗体。它可以结合肿瘤坏死因子-α，通过激活补体和抗体依赖的细胞毒性（ADCC）作用，特异性溶解产生的活性细胞，减轻关节炎症、减缓关节结构的破坏。英夫利昔单抗在输注各环节有严格的要求，要求护理人员掌握更为精准的关键点，避免不良反应的发生。

【适应证】

1. 类风湿关节炎。

2. 强直性脊柱炎。

3. 银屑病关节炎。

【禁忌证】

1. 已知对鼠源蛋白或英夫利昔单抗其他成分过敏者。

2. 患有中重度心力衰竭（纽约心脏学会Ⅲ/Ⅳ级）的患者，给予英夫利昔单抗10 mg/mL可能增加因心力衰竭加重引起的住院率和死亡率。因此，剂量高于5 mg/mL时禁用于中重度心力衰竭患者。

3. 手术前及手术后的4周内不建议使用。

4. 禁用于血糖控制不稳的糖尿病患者。

5. 淋巴瘤不建议使用。

6. 有活动性感染或过去6个月内有严重感染病史的患者。

【操作流程】

表2-3-3-1　操作流程表

程序	步骤
仪表	仪表端庄、着装整洁、符合职业要求
核对	双人核对医嘱单与治疗单
评估	患者：病情、年龄、意识、生命体征、心肺肝肾功能、用药史、过敏史、用药效果等
	操作部位：皮肤的完整性、所选静脉的走行、弹性、充盈度（首选前臂、手背静脉）、肢体活动度
	心理状态：患者的情绪反应、心理需求
	合作程度：患者和（或）家属对此项操作的认识及配合程度
	环境：安静、整洁、光线充足
操作前准备	护士：洗手、戴口罩
	用物：病人信息登记本/药物使用登记表、注射器（针头21号或更小）、输液器（恒速器）（图2-3-3-1）、过滤器（孔径≤1.2μm）、注射用水、0.9%氯化钠注射液、英夫利昔单抗（图2-3-3-2）、医用酒精棉片、抢救药物、抢救设备
	患者：根据病情取合适体位
	双人核对治疗单与药物
操作过程	药物配置
	检查药物和溶液，疑有污染即不得使用
	除去药瓶的翻盖（图2-3-3-3），用医用消毒棉片擦拭药瓶顶部（图2-3-3-4）
	选21号或更小针头的注射器，抽动活塞（图2-3-3-5）
	将针头插入灭菌用水瓶胶盖，抽吸灭菌注射用水（图2-3-3-6）
	沿药瓶壁缓慢注入灭菌注射用水（图2-3-3-7），每瓶药品用10 mL灭菌注射用水溶解
	轻轻旋转药瓶，使药粉溶解（图2-3-3-8）
	溶药过程中可能出现泡沫，放置5 min（图2-3-3-9），使泡沫消失
	从250 mL0.9%氯化钠注射液瓶或袋中抽出与灭菌注射用水溶液相同的液体量丢弃

（续表）

程序	步骤
操作过程	将灭菌注射用水稀释溶液全部注入该输液瓶或袋中（图2-3-3-10），轻轻混合
	输注流程
	核对药物和患者
	协助患者取舒适体位
	暴露穿刺部位，选择合适静脉
	连接专用输液器
	连接过滤器
	关紧调节器
	排气
	消毒皮肤，按无菌原则进行穿刺，妥善固定
	遵医嘱使用抗过敏药物：地塞米松5 mg静脉推注，苯海拉明20 mg肌肉注射
	输注过程中注意控制滴速，先慢后快，具体参见《类克输注速度调节表》（表2-3-3-2）
	监测患者的生命体征和急性输液反应，1次/30 min
	输注结束用100 mL0.9%氯化钠注射液冲管
	核对，进行健康指导
操作后处理	用物：根据《消毒技术规范》和《医疗废物管理条例》做相应处理
	护士：洗手
	记录：输注时间、观察用药反应、患者有无不适、签全名

表2-3-3-2　类克输注速度调节表

时间（min）	输注速度
0~15	10 mL/h × 15 min
15~30	20 mL/h × 15 min
30~45	40 mL/h × 15 min
45~60	80 mL/h × 15 min
60~90	150 mL/h × 30 min
90~120	250 mL/h至结束

【注意事项】

1. 该药品不能与其他药物同时输注，防止发生化学反应。

2. 未使用的药物放置在2~8℃的冰箱储藏。药品开封后应立即使用，不得继续储藏后使用，应在配制后2 h内开始输液。

3. 避免用力摇晃，严禁振荡。溶药过程中可能出现泡沫，放置5 min后，溶液应为无色或淡黄色，泛乳白色光（由于英夫利西单抗是一种蛋白质，溶液中可能会有一些半透明微粒。如果溶液中出现不透明颗粒、变色或其他物质，则不能继续使用）。

4. 使用专用输液器，输液装置上应配有一个内置的、无菌、无热源、低蛋白结合率的滤膜（孔径≤1.2 μm）。

5. 药物输注时间不得少于2 h。输注过程中应当严密监测患者的生命体征，观察有无发热或寒战、胸痛、低血压、高血压、呼吸困难、荨麻疹和药物过敏等急性输液反应，应急处理措施如下：

（1）轻度反应应急处理：减慢输液速度至10 mL/h，遵医嘱给药（对乙酰氨基酚、苯海拉明、地塞米松），每隔10 min监测一次生命体征，直到其回到正常的范围；在等候20 min后，根据耐受程度，输液速率随后以每隔15 min改变一次的方式分别逐步增加为20 mL/h、40 mL/h、80 mL/h直至输完。

（2）中度反应应急处理：停止或减慢输注速度至10 mL/h，遵医嘱给药（对乙酰氨基酚、苯海拉明、地塞米松），每隔5 min监测一次生命体征，直到其回到正常的范围；在等候20 min后，以一个较低的速率（10 mL/h）重新开始输液，根据耐受程度，输液速率随后以每隔15 min改变一次的方式分别逐步增加为20 mL/h、40 mL/h、80 mL/h直至输完。

（3）重度反应应急处理：立即停止输注，连接0.9%氯化钠注射液。开放大静脉，保持呼吸道通畅，吸氧，遵医嘱给药（对乙酰氨基酚、苯海拉明、肾上腺素、可的松、地塞米松），每隔2 min监测一次生命体征，直到其回到正常的范围之内，根据医嘱决定是否重新输注。

6. 输注过程中告知患者不得随意调节输液速度，如出现皮疹、恶心、头晕、胸闷、心慌和呼吸困难等不适，应及时通知医护人员。

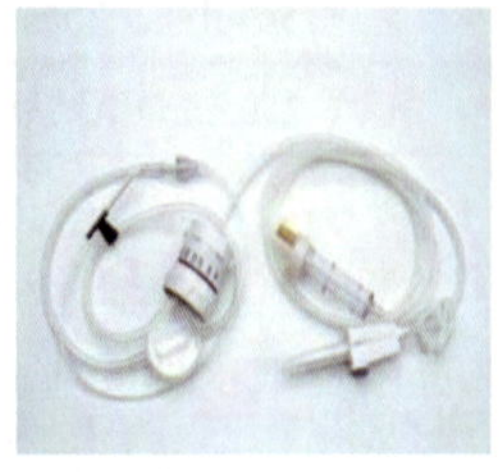

图 2-3-3-1

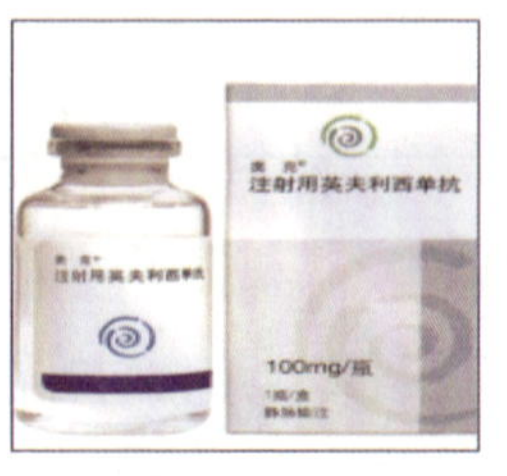

图 2-3-3-2

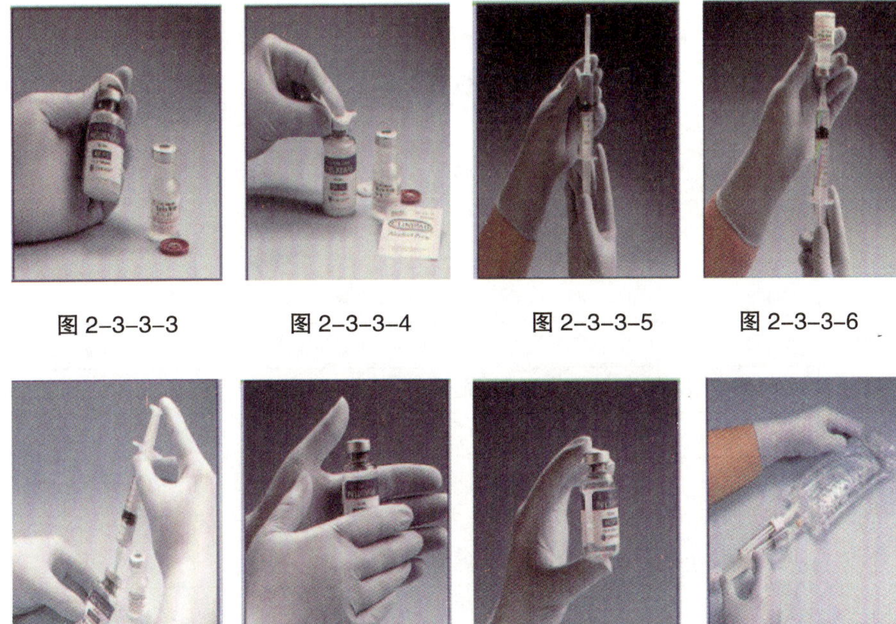

图 2-3-3-3　图 2-3-3-4　图 2-3-3-5　图 2-3-3-6

图 2-3-3-7　图 2-3-3-8　图 2-3-3-9　图 2-3-3-10

第四节　氧泵雾化吸入技术

【概述】

氧泵雾化吸入技术（oxygen bunelization）是借助氧气高速气流，破坏药液表面张力，使药液形成雾状，再随吸气进入呼吸道，达到治疗目的的护理操作技术（图2-3-4-1）。

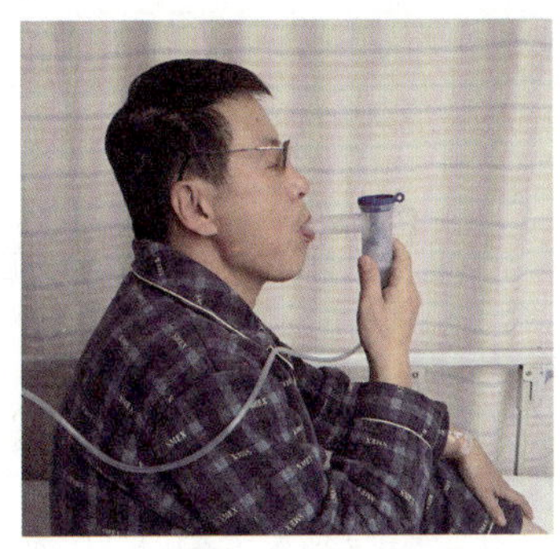

图 2-3-4-1

【适应证】

1. 痰液黏稠，不易咳出。

2. 呼吸道疾病，例如，支气管炎、哮喘、喉炎等。

3. 用药量少，可以通过肺组织吸收达到治疗效果的药物。

【操作流程】

表2–3–4–1　操作流程表

程序	步骤
仪表	仪表端庄、着装整洁、符合职业要求
核对	双人核对医嘱单与治疗单
评估	患者：病情、年龄、意识、生命体征、血氧饱和度、呼吸道状况（有无呼吸困难、咳嗽、咳痰等情况）、过敏史、用药史
	心理状态：患者的情绪反应、心理需求
	合作程度：患者和（或）家属对此项操作的认识及配合程度
	环境：安静、整洁、光线充足
操作前准备	护士：洗手、戴口罩
	用物： 治疗车上层：治疗单、基础治疗盘（内有复合碘消毒液、棉签）、一次性雾化吸入器、氧流量表、一次性10 mL注射器1支、弯盘、砂轮、根据医嘱备药、治疗巾（或毛巾）、漱口水、快速手消毒剂 治疗车下层：医用废物收集袋、生活废物收集袋、利器盒
	患者：根据病情取合适体位
	双人核对治疗单与药物
操作过程	在治疗室遵医嘱正确配置所需药液，放无菌治疗盘中备用
	携用物至床旁，查对患者及腕带信息（2个以上查对点），告知患者，取得配合
	根据病情，协助患者取合适体位，将治疗巾或毛巾围于下颌
	安装氧流量表，并检查其功能是否正常
	连接氧泵雾化器各配件
	将配好的药液注入氧泵雾化器的储药槽内，检查有无漏水
	将雾化器与氧流量表连接到一起
	根据患者病情及耐受程度，将氧流量调节至3~4 L/min
	将口含嘴放入患者口中或将面罩置于口、鼻部妥善固定 【注】使用口含嘴式雾化器的患者需要用嘴包住口含嘴，紧闭口唇

（续表）

<table>
<tr><th>程序</th><th colspan="2">步骤</th></tr>
<tr><td rowspan="11">操作过程</td><td colspan="2">指导患者用嘴吸气，用鼻呼气</td></tr>
<tr><td colspan="2">看表计时，时间15~20 min</td></tr>
<tr><td colspan="2">再次核对治疗单、患者及腕带信息（2个以上查对点）</td></tr>
<tr><td colspan="2">治疗期间观察患者反应</td></tr>
<tr><td colspan="2">告知注意事项、进行健康指导</td></tr>
<tr><td colspan="2">治疗结束取下雾化器</td></tr>
<tr><td colspan="2">关闭氧流量表</td></tr>
<tr><td colspan="2">协助患者拍背咳痰</td></tr>
<tr><td colspan="2">协助患者漱口，洗脸
行动方便的患者可自行使用清水洗脸，如有不便，由护士或家属帮助清水擦脸</td></tr>
<tr><td colspan="2">整理床单位，根据患者病情，协助患者取合适体位</td></tr>
<tr><td colspan="2">用清水洗净氧泵雾化器面罩或口含嘴，干燥保存</td></tr>
<tr><td rowspan="4">操作后处理</td><td colspan="2">用物：根据《消毒技术规范》和《医疗废物管理条例》做相应处理</td></tr>
<tr><td colspan="2">护士：洗手</td></tr>
<tr><td rowspan="2">记录</td><td>在治疗单上打钩、记录时间、签全名</td></tr>
<tr><td>如系危重患者，在危重护理记录单上按要求记录</td></tr>
</table>

【注意事项】

1. 检查雾化器有效期及包装是否完好，各装置连接是否完好，有无漏气。

2. 检查药液有效期及有无浑浊、变质，瓶身是否完好无裂缝。

3. 雾化器要保持与地面垂直，防止漏液。

4. 雾化器药杯内的药量不超过规定刻度。

5. 雾化器直接连接氧流量表，不可连接有水的湿化瓶，以防液体进入雾化器药杯中稀释药液。

6. 操作中禁止接触烟火和易燃物。

7. 一次性雾化吸入器为专人专用，用完应清洗晾干备用。

8. 使用过的一次性雾化吸入器属于医疗废物，应放入医疗废物收集袋内。

第五节　漱口法

【概述】

漱口法是利用液体含漱进行口腔清洁的一种方法。通过漱口可以清除食物残渣、部分松动的软垢以及口腔内的污物和异味。大多数风湿病患者存在免疫功能异常，在活动期常需给予大剂量糖皮质激素和（或）免疫抑制剂治疗，药物在抑制炎症反应的同时，降低了宿主的免疫功能，口腔自洁作用也相应减弱，导致口腔内微生物大量繁殖，细菌数量明显增加，容易导致口腔感染，严重者还可导致肺部感染。临床上常采用药物漱口液进行漱口，能有效减少患者口腔内致病微生物或抑制细菌的繁殖生长。风湿免疫科常用的漱口溶液有自行配置的制霉菌素和庆大霉素漱口液、益口含漱液、康复新液等。

【适应证】

1. 口腔真菌感染。
2. 口腔溃疡。
3. 口腔霉菌感染。
4. 唇腺活检术后黏膜修复。

【操作流程】

表2-3-5-1　操作流程表

程序	步骤
仪表	仪表端庄、着装整洁、符合职业要求
核对	双人核对医嘱单与治疗单
评估	患者：病情、年龄、意识、生命体征、口唇有皲裂及张口程度、口腔内有无义齿、伤口、异味、炎症、溃疡及出血等
	心理状态：患者的情绪反应、心理需求
	合作程度：患者和（或）家属对此项操作的认识及配合程度
	环境：安静、整洁、光线充足

（续表）

<table>
<tr><th>程序</th><th colspan="2">步骤</th></tr>
<tr><td rowspan="4">操作前准备</td><td colspan="2">护士准备：洗手、戴口罩</td></tr>
<tr><td colspan="2">用物
治疗车上层：治疗单、漱口液、漱口杯、治疗巾、纸巾、手电筒、快速手消毒剂
治疗车下层：医用废物收集袋、生活废物收集袋、利器盒、痰盂</td></tr>
<tr><td colspan="2">患者：根据病情取合适体位</td></tr>
<tr><td colspan="2">双人核对治疗单与漱口液</td></tr>
<tr><td rowspan="9">操作过程</td><td colspan="2">携用物至床旁，查对患者及腕带信息（2个以上查对点），告知患者，取得合作</td></tr>
<tr><td colspan="2">协助患者取坐位或半坐卧位，铺治疗巾于患者颌下。如有活动的义齿应取下，先用清水漱口2次</td></tr>
<tr><td colspan="2">用手电筒检查患者口腔黏膜有无异常情况，如有异常分泌物可用咽拭子采集分泌物标本送检，必要时也可留取痰标本送检</td></tr>
<tr><td colspan="2">根据治疗单选择正确的漱口液，检查漱口液的开瓶时间或配制时间，充分摇匀，打开瓶盖冲洗瓶口，再将漱口液倒入漱口杯中约10～15 mL，让患者将漱口液自行或护士协助含入口中</td></tr>
<tr><td colspan="2">充分鼓动两腮，使漱口液在口中流动、冲击、震荡，同时用舌在齿、颊、腭各面像牙刷样搅动，抬高舌尖并使头稍后仰，使漱口液在咽部停留20～30 s后吐入痰盂内，含漱时间为3～5 min</td></tr>
<tr><td colspan="2">再次用手电筒检查患者口腔黏膜，询问患者有无咽痛、牙龈肿痛等口腔不适症状</td></tr>
<tr><td colspan="2">用纸巾擦净嘴角，根据患者的病情取舒适的体位，整理床单位</td></tr>
<tr><td colspan="2">再次核对治疗单、患者及腕带信息</td></tr>
<tr><td colspan="2">告知患者注意事项，进行健康指导</td></tr>
<tr><td rowspan="4">操作后处理</td><td colspan="2">用物：依据《消毒技术规范》和《医疗废物管理条例》做相应处理</td></tr>
<tr><td colspan="2">护士：洗手</td></tr>
<tr><td rowspan="2">记录</td><td>在治疗单上打钩、记录时间、签全名</td></tr>
<tr><td>如系危重患者，在危重护理记录单上做相应记录</td></tr>
</table>

【注意事项】

1. 配置庆大霉素和制霉菌素漱口液应当遵循现配现用原则，康复新液、益口漱口液开瓶后使用有效期为一周。

2. 每日漱口分5个时间段进行，即晨起刷牙后、三餐后、睡前刷牙后。每次含漱不少于3 min，含漱后30 min内暂禁饮食。

3. 漱口不便的患者，护士应协助其做好口腔护理。

4. 口腔溃疡疼痛严重者可选用含有利多卡因的复方漱口液进行漱口，减轻患者的疼痛。

5. 密切观察生命体征，记录患者的体温变化，及时处理感染症状。

第六节　轮椅转运法

【概述】

轮椅是康复的重要工具，不仅是肢体伤残和行动不便人士的代步工具，更重要的是使他们借助于轮椅进行身体锻炼和参与社会活动。

【适应证】

意识清醒伴有下肢活动功能受限及步行功能减退或丧失者。

【操作流程】

表2-3-6-1　操作流程表

程序	步骤
仪表	仪表端庄、着装整洁、符合职业要求
核对	双人核对医嘱单和检查单
评估	患者：病情、年龄、意识、生命体征、体重、管路、自理能力
	心理状态：情绪反应、心理需求
	合作程度：患者和（或）家属对此项操作的认识及配合程度
	轮椅性能良好
	环境：路程、路况、室内外温差
操作前准备	用物准备：轮椅（图2–3–6–1）、毛毯及软枕（酌情准备）、快速手消毒剂
	患者：根据病情穿好衣裤
	护士：洗手、酌情戴口罩
操作过程	**一、由病床转移至轮椅**
	携用物至床旁，查对患者及腕带信息（2个以上查对点），向患者及家属做解释，嘱患者及时反映自己的感觉和不适
	将轮椅面向床头，椅背与床尾平齐或与床头呈45° 角
	拉起驻立刹车，固定车轮，翻起脚踏板
	协助患者坐起，穿好衣裤
	嘱患者以手掌撑于床面，双足垂于床缘，协助穿鞋

（续表）

程序	步骤
操作过程	嘱患者双手置于护士肩部，护士双手扶住患者腰部，协助下床
	协助患者转身，嘱患者用手扶住轮椅扶手，坐于轮椅中
	放平脚踏板让患者双脚置于其上，两手臂放于扶手上
	松开驻立刹车，即可推行
	二、行驶
	上斜坡：护士站在轮椅后方，将轮椅直接向上推
	下斜坡：调转轮椅方向，轮椅倒行下坡，控制速度，同时注意观察背后情况
	上台阶：要将轮椅正对台阶，踩下后倾杆，轮椅后倾、前推
	下台阶：让轮椅背向台阶，护士先下台阶，向后拉轮椅至大轮靠近台阶边缘，使大轮缓慢沿台阶下，再抬起前小轮向后拉轮椅，等轮椅完全离开台阶后缓慢放平轮椅
	进电梯：先踩下后倾杆翘起前轮，确保前轮跨过间隙后再将前轮放下，然后推动轮椅进电梯，拉起驻立刹车，固定车轮
	出电梯：松开刹车，倒行出电梯，同时注意观察背后情况
	三、由轮椅转移至病床
	推轮椅到床旁面向床头，椅背与床尾平齐或与床头成45°角
	拉起驻立刹车，固定车轮，翻起脚踏板
	嘱患者双手置于护士肩部，护士双手扶住患者腰部，协助站起
	协助患者转身，坐于床边
	脱去外衣及鞋，扶患者躺于床上
	根据病情协助患者取舒适体位
	再次核对检查单、患者及腕带信息（2个以上查对点）
	询问患者有无不适，进行健康指导
	轮椅放回原处
操作后处理	用物：根据《消毒技术规范》和《医疗废物管理条例》做相应处理
	护士：洗手
	记录：转运及返回时间、转运过程中患者有无不适及处理措施、签全名

【注意事项】

1. 转运前检查轮椅性能良好，确保前轮、后轮、驻立刹车等各部位的螺丝及后轮辐条连接牢固及车胎充气正常。

2. 改变体位时注意避免体位性低血压。

3. 上下轮椅必须拉起驻立刹车及翻起脚踏板。

4. 下坡时应减速倒行，严禁使用驻立刹车，以免翻车带来人身伤害；上坡时使患者头、背部后倾，并嘱患者抓紧扶手，以免发生意外。必要时为患者配用保护带固定患者。

5. 根据室外温度适当地增加衣服，备毛毯，以免患者着凉。

6. 预防压疮：对外出乘坐轮椅时间较长的患者，应每隔30 min进行臀部减压一次，即用双手支撑轮椅的扶手，使臀部悬空并保持15 s左右。同时要注意所有骨突部位的压力。

7. 转运过程中随时观察患者的病情变化，生命体征不平稳者禁止转运。

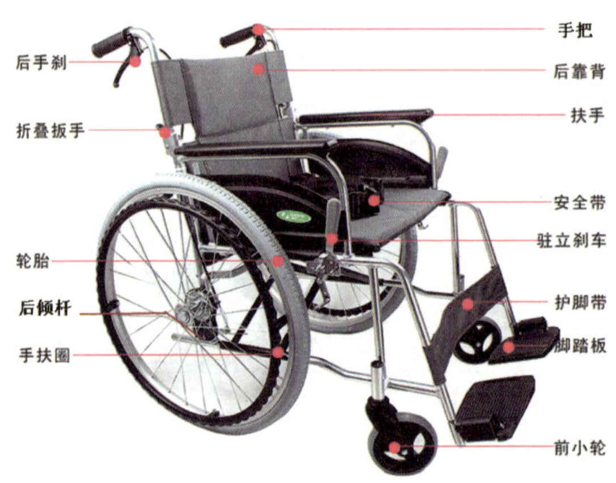

图 2-3-6-1　轮椅

第七节　拐杖的使用

【概述】

拐杖是维持人身体平衡，避免患肢负重，为下肢行动不便的人提供的一种简单辅助行走器具，包括手杖、肘杖及腋杖。其中手杖、腋杖是风湿病患者常用的辅助用具。

【适应证】

1. 关节炎侵犯髋关节、膝关节及踝关节导致患者下肢活动受限的患者。
2. 下肢肌痛、肌无力患者。

3.针刀镜术后患肢可部分负重者。

【禁忌证】

伴有头晕、视力障碍及上肢无力等不能胜任行走易发生跌倒的患者不宜使用。

【操作流程】

表2-3-7-1　操作流程表

程序	步骤
仪表	仪表端庄、着装整洁、符合职业要求
评估	患者：病情、年龄、意识、生命体征、体重、管路、躯体活动、手臂及肩部无伤痛，活动自如、衣着宽松舒适，穿防滑平底鞋
	心理状态：情绪反应、心理需求
	合作程度：患者和（或）家属对此项操作的认识及配合程度
	拐杖：性能良好，高度适当，拐杖各螺丝均已旋紧，各部件连接牢固，橡皮脚垫完好，确保安全
	环境：空间开阔、光线充足、地面干燥、无潮湿、无障碍物、房门打开
操作前准备	护士：洗手、酌情戴口罩
	用物：拐杖（以腋杖为例）、快速手消毒剂、必要时备床旁坐椅
	患者：根据病情穿好衣服，服装合身整齐，备平跟胶底防滑鞋
操作过程	携拐杖至床旁，查对患者及腕带信息（2个以上查对点），告知患者，取得合作
	指导患者在床上进行四肢肌力的锻炼，并协助患者逐渐半卧位直至能保持端坐位，用正确的方法移至床边，询问患者无不适方可下地
	协助患者穿平跟胶底防滑鞋
	协助患者靠床边站立，练习正确的站立姿势（抬头挺胸，缩腹，骨盆向内倾斜，膝关节屈曲5°站直）；观察并确认患者无不适方可迈步行走。
	将拐杖放于患者的两腋下，站立时，拐杖底部放置于脚尖前10 cm，再向外10 cm处，拐杖顶端与腋窝间留有5～10 cm的距离，手柄高度调整至肘关节向内屈曲25°～30°；根据患者情况选择正确的步态（以双拐为例），步幅较患者正常步幅略小以保持稳定（图2-3-7-3）
	四点步态法：右侧拐杖—左脚—左侧拐杖—右脚（用于双脚可支撑身体部分重量）
	三点步态法：两侧拐杖—患肢—健肢（用于一侧部分或完全不能支撑身体重量时，而另一侧可完全支撑全身重量的患者）
	两点步态法：右侧拐杖与左脚同时向前—左侧拐杖与右脚再向前（用于双脚可撑身体部分重量，比四点步态法速度快）

（续表）

程序	步骤
操作过程	使用双拐上下楼梯法：
	上楼梯：准备上楼时，护士站在患者后面，患者移动身体靠近最底层楼梯
	两手各持一拐杖，同时支撑，将健肢向前迈上一级楼梯
	体重保持支撑在健肢上，再移动双拐和患肢，上到同一层楼梯
	不断重复上楼（图2-3-7-1）
	下楼梯：护士站在患者的前面，患者移动身体靠近待下楼梯最高层
	两手各持一拐杖，将拐杖移至下一层楼梯上，同时患肢先下
	双手支撑稳定后，重心下移，再移动健肢下一层楼梯
	不断重复下楼（图2-3-7-2）
	单拐的使用方法：将拐置于健侧，将拐杖由健侧向前跨出一步
	身体前倾，将身体重量集中于健侧上肢，使前臂有力支撑拐杖
	患侧下肢向前移动一步，但不负重
	健侧下肢向前摆出，使健侧足迈至患侧下肢平行处
	手杖的使用方法（图2-3-7-4）：使用手杖在站立时，手杖的高度应到腕横纹处，患者握手杖时肘关节轻度屈曲
	手杖应使用健侧上肢握持。如左侧下肢为患肢，则应右上肢握手杖
	行走时，手杖先向前迈出，然后迈出患肢，最后再迈健肢
	以健肢为重心支撑，可减轻患肢的负重
	在上下楼梯时，手杖的使用与拐杖相同，遵循健肢先上，患肢先下的原则
	随时询问患者有无不适，必要时协助患者端坐于床旁椅上休息
	口述：活动时间依据病情和患者耐受情况而定
	协助患者行至床边一步距离，背靠病床
	患者双手紧握拐杖或手杖的扶手，移动健肢向后，使健肢靠近病床边缘，患肢逐渐向前滑动伸直
	协助患者缓慢将重心逐渐向下向后移动，健肢弯曲，身体坐稳
	协助患者脱去外衣及鞋
	根据病情协助患者取合适体位
	询问患者有无不适，进行健康指导
	整理床单位
操作后处理	处理用物：将拐杖置于患者易取之处
	洗手

【注意事项】

1. 患者拄拐行走前，应先练习好上臂的肌肉力量，肌力在5级以上。

2. 如患者上肢留有中长导管应尽量避免在同侧肢体使用腋仗或手杖。

3. 根据患者情况合理选择行走的时间和距离，以患者不感到疲乏为原则，渐进性增加行走的活动量。

4. 患者在练习扶拐行走的过程中，医务人员应在旁进行保护，密切观察患者的情况，并及时听取患者主诉，避免跌倒及其他意外的发生。

5. 在使用拐杖过程中，主要力量应用在上肢，而非腋窝处。拐杖顶部距腋下要留有5～10 cm的间隙，太高时会压迫臂丛神经，而导致手臂麻痹或麻木；太低时增加腰椎后弯，引起姿势不良，背部疼痛。使用不当时会发生跌倒，臂神经丛受损，甚至影响患肢的复原。

6. 应及早发现患者的不正确站立和行走姿势，及时予以纠正。

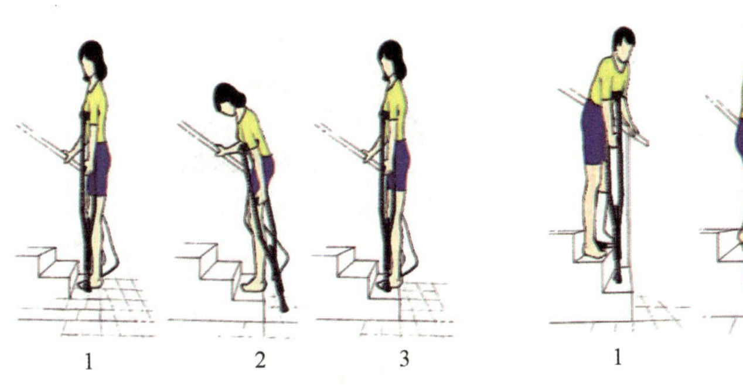

图 2-3-7-1　上楼

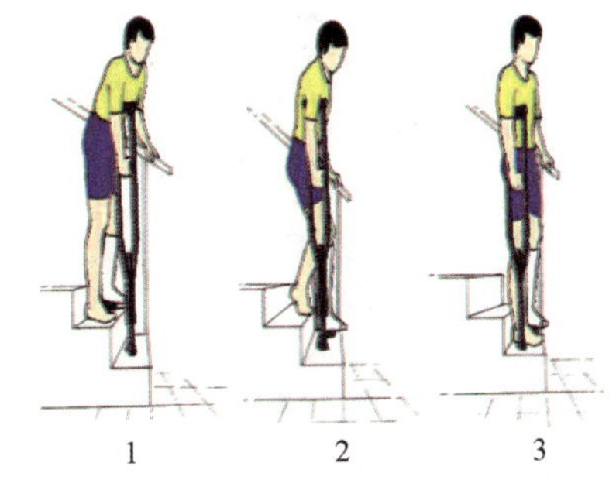

图 2-3-7-2　下楼

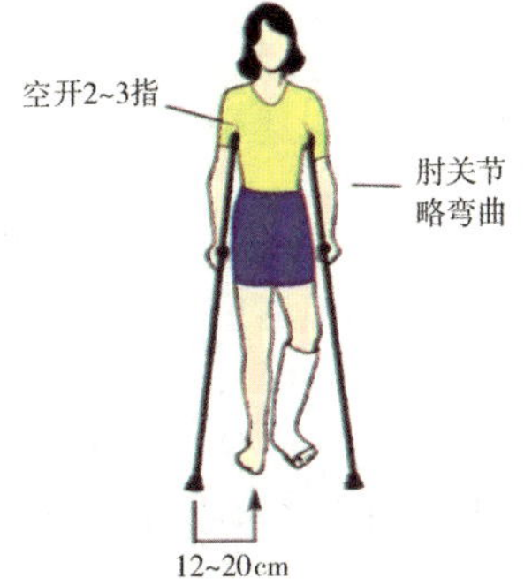

图 2-3-7-3　双拐的使用

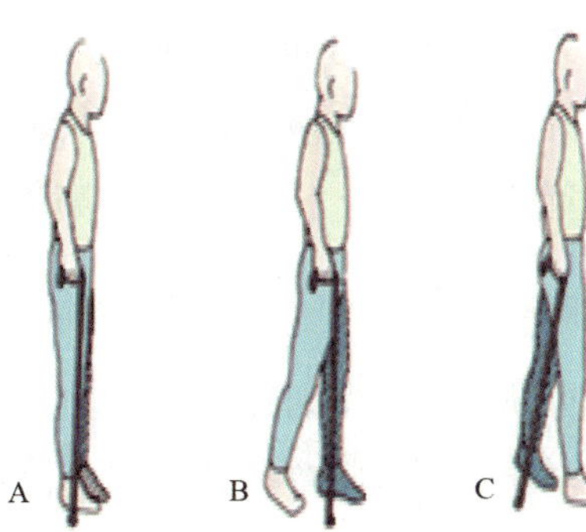

图 2-3-7-4　手杖的使用

第八节　空气波压力治疗技术

【概述】

空气波压力治疗（intermittent pneumatic compression, IPC）是通过对多腔气囊定向、有顺序地反复充放气（图2–3–8–1），形成了对肢体和组织的循环压力，从肢体的远端向近端均匀有序地挤压，促进血液和淋巴的流动及改善微循环，加速肢体组织液回流，预防血栓形成、减轻肢体水肿，直接或间接治疗与血液淋巴循环障碍相关的诸多疾病（图2–3–8–2）。

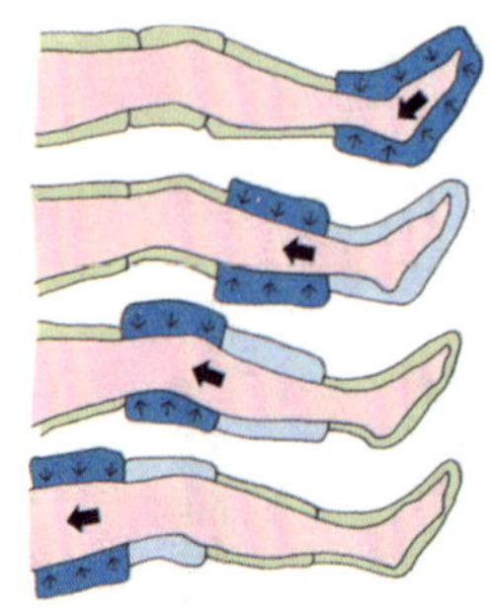

图 2–3–8–1　定向、顺序加压

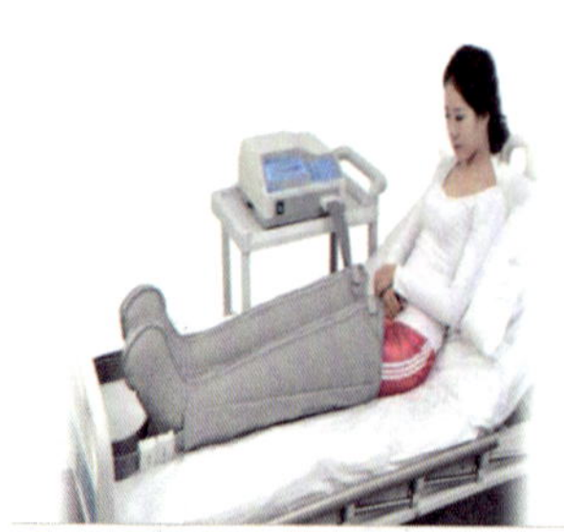

图 2–3–8–2　空气压力波治疗

【适应证】

1.疾病病理改变有血管炎病变的患者，如系统性红斑狼疮、类风湿关节炎、白塞病及抗磷脂综合征等。

2.骨骼肌受累伴肌力下降的炎症性肌病患者。

3.关节肿痛伴活动受限的患者。

4.凝血异常：血液高凝状态的患者。

5.年龄≥70岁、长期卧床及肢体活动减少的患者。

【禁忌证】

1.重度感染未得到有效控制者。

2.疑发生下肢深静脉血栓或血栓形成急性期（2周内）未放置下腔静脉滤器者。

3. 大面积皮疹和（或）伴有皮肤溃疡、坏疽的患者。

4. 伴有凝血功能障碍的患者。

5. 不稳定性高血压、肺水肿、严重心功能不全的患者。

【操作流程】

表2-3-8-1　操作流程表

程序	步骤
仪表	仪表端庄、着装整洁、符合职业要求
核对	双人核对医嘱单和治疗单
评估	患者：生命体征，意识状态及配合能力，有无禁忌证。观察双下肢外观：皮肤是否完好，有无炎症、肿胀以及感觉、血液循环障碍；测量腿围双侧比较及与上次治疗作对比
	心理状态：情绪反应、心理需求
	合作程度：患者和（或）家属对此项操作的认识及配合程度
	空气波压力治疗仪：性能良好
	环境：空间开阔　光线充足
操作前准备	护士准备：洗手、戴口罩
	用物准备：治疗单、空气波压力治疗仪（例：Lympha-Tron）及其附件（保护套、压力套、压力充气管）、快速手消毒剂，必要时备屏风
操作过程	携用物至床旁，核对，沟通，空气波压力治疗仪连接电源，开机
	协助患者取平卧位或半卧位，尽量不选择坐位进行
	脱去治疗肢体外衣，保留内衣及袜子
	将保护套平整套于治疗肢体
	再将压力套平整套于治疗肢体，拉紧拉链，将粘扣妥善粘贴
	按颜色和标识将压力充气管与空气波压力治疗仪连接，并确保连接紧密
	按颜色和标识将压力充气管与压力套连接，并确保连接紧密，避免充气管打折扭曲
	调节压力：首次使用时不可选用高压力，从“2”或“3”开始，逐渐提高 【注】对于普通患者初次使用，可使压力保持在40~55 mmHg，在患者适应并能够承受的情况下，可逐渐加大压力，通常不超过140 mmHg；对于有间歇性跛行、糖尿病足等动脉闭塞的病人，不得超过80 mmHg，如治疗区域有伤口或某些部位不宜挤压，可以考虑把该处气囊压力设置为0
	根据病情和医嘱调节治疗模式：“MODE1-8”键选择所需模式
	调节时间：根据医嘱调节治疗时间，一般15~30 min/次，1~2次/d

（续表）

程序	步骤
操作过程	再次确认治疗部位、压力、模式、时间设置正确
	按启动键开始治疗，观察仪器是否正常运转，压力套、压力充气管有无漏气，询问患者有无不适
	治疗中密切观察，如需中断治疗，可直接按暂停键
	核对，向患者及家属做指导和解释，避免自行调节
	治疗结束，关机，切断电源
	分离压力充气管与空气波压力治疗仪和压力护套，并整理
	观察患者双下肢皮肤、温度、感觉，测量周径，并与治疗前进行比较
	协助患者穿好衣服，整理床单位，根据病情协助患者取合适体位
	将仪器带回，进行清洁处理 仪器可用干毛巾擦拭，压力套可用湿布擦拭或臭氧消毒（依据产品说明书进行清洁保养）
操作后处理	处理用物，洗手
	记录治疗压力、时间、患者肢体血运感觉状况及有无肿胀

【注意事项】

1. 治疗开始前，应确认无静脉血栓形成。如可疑静脉血栓形成时，应通知医师进行排除，以避免血栓脱落。

2. 治疗时应去掉饰物、手表等硬物。如下肢有肿胀或血液循环障碍，应告知医生，排除血栓形成。

3. 治疗过程中应加强巡视，询问患者的感觉，根据情况及时调整治疗压力。

4. 严格执行医嘱，根据病情需求选择适当的模式。

5. 为避免交叉感染，患者应穿病员服或一次性隔离保护套；压力套使用后臭氧消毒30 min，放在洁净处备用。

6. 压力套和充气管放置时不可折弯、扭曲，压力套应远离锐器，以免被扎破影响治疗效果。

7. 勿用酒精、汽油等化学品清洁仪器及压力护套，以免降低使用寿命。

第九节　类风湿关节炎疾病活动度评估

【意义】

用于指导临床治疗及观察药物疗效。

【适应证】

类风湿关节炎患者。

【操作流程】

表2-3-9-1　操作流程表

程序	步骤
仪表	仪表端庄、着装整洁、符合职业要求
评估	患者：身体状况、意识状态
	心理状态：患者的情绪反应、心理需求
	合作程度：患者对此项操作的认识及配合程度
	环境：明亮，安静，封闭
操作前准备	护士准备：洗手、戴口罩
	用物：评估表单、笔、计算器
	患者：根据病情取合适体位
操作过程	HAQ评估，询问患者各项指标，计算分值
	评估患者关节疼痛程度
	评估28个关节疼痛肿胀计数，手法正确，看—触感—压—活动度，先健侧再对侧，由近心端到远心端
	在模拟小人图上正确标注并记录
	查看记录患者一周内的炎性反应物指标
	PGA评估
	计算DAS28-ESR和DAS28-CRP的分值并记录
操作后处理	护士：洗手

注：HAQ、PGA评估见附表。

第十节　强直性脊柱炎疾病活动度评估

【意义】

用于指导临床治疗及观察药物疗效。

【适应证】

强直性脊柱炎患者。

【操作流程】

表2-3-10-1　操作流程表

程序	步骤
仪表	仪表端庄、着装整洁、符合职业要求
评估	患者：身体状况、意识状态
	心理状态：患者的情绪反应、心理需求
	合作程度：患者对此项操作的认识及配合程度
	环境：明亮，安静，封闭
操作前准备	护士准备：洗手、戴口罩
	用物：评估表单、笔、计算器
	患者：根据病情取合适体位
操作过程	BASDAI评估，询问患者各项指标，计算分值
	BASFAI评估，询问患者各项指标，计算分值
	评估患者近一周总体不适情况
	评估患者总体疼痛程度、脊柱疼痛程度和夜间脊柱疼痛程度
	BASMI评估，测量脊柱各部位的功能指标，并计算分值
	MASES评估，按压13个附着点并计数
	评估44个关节疼痛肿胀计数，手法正确，看—触感—压—活动度，先健侧再对侧，由近心端到远心端，在模拟小人图上正确标注并记录
	查看记录患者一周内的炎性反应物指标
	计算 ASDAS-ESR和ASDAS-CRP的分值并记录
操作后处理	护士：洗手

注：BASDAI、BASFAI、BASMI、MASES评估见附表。

第三篇

风湿免疫科疾病护理常规

第一章　弥漫性结缔组织病护理常规

第一节　系统性红斑狼疮护理常规

【概述】

系统性红斑狼疮（systemic lupus erythematosus, SLE）是一种有多系统损害的慢性自身免疫性疾病，血清内可产生以抗核抗体为代表的多种自身抗体。本病病程迁延，病情反复发作。本病病因不明，可能与遗传、性激素、环境等有关。多发于青年女性，发病年龄以20~40岁最多见，我国患病率约为0.7‰~1‰，发病率随地区、种族、性别、年龄而异。

【临床表现】

1. 全身症状：包括发热、疲倦、乏力、厌食、体重下降等。

2. 皮肤黏膜：80%的病人在病程中会出现皮疹，包括颧部呈现蝶形红斑（图3-1-1-1）、盘状红斑（图3-1-1-2）、指掌部和甲周红斑、指端缺血、面部及躯干皮疹，皮疹多无明显瘙痒。口腔、鼻黏膜无痛性溃疡（图3-1-1-3）和脱发较常见，常提示疾病活动。

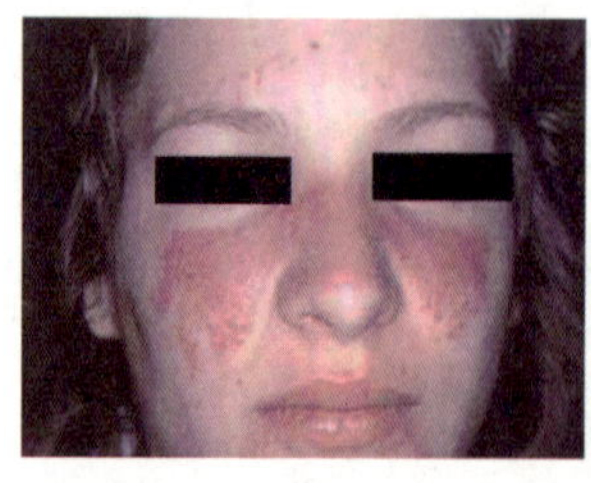

图 3-1-1-1　蝶形红斑

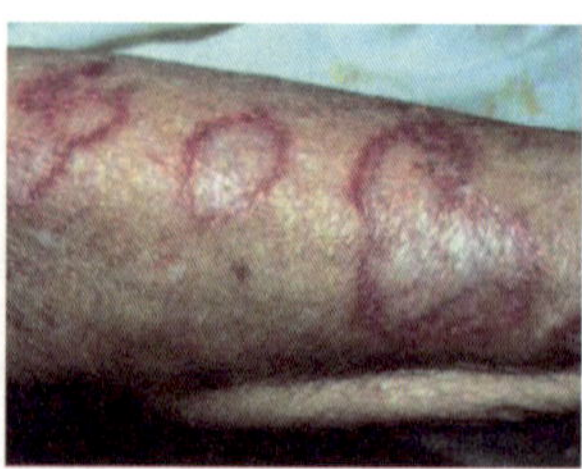

图 3-1-1-2　盘状红斑

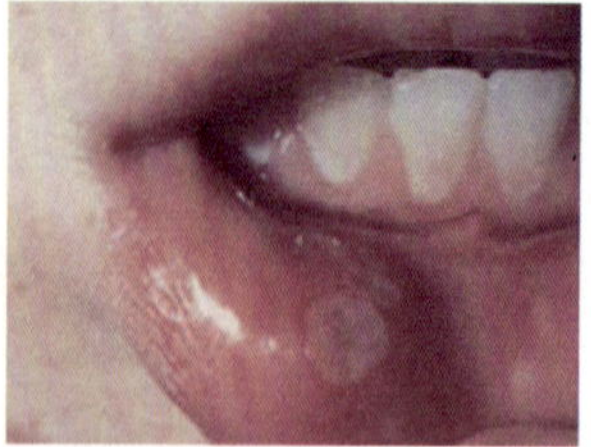

图 3-1-1-3　口腔黏膜溃疡

3. 肌肉骨骼：85%有关节受累，多为对称性、游走性关节疼痛，不伴骨质侵蚀、软骨破坏及关节畸形，也可表现为肌痛和肌无力。

4. 肾脏：早期多无症状，随着病程进展可出现血尿、蛋白尿、管型尿、水肿、高血压等，甚至肾衰竭。

5. 心血管：约10%患者可累及心肌，表现为心包炎、心肌炎、心内膜炎、心肌梗死等。

6. 肺：可表现为胸膜炎、胸腔积液、肺间质病变、肺栓塞、弥漫性肺泡出血和肺动脉高压等。肺动脉高压合并弥漫性肺泡出血者，表现为咳嗽、咯血、低氧血症、呼吸困难等，病死率高达50%。

7. 神经系统：神经精神性狼疮，又称“狼疮性脑病”。一旦出现多提示病情危重，预后不良，是常见的死亡原因之一。中枢神经系统表现为癫痫、狼疮性头痛、脑血管病变、无菌性脑膜炎、脱髓鞘综合征、急性意识错乱、焦虑状态、情绪障碍及精神病等。外周神经系统有格林–巴利综合征、自主神经病、重症肌无力等。

8. 消化系统：可有食欲减退、恶心、呕吐、腹痛、腹泻和肝损害等，少数并发急腹症。消化系统症状与肠壁和肠系膜的血管炎有关。

9. 血液系统：活动性SLE血红蛋白下降、白细胞和（或）血小板减少常见。

10. 其他：可出现抗磷脂综合征、干燥综合征、眼部损害等。

【治疗】

1. 糖皮质激素：常用地塞米松、甲泼尼龙、醋酸泼尼松等药物治疗。

2. 免疫抑制剂：常用甲氨蝶呤、环磷酰胺、硫唑嘌呤、环孢素、霉酚酸酯、他克莫司、来氟米特、羟氯喹、雷公藤总苷等药物治疗。

3. 对症治疗：病情危重或治疗困难者可选用免疫球蛋白、血浆置换、造血干细胞或间充质干细胞移植及生物制剂等。

4. 其他免疫调节剂：白介素–2、西罗莫司、维A酸等。

【护理常规】

1. 执行风湿免疫科疾病一般护理常规。

2. 环境与休息：环境清洁，通风良好。有光过敏者，应避免阳光直射。急性期患者应卧床休息。关节疼痛者，遵医嘱给予镇痛药，协助做好生活护理。

3. 饮食护理：选择低盐（<6 g/d）、低脂（<50 g/d）、优质蛋白（如牛奶、蛋清、瘦肉等）饮食，忌食无花果、芹菜、苜蓿、蘑菇及烟熏的食物，避免辛辣刺激性食物。

4. 症状护理

（1）发热：监测体温变化，遵医嘱给予物理或药物降温，告知患者多饮水。必要时静脉补液治疗。

（2）皮肤黏膜受损：保持皮肤清洁，有皮疹者避免抓挠，预防感染；有口腔溃疡或口腔感染者，遵医嘱给予漱口液漱口，如康复新液、庆大霉素、制霉菌素等交替漱口。

（3）肾脏损害：肾功能不全者，应给予低盐（<2 g/d）、精蛋白饮食（如瘦肉、河鱼等），限制水钠摄入（尿量>1000 mL者，不可严格限水，不可过多饮水；尿量<500 mL或水肿严重者应以前1 d 24 h尿量加500 mL为当日入量）。伴有水肿的患者应观察水肿程度，给予抬高患肢。注意观察尿液的性状，记录24 h出入量；监测尿常规、血清电解质、肌酐、尿素氮变化。

（4）心脏损害：有呼吸困难者取半卧位，给予吸氧；密切观察血压、脉搏、呼吸，必要时给予心电监护。

（5）呼吸系统损害：给予吸氧，协助患者排痰，必要时雾化吸入，加强拍背咳痰，预防肺部感染。

（6）血液系统损害：如白细胞低于4×10^9/L时，注意预防感染，必要时予以保护性隔离。当血小板低于2×10^{10}/L时，嘱患者绝对卧床，避免外伤，注意观察有无出血倾向。

（7）神经系统损害：

1）癫痫：详见第七篇第一章“癫痫持续状态”。

2）精神症状：发现情绪异常、心理障碍、精神症状明显、有自杀倾向者及时报告医生。向家属做好解释工作。清除病人身边的危险品（如剪刀，绳，皮带等）。巡视或进行各项操作时注意自我防护，防止被抓伤、咬伤。

3）肌无力及运动障碍：每天进行2～3次肢体按摩和被动功能锻炼（如踝、膝、髋关节的屈伸训练），防止肌肉萎缩，做好基础护理。

5.病情观察：严密观察病情变化，注意观察患者生命体征、意识及其他脏器损害情况。

6.用药护理：详见第五篇“风湿免疫科常用药物的护理”。

7.心理护理：安慰患者，消除顾虑，耐心讲解疾病的临床特点、病情及预后等相关知识，树立战胜疾病的信心。

【健康指导】

1.遵医嘱服药，不可随意增减药量或擅自停药。避免使用诱发狼疮的药物（如青霉素类、普鲁卡因、异烟肼等）。学会自我观察药物的不良反应，定期监测血常规、血沉、肝肾功能、免疫功能等相关指标。

2. 饮食：忌食无花果、芹菜、苜蓿、蘑菇、烟熏及辛辣食物。

3. 适度运动，如步行、跑步及游泳等，30~60 min/d，循序渐进，注意劳逸结合。

4. 避免诱因：禁止烫发、染发及使用各种刺激性化妆品。预防感染，注意个人卫生，尽量少去公共场所。

5. 育龄妇女应避孕，在医生指导下生育。

6. 定期门诊复查，如有发热、皮疹等不适及时就诊。

第二节 类风湿关节炎护理常规

【概述】

类风湿关节炎（RA）是以侵蚀性、对称性多关节炎为主要临床表现的慢性、全身性自身免疫性疾病。基本病理改变为滑膜炎、血管翳形成，并逐渐出现关节软骨和骨破坏，最终可能导致关节畸形和功能丧失。可能与感染、遗传因素、激素有关。女性约为男性的2~3倍，以35~50岁多见。

【临床表现】

1. 全身表现：发热、乏力、全身不适、体重下降等症状。

2. 关节表现：典型表现为对称性多关节炎。主要侵犯小关节，以腕关节、近端指间关节、掌指关节及跖趾关节最常见，其次为膝、踝、肘、肩、髋及颞颌关节。可有滑膜炎症状和关节结构破坏的表现，主要表现有：

（1）晨僵：是RA突出的临床表现，活动后可缓解，晨僵持续时间与关节滑膜炎程度成正比，是观察本病的一个重要指标。

（2）关节肿胀：因关节腔内积液或关节周围软组织炎症引起，病程较长者可因慢性炎症致滑膜肥厚而引起，多呈对称性。

（3）关节疼痛：是最早出现的关节症状，可以是单一关节，也可是游走性多关节痛，呈对称性、持续性、时轻时重、伴有压痛。受累关节可出现皮肤色素沉着。

（4）关节畸形：多见于晚期患者，常出现尺侧偏斜、屈曲畸形、天鹅颈样畸形等（见图3-1-2-1）。

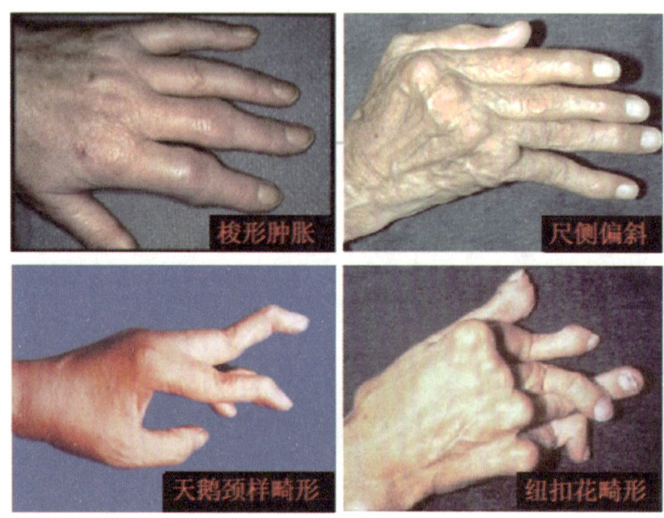

图 3-1-2-1　关节畸形的表现

（5）关节功能障碍：关节肿痛、结构破坏、畸形都会引起关节活动障碍。

3.关节外表现：病情严重或关节症状突出时可出现。

（1）类风湿结节：发生于关节隆突处以及受压部位，如肘关节鹰嘴附近、足跟腱鞘、坐骨结节等（见图3-1-2-2）。

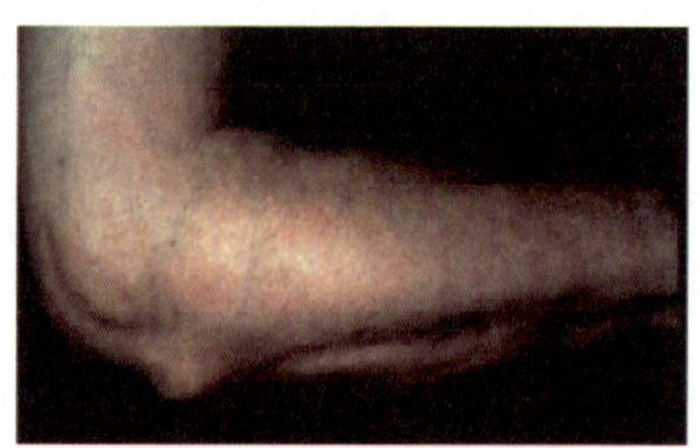

图 3-1-2-2　类风湿结节的表现

（2）类风湿血管炎：系统性血管炎少见，可见指甲下或指端出现的小血管炎，少数引起局部组织的缺血性坏死。眼受累多为巩膜炎。

（3）其他：心、肺、肾、胃肠道、神经系统、血液系统均可受累。如心包炎、胸膜炎、肺间质纤维化、脊髓受压、周围神经炎、脾大、贫血、血小板减少。30%~40%的RA患者可继发干燥综合征。

【治疗】

1. 一般治疗

包括患者教育、休息、急性期关节制动、缓解期关节功能锻炼（详见第二篇第三章第一节）及物理疗法（如电疗法、磁疗法、光疗法）。

2. 药物治疗

包括非甾体抗炎药（NSAIDs）、糖皮质激素（GC）、改变病情抗风湿药（DMARDs）、植物药、生物制剂（详见第五篇）。

3. 外科手术治疗

包括关节置换和滑膜切除手术，前者适用于较晚期有畸形并失去功能的关节。

【护理常规】

1. 执行风湿免疫科疾病一般护理常规。

2. 环境与休息：急性期关节肿痛明显且全身症状较重者，应卧床休息，不宜睡软床垫；缓解期及早进行功能锻炼，避免关节废用。包括手指的抓捏练习，腕、肘、膝、髋关节的屈伸练习，对已有强直的关节，禁止剧烈过度运动。

3. 饮食：给予高蛋白质、高维生素、钾钙丰富的食物（如牛奶、柑橘、新鲜蔬菜等），避免辛辣刺激性食物。

4. 症状护理

（1）关节疼痛的护理：给予非甾体类抗炎药减轻疼痛，并辅以按摩、热水疗（38~42℃）、理疗。

（2）关节僵直的护理：指导患者晨起温水浸泡僵硬的关节；注意关节的保暖，睡眠时可戴手套。

（3）关节畸形的护理：对关节活动受限及生活不能完全自理者，做好生活护理；培养患者自理意识，鼓励患者完成力所能及的活动（如进食、洗漱等）。

5. 病情观察：观察关节肿痛、关节活动、生活自理及皮损情况及关节外其他脏器损害症状，一旦出现尽早通知医生处理。

6.用药指导：详见第五篇风湿免疫科常用药物的护理。

7.心理护理：安慰患者，消除顾虑；耐心讲解疾病知识；鼓励患者参与集体活动；建立社会支持体系，嘱家属给予物质和精神支持。

【健康指导】

1.遵医嘱服药，不可随意增减药量或擅自停药。学会自我观察药物的不良反应，要定期监测血常规、血沉、肝肾功能、免疫功能等。

2.适度运动（以不感到疲劳为宜），控制体重（BMI<24），注意劳逸结合。避免诱因（寒冷、潮湿、过劳等）。

3.预防感染，注意个人卫生，尽量少去公共场所。

4.定期门诊复查，如出现关节肿痛僵硬、发热等不适及时就诊。

第三节　幼年特发性关节炎护理常规

【概述】

幼年特发性关节炎（juvenile idiopathic arthritides）是小儿时期一种常见的结缔组织病，以慢性关节炎为其主要特点，可伴有全身多系统损害。国际风湿病学联盟儿科常委专家组将儿童时期不明原因关节肿胀持续6周以上，统一定为幼年特发性关节炎。本病病因未明。认为与感染诱发易感人群产生异常免疫反应有关。

【临床表现】

1.全身型：本型的特点为起病多急骤，伴有明显的全身症状。如发热、皮疹、关节症状、肝脾及淋巴结肿大、胸膜炎及心包炎、神经系统症状等。

2.多关节炎型

受累关节≥5个，尤以指趾小关节受累比较突出。表现为关节僵硬、肿痛和局部发热。通常从大关节开始，如膝、踝、肘，逐渐累及小关节，出现梭状指。约1/2病儿颈椎关节受累，致颈部活动受限。颞颌关节受累会造成咀嚼困难。

3.少关节炎型

受累关节不超过4个。膝关节最常受累，其次是踝关节，再次是手的小关节，但几乎任何关节均可受累。

【治疗】

1. 一般治疗：急性发热期应卧床休息，待病情好转应适当活动，部分病人可进行理疗及功能锻炼（详见第二篇第三章第一节），以防止关节畸形。

2. 药物治疗：包括非甾体抗炎药、糖皮质激素、改变病情抗风湿药、中成药、生物制剂（详见第五篇）。

3. 外科手术治疗：关节置换和滑膜切除手术，前者适用于较晚期有畸形并失去功能的关节。

4. 其他：有皮疹者可给予羟氯喹治疗。

【护理常规】

1. 执行风湿免疫科疾病一般护理常规。

2. 环境与休息：急性期关节肿痛明显、全身症状较重者，应卧床休息。不宜睡软床垫，枕头不可过高（<10 cm）；缓解期及早进行功能锻炼，避免关节废用。

3. 饮食：合理饮食，保证营养摄入。以高蛋白质、高维生素、钾钙含量丰富的食物为主，多食蔬菜、水果等富含纤维素的食物防止便秘，避免食用辛辣刺激性食物。

4. 症状护理

（1）发热护理：观察体温变化，多饮水，保证水电解质平衡，必要时物理降温或药物降温。

（2）关节疼痛的护理：保持关节功能位，急性期遵医嘱应用非甾体抗炎药，关节僵硬者给予按摩、热水浴（38~42℃）、理疗；对于活动受限患者护士应当每小时巡视患者，协助进行生活护理。

（3）关节僵直的护理：指导患儿晨起用温水浸泡僵硬的关节；注意关节的保暖，睡眠时可戴手套。

（4）关节畸形的护理：对关节活动受限及生活不能完全自理者，做好生活护理；培养患儿自理意识，鼓励患儿完成力所能及的事情。

5. 病情观察：观察关节肿痛、关节活动、生活自理能力、皮损情况及关节外其他脏器损害症状，一旦出现尽早通知医生处理。

6. 用药指导：详见第五篇风湿免疫科常用药物的护理。

7. 心理护理：安慰患儿，向患儿及家属介绍疾病的发展和治疗知识，消除顾虑。耐心倾听，给予针对性疏导，树立战胜疾病的信心，增强治疗效果。

【健康指导】

1. 遵医嘱服药，不可随意增减药量或擅自停药。学会自我观察药物的不良反应，要定期监测血常规、血沉、肝肾功能、免疫功能等。

2. 适度运动，控制体重，注意劳逸结合。

3. 预防感染，避免受凉，注意个人卫生，尽量少去公共场所。

4. 定期门诊复查，如出现关节肿痛僵硬、发热等不适症状应当及时就诊。

第四节　特发性炎症性肌病护理常规

【概述】

特发性炎症性肌病（idiopathic inflammatory myositis, IIM）是一组以四肢近端肌无力为主的骨骼肌非化脓性炎症性疾病。本病病因未明，目前多认为在某些遗传易感个体中，由于免疫介导、感染与非感染环境因素所诱发。国外报道的发病率约为0.5～8.4/10万，发病年龄有两个高峰，即10～15岁和45～60岁。包括多发性肌炎（polymyositis, PM）、皮肌炎（dermatomyositis, DM）、包涵体肌炎（inclusion body myositis, IBM）等，临床上以PM和DM最多见。

【临床表现】

1. 全身症状：发热、关节肿痛、乏力、厌食和体重减轻等。

2. 骨骼肌受累：对称性近端肢体肌无力为主要临床表现，可伴有肌肉疼痛或压痛。骨盆带肌受累时出现髋周及大腿无力，下蹲起立困难；肩胛带肌群受累时双臂上举困难；颈肌无力表现为抬头困难；咽、食管上段横纹肌受累可引起吞咽困难。四肢远端肌群受累少见，眼肌和面部肌肉几乎不受影响。

3. 皮肤受累：典型皮疹表现为眶周水肿性紫红色斑（图3–1–4–1）、Gottron疹（图3–1–4–2）、颈前及上胸部V形征（图3–1–4–3）、肩颈后皮疹

（披肩征）（图3-1-4-4）、“技工手”等症状。皮疹和肌肉受累程度不平行。

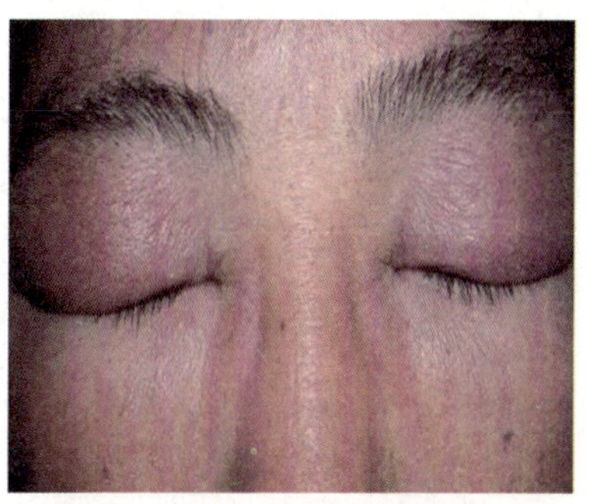

图 3-1-4-1　眶周水肿性紫红色斑

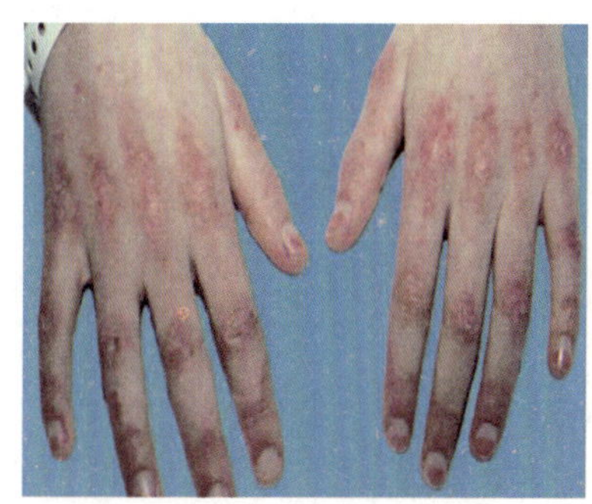

图 3-1-4-2　Gottron 征

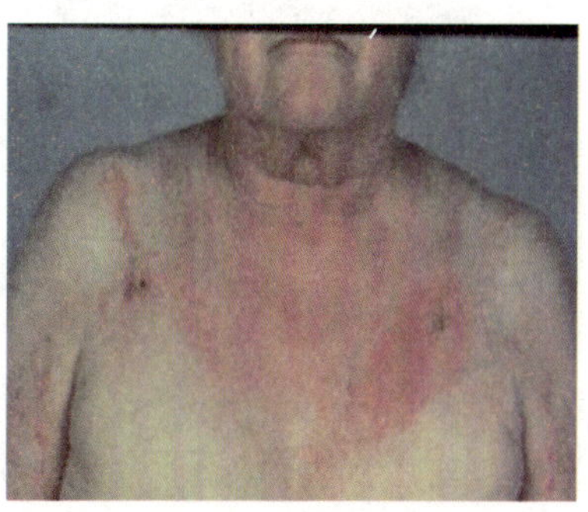

图 3-1-4-3　V 形征

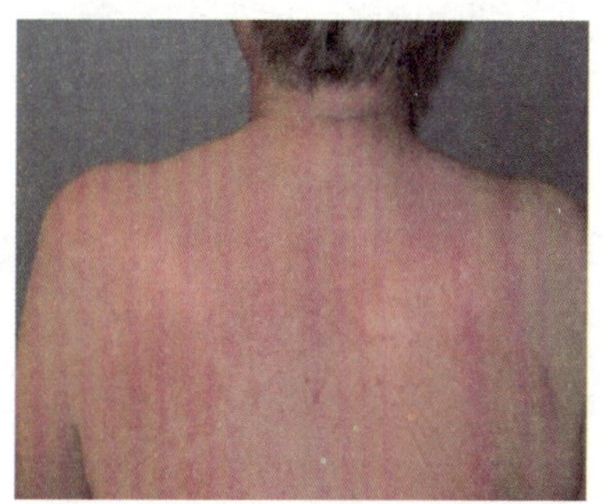

图 3-1-4-4　披肩征

4. 其他：可出现消化道受累，如吞咽困难、食物反流等；累及肺部可表现为间质性肺炎、肺纤维化、吸入性肺炎等；累及心脏可出现心律失常、心力衰竭等；少数可累及肾脏，出现蛋白尿、血尿、肾衰竭等。PM/DM可伴发恶性肿瘤，以DM为多见。

【治疗】

1. 糖皮质激素：是本病的首选药物，常用地塞米松、甲泼尼龙、醋酸泼尼松等药物治疗。

2. 免疫抑制剂：病情反复及重症患者及时加用免疫抑制剂如甲氨蝶呤、环磷酰胺等药物治疗。

3. 对症治疗：皮肤损害者可加用羟氯喹；危重症患者可用大剂量免疫球蛋白冲击治疗。

4. 其他免疫调节剂：白介素-2、西罗莫司、维A酸等。

【护理常规】

1. 执行风湿免疫科疾病一般护理常规。

2. 环境与休息：保持室内环境的清洁、通风良好。使用听音乐、放松训练等方法，减轻患者疼痛感，保证充足睡眠。

3. 饮食：指导患者进食低盐（<6 g/d）、低脂（<50 g/d）、高蛋白（如蛋、奶、鱼肉等占食物比为50%~67%）、高维生素（水果、蔬菜）、易消化的饮食，禁烟酒、咖啡。

4. 活动：急性期应卧床休息，取舒适体位，减轻关节、肌肉的负荷；急性期后应及早进行肢体被动运动，防止肌肉强直、肢体挛缩。恢复期指导患者进行功能锻炼（详见第二篇第三章第一节常用功能锻炼方法）。

5. 症状护理

（1）肌无力的护理：对四肢肌无力、长期卧床患者，应定时翻身、按摩等，预防压力性损伤及皮肤擦伤，协助生活护理。对吞咽困难、进食反流、呛咳患者，应缓慢进食流质或半流质食物（如拌汤、蛋汤、米糊等），少量多餐，吞下食物后继续空吞咽2～3次以助食物完全通过咽部，并保持坐立位30~60 min，严重者可留置胃管鼻饲。呼吸肌无力者应保持呼吸道通畅，给予吸氧及排痰，预防肺部感染。

（2）皮肤护理：保持皮肤清洁，避免日晒及接触刺激性的物品（如碱性肥皂、烫发剂及染发剂）。伴感染者按外科伤口处理。

（3）关节、肌肉肿痛护理：评估患者关节活动受限及肿胀程度，关节、肌肉疼痛的程度、性质、部位及持续时间。遵医嘱使用止痛药物。

（4）消化道。

6. 病情观察：密切观察意识、生命体征、皮肤及重要脏器受累情况。

7. 用药护理：详见第五篇风湿免疫科常用药物的护理。

8. 心理指导：安慰患者，消除顾虑，耐心讲解疾病的临床特点、病情及预后等相关知识，树立战胜疾病的信心。

【健康指导】

1. 遵医嘱服药，不可随意增减药量或擅自停药。学会自我观察药物的副作用，要定期监测血常规、血沉、肝肾功能、免疫功能等相关指标。

2. 指导患者进食低盐、低脂、高维生素、易消化的饮食，禁烟酒，忌食辛辣刺激食物。

3. 适度运动，经常进行肢体功能锻炼，30～60 min/d，循序渐进，注意劳逸结合。

4. 避免烫发、染发，禁用各种刺激性化妆品。尽量少去公共场所，预防感染。

5. 定期门诊复查，告知患者如出现发热、乏力、肌痛、肌无力等症状时，应及时就诊。

第五节　干燥综合征护理常规

【概述】

干燥综合征（Sjogren syndrome, SS）是一种以侵犯唾液腺、泪腺等外分泌腺体，具有淋巴细胞浸润和特异性自身抗体为特征的弥漫性结缔组织病。多发于女性，男女比例1：9～1：10，成年女性患病率为0.5%～1.56%。发病年龄多在30～60岁，也见于儿童。本病分为原发性和继发性两类，后者指继发于另一诊断明确的结缔组织病或特殊病毒感染等的干燥综合征。

【临床表现】

1. 口腔症状：唇和口角干燥破裂，有口臭。患者述口干、严重者有吞咽困难、不能进食，需用水、汤送下。

（1）猖獗齿：牙齿逐渐发黑、继而小片脱落，最终只留下残根。

（2）舌：舌面干、痛，舌乳头萎缩而光滑。

（3）腮腺炎：腮腺、颌下腺反复肿大，伴疼痛、压痛，发热。

（4）口腔黏膜出现溃疡或继发感染。

2. 眼部症状：眼干涩、异物感、泪少、畏光、易疲劳、视力下降等，严重者欲哭无泪。

3. 皮肤：特征性表现为紫癜样皮疹，多见于下肢，压之不褪色，分批出现。也可出现雷诺现象，但不严重，不会引起指端溃疡或相应组织萎缩。

4. 骨骼肌肉：70%～80%的患者有关节疼痛。仅小部分表现有关节肿胀，但多不严重，且成一过性。

5. 约30%~50%患者有肾损害，主要累及远端肾小管，表现为肾小管性酸中毒而引起的周期性低钾性麻痹。

6. 其他：出现全身症状如乏力、低热等，也可引起肺间质病变、白细胞和（或）血小板减少、萎缩性胃炎、慢性腹泻、感觉运动神经异常其他系统损害的临床症状。

【治疗】

SS的治疗包括对症治疗及系统治疗，对症治疗主要通过唾液及泪液的替代治疗及增强SS外分泌腺残余功能以改善症状；系统治疗主要是改变SS免疫病理过程，最终保护患者外分泌腺体和脏器功能。

1.对症治疗：

（1）使用改善口干、眼干的药物：如人工泪液、唾液等。

（2）非甾体抗炎药（NSAIDs）对缓解肌肉、关节疼痛有一定效果。

2.系统性治疗：对出现腺体外表现者应给予系统治疗，包括免疫抑制/调节治疗、糖皮质激素及生物制剂等治疗。

（1）免疫抑制/免疫调节治疗

羟氯喹常作为初始治疗，有重要脏器受累的患者，常用的药物包括甲氨蝶呤、来氟米特、吗替麦考酚酯、西罗莫司等。

（2）糖皮质激素

当合并有神经系统损害、肾小球肾炎、间质性肺炎、肝脏损害、血液系统受累等需要用糖皮质激素，根据病情决定糖皮质激素用量。

（3）其他治疗

出现严重系统损害，传统治疗的同时，可考虑生物制剂、血浆置换、静脉用丙种球蛋白等治疗。

【护理常规】

1. 执行风湿免疫科疾病一般护理常规。

2. 环境与休息：保持室内环境的清洁，通风良好，保持室内温湿度适宜，必要时使用加湿器。病情许可的情况下适当活动。

3. 饮食：以流食、半流食为主，选择清淡、易消化、营养丰富的食物。

多吃水果和蔬菜，多饮水。忌辛辣刺激性食物。忌烟酒。

4.症状护理

（1）口腔护理：注意口腔卫生，多饮水及生津食物（如话梅，山楂，柠檬），咀嚼无糖口香糖刺激唾液腺分泌。避免使用抗胆碱能作用的药物（如阿托品，东莨菪碱）。已发生口腔溃疡者或口腔继发感染者，可用益口含漱液、制霉菌素等漱口；对唾液引流不畅发生化脓性腮腺炎者，应及早使用抗生素，避免脓肿形成。

（2）眼部护理：注意眼部清洁，避免强光刺激或长时间用眼（应<40 min）；多风天气戴防风眼镜，睡前涂眼膏保护角膜。避免使用激素类眼药水，不宜戴隐形眼镜，以防角膜损伤。

（3）皮肤护理：皮肤干燥者涂抹润肤剂，冬季嘱患者减少洗澡次数，选用中性皂液，避免使用刺激性化妆品。衣服以棉质为主，宽松柔软。勿用手抓挠皮肤，避免皮肤磕碰，有皮损者应根据情况予以处理。雷诺现象者，给予保暖，避免寒冷、情绪激动，忌饮用咖啡、浓茶等，以免引起血管收缩。

（4）关节、肌肉疼痛护理：置关节于功能位，避免受压。急性期遵医嘱应用非甾体抗炎药并给予适当按摩、理疗以减轻疼痛，注意受累关节的保暖。

（5）肺间质病变患者、呼吸道粘膜干燥者，应保持室内温度18~21℃，湿度50%~60%。对于痰液黏稠难以咳出者，可给予雾化吸入并指导其加强扩胸运动，学会正确的咳痰方法，预防肺部感染。

（6）血液系统受累护理：应密切观察贫血、血小板减少的相关症状，用软毛刷刷牙，不用牙签剔牙，并嘱患者起床或下蹲后缓慢站起以防跌倒，避免外伤。

（7）对肾小管酸中毒患者，应遵医嘱给予弱碱性药物（如碳酸氢钠），监测血钾水平，伴有低钾血症的患者，应给予补钾药物治疗，指导患者服用含钾丰富的食物（如香蕉、橘子等）。注意观察患者尿量变化，准确记录出入液量。

5.病情观察：观察口干、眼干、关节疼痛的程度；注意有无肺、肾及血液等系统受累症状。

6.用药护理

（1）改善口干、眼干的药物，常用药物：人工泪液、人工唾液，操作时要保持双手清洁，使用正确的方法点眼（详见第一篇第三章第五节）。

（2）给予静脉及口服补钾时，应密切监测血钾变化，使患者血钾维持在正常水平。

（3）其余详见第五篇风湿免疫科常用药物的护理。

7.心理护理：安慰患者，消除顾虑，耐心讲解疾病的临床特点、治疗及预后等相关知识，树立战胜疾病的信心。

【健康指导】

1.饮食指导：清淡易消化、营养丰富的饮食，适当多饮水，食用生津食物如话梅等。忌食生、冷及辛辣刺激食物。

2.日常生活：有角膜炎者外出佩戴墨镜，居住环境光线宜暗，注意保暖，防止受凉感冒；保持口、眼湿润，清洁；防止皮肤干燥，用温水湿敷，涂润肤膏。避免使用碱性肥皂，减少沐浴次数。有阴道干燥瘙痒、性交灼痛、性交困难者，可使用润滑剂。忌用凡士林等非水溶性的油脂，以免引起感染。

3.用药指导；严格遵医嘱用药，不可随意增减药量或擅自停药。学会自我观察药物的副作用，如有异常及时就医。

4.学会自我监测病情，病情变化时，及时就医，以避免重要脏器受损。

5.定期门诊随访，监测肝肾功能，如有乏力、口干、眼干、关节疼痛等症状加重时及时就医。

第六节　系统性硬化症护理常规

【概述】

系统性硬化症（systemic sclerosis, SSc）也称硬皮病、进行性系统性硬化，是一种原因不明的以局限性或弥漫性皮肤增厚和纤维化进而硬化和萎缩为特征的慢性全身性结缔组织病。本病病因不明，可能与遗传、环境、女性激素等多因素有关。任何年龄都可发病，高峰年龄为30~50岁；女性多见，男女比例1：3~1：14，患病率50~300/100万人口。临床上以皮肤受累范围为主要指标，将SSc分为局限型（limited scleroderma）、弥漫型（diffuse scleroderma)、重叠型(overlap syndrome)、无硬皮型(sine scleroderma)。不同亚型的临床表现与预后各不相同。

【临床表现】

1. 早期症状：最多见的早期症状为雷诺现象(图3-1-6-1)、乏力、肌肉骨骼疼痛等，也可有发热、纳差等非特异表现。

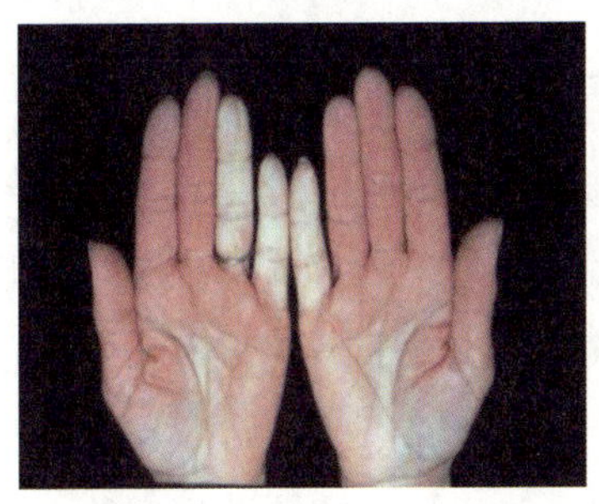

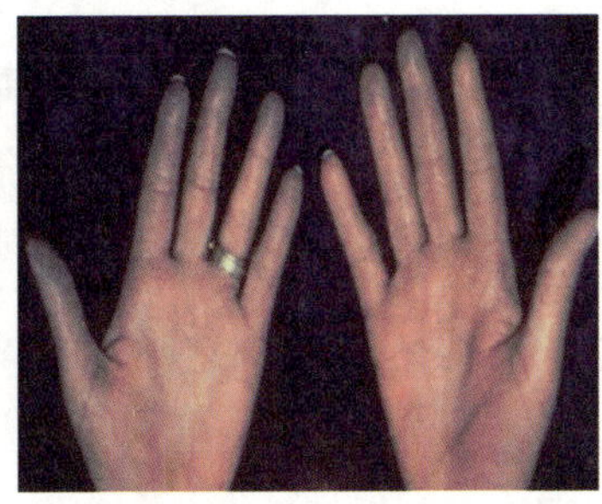

图 3-1-6-1 雷诺现象

2. 皮肤表现：皮肤增厚纤维化是SSc的重要特征。皮肤病变可分为水肿期、硬化期和萎缩期。病人感觉皮肤紧绷，可表现为腊肠指(图3-1-6-2)、面具脸(图3-1-6-3)、口唇变薄、张口受限，手指缺血可并发溃疡(图3-1-6-4)。

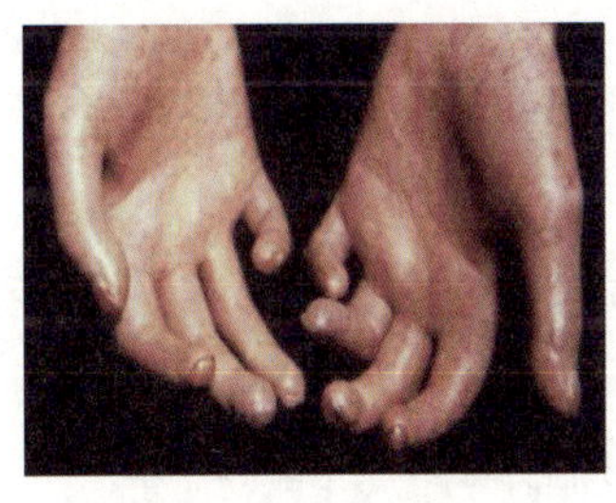

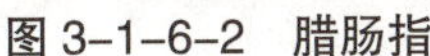

图 3-1-6-2 腊肠指

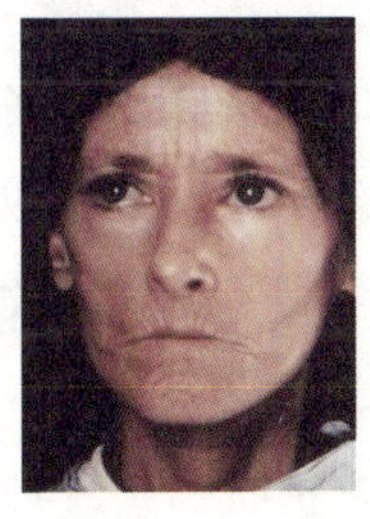

图 3-1-6-3 面具脸

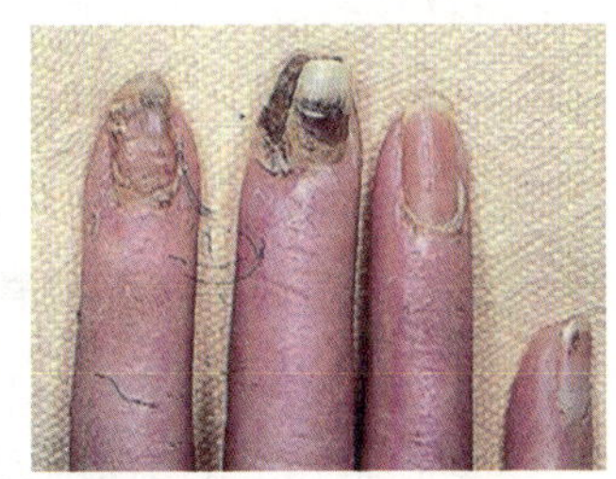

图 3-1-6-4 手指溃疡

3. 肌肉和骨关节：早期表现为关节肌肉疼痛，也可出现明显的关节炎、关节挛缩和功能障碍、指(趾)端骨溶解(图3-1-6-5)、骨质疏松等，部分病人可因失用而导致肌萎缩。

4. 消化系统：是最易累及的系统。消化道的任何部位均可受累，以食管、肛门、直肠较为常见。临床表现为张口受限、反酸、胸骨后烧灼感、吞咽困难、腹痛、腹泻、营养不良、直肠脱垂、大便失禁等。

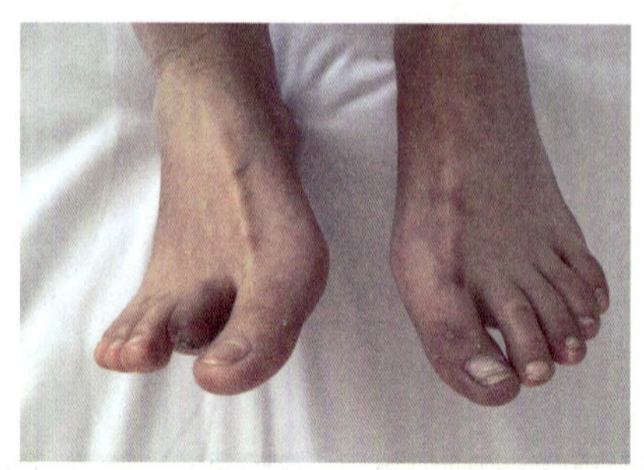

图 3-1-6-5　指（趾）端骨溶解

5. 呼吸系统：肺功能受损较为普遍，且呈进行性发展，为病人致死的主要原因。临床表现为劳力性呼吸困难、肺间质纤维化和肺动脉高压等。

6. 心脏表现：心肌和心包都可受累，可出现劳力性呼吸困难、心悸、水肿、心功能不全等。

7. 肾脏表现：系统性硬化症肾危象是弥漫型系统性硬化症的一个主要死亡原因，表现为恶性高血压和进行性肾功能不全，可出现微血管病性溶血性贫血、弥散性血管内凝血和血小板减少。也可发生高血压、蛋白尿、氮质血症等。

8. 其他表现：包括神经系统症状、干燥症状、抑郁等。

【治疗】

1. 糖皮质激素：对于早期的关节痛、肌痛和肺间质疾病炎症期有一定疗效，常用药物如甲泼尼龙、地塞米松、醋酸泼尼松等治疗。

2. 免疫抑制剂：常与激素合用，提高疗效和减少激素用量。常用药物有甲氨蝶呤、环磷酰胺。

3. 对症治疗：可用周围血管扩张药、改善微循环药物、降压药等。

4. 其他免疫调节剂：白介素-2、西罗莫司、维A酸等。

【护理】

1. 执行风湿免疫科疾病一般护理常规。

2. 环境与休息：保持室内环境的清洁、通风良好。急性期应卧床休息，保证充足睡眠（6~8 h）。

3. 饮食：指导患者进食低盐、低脂、高蛋白、高维生素、易消化的饮食，禁烟酒、咖啡。

4.症状护理

（1）雷诺现象的护理：注意保暖，戒烟，避免情绪刺激以免加重血管收缩。

（2）皮肤受累的护理：穿着柔软的棉质衣服，避免冷热刺激，防止外伤，注意保护肢端和关节突出部位。

（3）关节疼痛的护理：保持关节功能位，急性期遵医嘱应用非甾体抗炎药，关节僵硬者给予按摩、热水浴（38~42℃）、理疗，协助生活护理。

（4）消化道症状的护理：吞咽困难者予以半流质或流质饮食，少量多餐，进食后取坐位或半坐位，保持30 min，以免发生呛咳而造成窒息。必要时鼻饲或胃肠外供给营养。

（5）心肺受累的护理：遵医嘱给予吸氧、血气分析，监测肺功能。积极预防和治疗呼吸道感染。

（6）肾脏受累的护理：严密监测血压，观察尿量变化。监测肾功能和电解质。观察头痛、视力下降、意识模糊等情况。

5.病情观察：密切观察意识、生命体征、皮肤及重要脏器受累情况。

6.用药护理：详见第五篇风湿科常用药物的护理。

7.心理护理：安慰患者，消除顾虑，耐心讲解疾病的临床特点、病情及预后等相关知识，树立战胜疾病的信心。

【健康指导】

1.遵医嘱服药，不可随意增减药量或擅自停药。学会自我观察药物的副作用，要定期监测血常规、血沉、肝肾功能、免疫功能等相关指标。

2.指导患者进食低盐、低脂、高蛋白、高维生素、易消化的饮食，禁烟酒，忌食辛辣刺激性食物。

3.适度运动，如步行、跑步及游泳等，30~60 min/d，循序渐进，注意劳逸结合。

4.注意保暖，避免潮湿、寒冷、阳光暴晒等冷热刺激，避免各种感染、外伤、精神创伤、药物等诱发因素。

5.定期门诊复查，告知患者如出现雷诺现象、皮肤紧硬、关节疼痛等不适症状及时就诊。

第七节　原发性血管炎护理常规

【概述】

血管炎（vasculitis）是指在病理上以血管壁炎症为特征的一组炎性自身免疫性疾病，分为原发性和继发性。原发性血管炎是指不合并有另一种已明确疾病的系统性血管炎，继发性血管炎是指继发于另一确诊疾病的血管炎，如感染、肿瘤、弥漫性结缔组织病等。本病病因不明，一般认为与遗传、感染和环境因素有关。

【临床表现】

血管炎常见的临床表现包括炎症引起的全身症状以及血管病变所在器官的炎症、缺血改变和功能异常。

1. 全身症状：乏力、发热、关节及肌肉疼痛、体重减轻等。

2. 脏器受累：可根据累及器官不同而变化多端，如皮肤受累会出现多种皮疹；肺受累会出现咳嗽、咳痰、咯血、呼吸困难；肾脏受累出现蛋白尿、血尿、高血压及肾功能不全；神经系统受累出现头痛、眩晕、意识状态改变、脑卒中、周围神经病变等。

【治疗】

1. 糖皮质激素：激素是血管炎的基础治疗药物，常用地塞米松、甲泼尼龙、醋酸泼尼松等药物治疗。

2. 免疫抑制剂：单用糖皮质激素疗效不佳者可合用免疫抑制剂，能增强疗效。常用的免疫抑制剂有甲氨蝶呤、环磷酰胺、硫唑嘌呤、吗替麦考酚酯、环孢素、他克莫司等。

3. 对症治疗：可遵医嘱给予周围血管扩张药、改善微循环药物、抗血小板药物、降压药等，能部分改善因血管狭窄较明显所致的临床症状。

4. 生物制剂：如利妥昔单抗、依那西普等。

5. 其他：有急进性肾、肺部损害和病情危重者可进行血浆置换、免疫吸附、静脉注射大剂量免疫球蛋白等治疗。

【护理常规】

1.执行风湿免疫科疾病一般护理常规。

2.环境与休息：保持室内环境的清洁、干燥、通风良好，避免潮湿寒冷，外伤。急性期应卧床休息，保证睡眠充足。避免突然改变体位，预防直立性低血压的发生。

3.饮食：指导患者进食低盐、低脂、高维生素、易消化的饮食，禁烟、酒。

4.症状护理

（1）发热护理：观察体温变化，多饮水（＞2500 mL/d），保证水电解质平衡，必要时物理降温或药物降温。

（2）上呼吸道护理：保持口腔清洁干燥，加强漱口。鼻部病变者不可用手抠鼻及用力擤鼻涕。

（3）肺部护理：协助患者拍背以促进排痰，观察有无咯血或痰中带血，有呼吸困难可吸氧，必要时做血气分析。

（4）肾脏护理：指导患者进食肾病饮食（优质蛋白，低磷饮食），记录24 h出入液量，观察水肿程度，部位。定时监测血压，尿素氮，肌酐等指标。

（5）皮肤护理：有皮疹时避免用手挤压，每天用温水清洁皮肤，避免用肥皂等刺激性洗涤用品。

（6）神经系统护理：观察患者神志状态，避免紧张情绪。

5.病情观察：密切观察生命体征、意识、皮肤、呼吸道及重要脏器损害情况。

6.用药护理：详见第五篇风湿科常用药物的护理。

7.心理护理：安慰患者，消除顾虑，耐心讲解疾病的临床特点、病情及预后等相关知识，树立战胜疾病的信心。

【健康宣教】

1.遵医嘱服药，不可随意增减药量或擅自停药。长期服用激素注意补钙，学会自我观察药物的副作用，要定期监测血常规、尿常规、血沉、肝肾功能、免疫功能等相关指标。

2. 饮食：多食高蛋白、高维生素、低脂饮食，忌食辛辣、烟酒等刺激性食物。

3. 适度运动，如步行、跑步及游泳等，30～60 min/d，循序渐进，注意劳逸结合。

4. 避免各种感染和外伤，注意个人卫生，预防感冒，尽量少去公共场所。

5. 定期门诊复查，告知患者如出现发热、流涕、皮疹等不适症状，及时就诊。

第八节　大动脉炎护理常规

【概述】

大动脉炎（Takayasu arteritis, TA）是指累及主动脉及其主要分支的慢性非特异性炎症可引起的不同部位动脉狭窄或闭塞，少数也可引起动脉扩张或动脉瘤，出现相应部位缺血表现。本病病因未明，多认为与遗传、内分泌异常、感染后机体发生免疫功能紊乱以及细胞因子的炎症反应有关。本病好发于亚洲、中东地区，西欧与北美少见。年轻女性多见，发病年龄多为5～45岁，约90%的患者在30岁以内发病。

【临床表现】

起病时可有全身不适、易疲劳、发热、食欲不振、多汗、体重下降等全身症状和血管狭窄或闭塞后导致的组织或器官缺血症状。根据受累动脉的不同，临床常见类型如下：

1. 头臂动脉型：（主动脉弓综合征）颈动脉和椎动脉狭窄引起头部不同程度缺血，表现为头晕、眩晕、头痛、视物昏花、咀嚼无力等，患者可反复晕厥、抽搐、失语、偏瘫；上肢缺血可出现单侧或双侧肢体无力、发凉、酸痛、麻木。体格检查可发现颈动脉、桡动脉、肱动脉搏动减弱或消失，颈部、锁骨上、下窝可闻及血管杂音。

2. 胸腹主动脉型：下肢缺血出现双下肢无力、发凉、酸痛、易疲劳和间歇性跛行等。肾动脉开口处狭窄，因肾缺血而出现高血压、头痛、头晕。

体格检查可于背部、腹部闻及血管杂音，下肢血压低于上肢血压。

3. 广泛型：具有上述两种类型的表现与相应体征。

4. 肺动脉型：上述三型约50%的病例可同时合并肺动脉受累，尚未见单纯肺动脉受累者。临床可见心悸、气短，肺动脉瓣区可闻及杂音和第二心音亢进，晚期并发肺动脉高压。

5. 其他：累及冠状动脉开口处，可出现心绞痛、甚至心肌梗死。累及肠系膜动脉可有腹痛等腹部症状。

【治疗】

1. 糖皮质激素：常用地塞米松、甲泼尼龙、醋酸泼尼松等药物治疗。

2. 免疫抑制剂：单用糖皮质激素疗效不佳者可合用免疫抑制剂，常用甲氨蝶呤、环磷酰胺、硫唑嘌呤、雷公藤总苷等。

3. 对症治疗：可用周围血管扩张药、改善微循环药物、抗血小板药物、降压药等。

4. TNF-α 拮抗剂：如依那西普、英夫利昔单抗。

5. 其他免疫调节剂：白介素-2，维A酸等。

6. 手术治疗：对静止期患者因重要血管狭窄、闭塞，影响脏器供血，可考虑手术治疗，如介入治疗、人工血管重建术、内膜血栓清除术、肾切除术、血管搭桥术等。

【护理常规】

1. 执行风湿免疫科疾病一般护理常规。

2. 环境与休息：室内环境清洁，通风良好，避免潮湿寒冷和外伤。急性期应卧床休息，保证睡眠充足。

3. 饮食：指导患者进食低盐、低脂、高维生素、易消化的饮食，禁烟酒。

4. 症状护理

（1）头昏、眩晕：病人避免突然改变体位，加强安全宣教，防止跌倒、坠床等意外发生。

（2）视力障碍：监测视力，常用物品放于易取处，协助生活护理。

（3）患肢护理：采取舒适体位，注意保暖，可局部按摩，避免强冷、强热刺激（如热水袋，热水浴）。上肢受累者，避免持续性活动；下肢受累者，避免下蹲、交叉腿及长时间行走。

（4）肺动脉高压：注意观察呼吸、面色、口唇、甲床颜色，有无心律失常等。有呼吸困难者，取半卧位、吸氧。

5. 病情观察：密切观察生命体征变化，每日定时测血压、比较患肢与正常肢体的脉压差、皮温、桡/足背动脉搏动及肢体活动情况。注意观察重要脏器缺血情况，并给予相应处理。

6. 用药护理：详见第五篇风湿科常用药物的护理。

7. 心理护理：安慰患者，消除顾虑，耐心讲解疾病的临床特点、病情及预后等相关知识，树立战胜疾病的信心。

【健康指导】

1. 遵医嘱服药，不可随意增减药量或擅自停药。学会自我观察药物的副作用，定期监测血常规、尿常规、血沉、肝肾功能、免疫功能等相关指标。

2. 饮食：指导患者进食低盐、低脂、高维生素、易消化饮食，禁烟酒。

3. 适度运动，运动方法：Buerger运动（图3–1–8–1）。

（1）平卧位，抬高患肢45° 以上，维持2~3 min。

（2）坐位，双足自然下垂，足跟踏地。做足背屈、跖屈和左右摆动运动；足趾向上翘并尽量伸开，再往下收拢，每一组动作持续3 min。

（3）恢复平卧姿势，双腿平放盖被保暖，休息5 min。抬高足趾、足跟运动十次，完成运动。

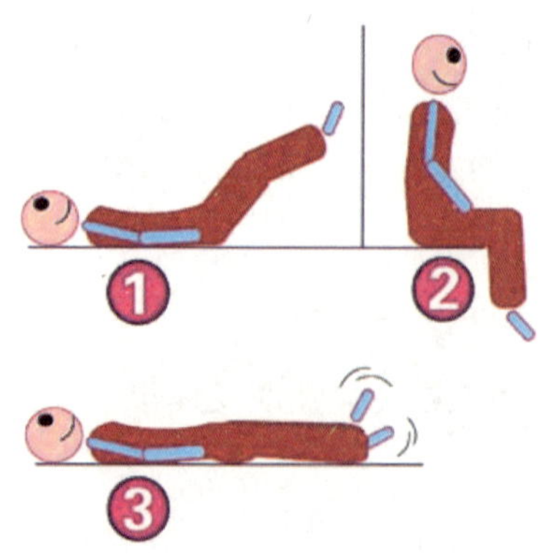

图 3–1–8–1　Buerger 运动

4. 避免各种感染和外伤，预防感冒，尽量少去公共场所等。

5. 定期门诊复查，告知患者如出现晕厥、肢体无力等不适症状时，应当及时就诊。

第九节 显微镜下多血管炎护理常规

【概述】

显微镜下多血管炎（microscopic polyangitis, MPA）是一种主要累及小血管（小动脉、微小动脉、微小静脉和毛细血管）的系统性血管炎，常见受累器官为肾脏和肺，临床上以坏死性肾小球肾炎及肺毛细血管炎常见。本病男性多见，男女比约1.8：1，多在50~60岁发病。

【临床表现】

1. 多数患者有全身症状，如发热、关节痛、肌痛、皮疹、乏力、食欲减退和体重下降。

2. 肾脏表现：78%患者有肾脏受累，表现为镜下血尿、红细胞管型尿、蛋白尿，不经治疗可出现肾功能不全。

3. 呼吸系统：50%患者肺脏受累，可见肺部浸润结节等，表现为咯血，上呼吸道症状少见。

4. 神经系统：57.6%患者神经系统受累，最常累及腓神经、桡神经、尺神经等。表现为受累神经分布区麻木和疼痛，继而发生运动障碍。

5. 皮肤表现：患者表现为局部红斑、斑丘疹、红色痛性结节、湿疹和荨麻疹等。

【治疗】

1. 糖皮质激素：常用地塞米松、甲泼尼龙、醋酸泼尼松等药物治疗。

2. 免疫抑制剂：常用甲氨蝶呤、环磷酰胺等药物治疗。

3. 静脉丙种球蛋白：在合并感染、体弱、病重等情况可单用或合用。

4. 免疫吸附：应用特异性抗原结合树脂，吸附患者血清中相应的ANCA。

【护理常规】

1. 执行风湿免疫科疾病一般护理常规。

2. 环境与休息：保持室内环境清洁、干燥，避免寒冷和潮湿，温度要适宜。急性期卧床休息，保证充足睡眠。

3. 饮食：高热量、优质蛋白、高维生素、低脂肪、易消化饮食。

4. 症状护理

（1）肾脏护理：卧床休息，避免剧烈运动，限制水钠盐摄入，定期测量体重，观察尿色、尿量。

（2）肺脏护理：保持呼吸道通畅，鼓励患者咳嗽排痰。不易咳出时给予雾化吸入。注意观察体温、脉搏、呼吸、血压变化，预防上呼吸道感染。

（3）神经系统护理：卧床休息，协助生活护理，注意安全护理，防止跌倒烫伤。

（4）皮肤护理：避免用手挤压抓挠、避免阳光直射、避免使用刺激性皂液，防止皮肤外伤，保持皮肤清洁干燥，防寒保暖。

5. 病情观察：密切观察意识、生命体征及重要脏器受累情况。

6. 用药护理：详见第五篇风湿科常用药物的护理。

7. 心理护理：安慰患者，消除顾虑，耐心讲解疾病的临床特点、病情及预后等相关知识，树立战胜疾病的信心。

【健康宣教】

1. 遵医嘱服药，不可随意增减药量或擅自停药。学会自我观察药物的副作用，要定期监测血常规、血沉、肝肾功能、免疫功能等相关指标。

2. 指导患者进食低盐、低脂、优质蛋白、高维生素、易消化的饮食，禁烟酒，忌食辛辣刺激性食物。

3. 适度运动，如步行、跑步及游泳等，30～60 min/d，循序渐进，注意劳逸结合。

4. 避免各种感染和外伤，预防感冒。

5. 定期门诊复查，告知患者如出现关节疼痛、血尿、蛋白尿等不适症状及时就诊。

第十节　肉芽肿性多血管炎护理常规

【概述】

肉芽肿性多血管炎（granulomatosis with polyangiitis, GPA）是一种坏死性肉芽肿性血管炎，病变累及全身小动脉、静脉及毛细血管，上、下呼吸道及肾最常受累。原来称韦格纳肉芽肿（Wegener granulomatosis, WG）。病因未明，目前认为主要与感染源（病毒、细菌感染）对血管的直接伤害和免疫异常介导的炎性反应有关。发病率为每年0.4/10万人，任何年龄均可发病，30~50岁多见，男女比例1.6∶1。

【临床表现】

1. 早期表现：发热、全身不适、体重减轻、关节痛和肌痛等。

2. 特异性表现

（1）上呼吸道：70%以上患者的上呼吸道最先受累，表现为慢性鼻炎、鼻窦炎，症状有鼻塞、鼻窦部疼痛、脓性或血性鼻腔分泌物。病情加重时可见鼻咽部溃疡、鼻咽部骨与软骨破坏引起鼻中隔或软腭穿孔，甚至“鞍鼻”畸形。气管受累常导致气管狭窄。

（2）肺：肺部病变见于70%~80%的患者，可致咳嗽、咯血、胸痛和呼吸困难，约34%的患者出现迁移性或多发性肺病变，X线检查可见中下肺野结节和浸润，有的呈空洞，亦可见胸腔积液。

（3）肾脏：约70%~80%的患者在病程中出现不同程度的肾小球肾炎，表现为血尿、蛋白尿、细胞管型，重者可因进行性肾病变导致肾衰竭。

（4）其他：眼病变表现为结膜炎、角膜炎、巩膜炎、葡萄膜炎及视神经病变，15%~20%的患者眼球突出。可因咽鼓管阻塞致中耳炎，可见脓性分泌物，神经性耳聋和传导障碍。皮肤病变可见紫癜、溃疡、疱疹和皮下结节等。心脏受累可见心包炎、心肌炎和冠状动脉炎。病程中约25%~50%的患者可出现神经系统损害，表现为单神经炎、末梢神经炎、癫痫发作或精神异常。

【治疗】

1. 糖皮质激素：常用地塞米松、甲泼尼龙、醋酸泼尼松等药物治疗。

2. 免疫抑制剂：环磷酰胺是治疗本病首选的免疫抑制剂，对环磷酰胺不能耐受者可选用甲氨蝶呤。上述疗效不佳者可试用环孢素、硫唑嘌呤、麦考酚吗乙酯、雷公藤总苷等。

3. 经常规治疗效果不佳或无效，可考虑使用生物制剂如利妥昔单抗等。

【护理常规】

1. 执行风湿免疫科疾病一般护理常规。

2. 环境与休息：保持室内环境的清洁、干燥、通风良好，避免潮湿寒冷，外伤。急性期应卧床休息，保证睡眠充足。

3. 饮食：指导患者进食低盐、低脂、高维生素、优质蛋白、易消化的饮食，禁烟、酒及生冷、粗糙食物。

4. 症状护理

（1）发热护理：观察体温变化，多饮水，保证水电解质平衡，必要时物理降温或药物降温。

（2）上呼吸道：保持口腔清洁干燥，加强漱口；鼻部病变不可用手抠鼻及用力擤鼻涕；如鼻出血严重，可用油纱条填塞止血，局部冰敷。

（3）肺部护理：观察有无咯血或痰中带血，指导患者拍背促进排痰，有呼吸困难可吸氧，必要时做血气分析。

（4）肾脏护理：指导患者肾病饮食（限制蛋白质摄入，控制在0.6～0.8 g/kg·d，限制钾、磷，尿少者应限制水摄入，钠控制在2 g/d），记录24 h尿量，定时监测血压。

（5）皮肤护理：有皮疹时避免用手挤压，每天用温水清洁皮肤，避免用肥皂等刺激性洗涤用品。

（6）眼部受累者保持眼部清洁，用眼药水或眼药膏治疗时，注意保持双手清洁，药水不可触及睫毛，以防损伤角膜及感染。

5. 病情观察：密切观察生命体征、意识、眼、鼻及重要脏器损害情况。

6. 用药护理：详见第五篇风湿科常用药物的护理。

7. 心理护理：安慰患者，消除顾虑，耐心讲解疾病的临床特点、病情及预后等相关知识，树立战胜疾病的信心。

【健康宣教】

1. 遵医嘱服药，不可随意增减药量或擅自停药。学会自我观察药物的副作用，要定期监测血常规、尿常规、血沉、肝肾功能、免疫功能等相关指标。

2. 饮食：忌食辛辣、烟酒等刺激性食物，多食优质蛋白、高维生素、低脂饮食。

3. 适度运动，如步行、跑步及游泳等，30~60 min/d，循序渐进，注意劳逸结合。

4. 避免各种感染和外伤，注意个人卫生，预防感冒，尽量少去公共场所。

5. 定期门诊复查，告知患者如出现发热、流脓涕、咳嗽、咯血等不适症状，及时就诊。

第十一节　嗜酸性肉芽肿性多血管炎护理常规

【概述】

嗜酸性肉芽肿性多血管炎（eosinophilic granulomatosis with polyangiitis, EGPA）是以过敏性哮喘、嗜酸性粒细胞增多、发热和全身性肉芽肿血管炎为特征的疾病。原来称变应性肉芽肿血管炎、Churg-Strauss综合征。病因不明，属于变态反应性疾病，任何年龄男女均可发病，30~40岁多见，男女比为1.3：1。

【临床表现】

1. 早期表现：发热、全身不适、体重减轻等，常出现多种过敏性疾病的症状。

2. 特异性表现：呼吸道过敏反应，如：过敏性鼻炎、鼻窦炎、支气管哮喘等。

3. 皮肤：表现为皮下结节、瘀斑、紫癜或溃疡。

4. 周围神经病变：单神经或多神经病变。

5. 心脏表现如：心包积液、心肌病及心肌梗死虽不常见，却占死亡原因的50%以上。

6. 肾脏表现：镜下血尿、蛋白尿，可自行缓解。

7. 消化系统表现：腹部器官缺血或梗死所致腹痛、腹泻、腹部包块。

【治疗】

1. 糖皮质激素：常用地塞米松、甲泼尼龙、醋酸泼尼松等药物治疗。

2. 免疫抑制剂：常用甲氨蝶呤、环磷酰胺等药物治疗。

3. 其他：经常规治疗效果不佳或无效，可考虑使用生物制剂，血浆置换和血浆吸附治疗。

【护理常规】

1. 执行风湿免疫科疾病一般护理常规。

2. 环境与休息：保持室内环境的清洁、干燥、通风良好，避免潮湿寒冷。急性期应卧床休息，保证睡眠充足（6~8 h/d）。

3. 饮食：指导患者进食低盐、低脂、优质蛋白、高维生素、易消化的饮食，禁烟、酒。

4. 症状护理

（1）发热护理：观察体温变化，多饮水（>2500 mL/d），保证水电解质平衡，必要时物理降温或药物降温。

（2）上呼吸道护理：保持口腔清洁干燥，加强漱口；鼻部病变不可用手抠鼻及用力擤鼻涕。

（3）肺部护理：观察有无咯血或痰中带血，指导患者拍背促进排痰，有呼吸困难可吸氧，必要时做血气分析。

（4）肾脏护理：指导患者肾病饮食（限制蛋白质摄入，控制在0.6~0.8 g/kg·d，限制钾、磷，尿少者应限制水摄入，钠控制在2 g/d），记录24 h尿量，定时监测血压。

（5）皮肤护理：有皮疹时避免用手挤压，每天用温水清洁皮肤，避免用肥皂等刺激性洗涤用品。

5. 病情观察：密切观察生命体征、意识、皮肤、呼吸道及重要脏器损害情况。

6. 用药护理：详见第五篇风湿科常用药物的护理。

7. 心理护理：安慰患者，消除顾虑，耐心讲解疾病的临床特点、病情及预后等相关知识，树立战胜疾病的信心。

【健康宣教】

1. 遵医嘱服药，不可随意增减药量或擅自停药。学会自我观察药物的副作用，要定期监测血常规、尿常规、血沉、肝肾功能、免疫功能等相关指标。合理应用药物，预防发生药物性过敏反应，尤其对高敏体质人群，更应注意避免各种致敏因素。（如粉尘、花草、螨虫等）。

2. 有呼吸道过敏反应者，可做鼻保健操（图3–1–11–1）。如揉迎香穴、鼻通穴、印堂穴、捏鼻、擦鼻翼各1～2 min，每日早晚各一次。

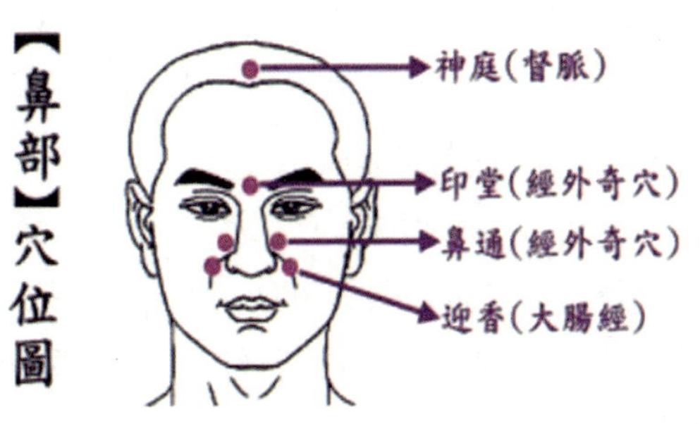

图 3–1–11–1 鼻保健操

3. 饮食：多食优质蛋白、高维生素、低脂饮食，禁烟酒，忌食辛辣刺激食物。

4. 适度运动，如瑜伽、太极拳等，30～60 min/d，循序渐进，以微微出汗为佳，注意劳逸结合。

5. 避免各种感染和外伤，注意个人卫生，有呼吸道过敏反应者可用冷水清洗鼻腔，预防感冒，最好不使用空调冷气，尽量少去公共场所。

6. 门诊复查，告知患者如出现发热、流涕、皮疹等不适症状，及时就诊。

第十二节　巨细胞动脉炎护理常规

【概述】

巨细胞动脉炎（giant cell arteritis, GCA）又称颞动脉炎，是一种病因未明的中动脉和大动脉血管炎，常累及一个或多个颈动脉分支，尤其是颞动脉，典型表现呈颞侧头痛、间歇性下颌运动障碍和视力障碍三联征。本病多见于老年人，50岁以上人群发病率为0.49～27.3/10万。女性发病明显高于男性，约为2～4∶1。

【临床表现】

GCA发病年龄在50岁以上，起病多缓慢，有时突然发病。

1. 全身症状：可有发热、乏力、纳差、体重减轻、关节肌肉疼痛等。

2. 特异性症状：70%的患者表现为特异性头痛，一侧或双侧颞部头痛，头皮触痛，局部可有红斑，颞浅动脉增粗变硬（图3-1-12-1），呈结节状，有压痛，偶尔枕后、颜面及耳后动脉亦可受累。30%的患者有头颈动脉缺血症状，表现为视力障碍、复视、眼肌麻痹，甚至失明，听力减退，眩晕，颞颌部间歇性运动障碍（长时间咀嚼或谈话时，患侧颞颌部明显疼痛、无力，休息后可消失）。

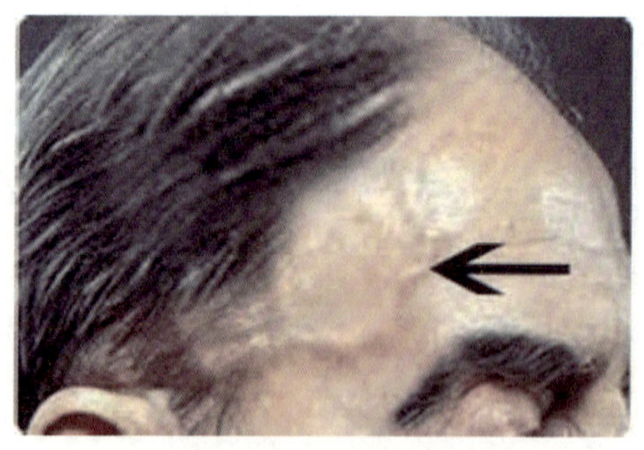

图 3-1-12-1　颞浅动脉增粗变硬

3. 神经系统：由于颈动脉和椎动脉病变导致的发作性中风、脑缺血、偏瘫、脑血栓。也可出现单神经炎、周围多神经炎及上下肢末梢神经炎等。

4. 心血管系统：可累及锁骨下动脉、腋动脉、肱动脉、冠状动脉、腹主动脉、胸主动脉、股动脉等。

5. 其他：40%~60%患者伴有风湿性多肌痛，表现为颈部、肩胛带、骨盆带肌肉酸痛和晨僵，但肌压痛及肌力减弱不显著，肌活检、肌酶谱、肌电图均正常，有别于多发性肌炎。

【治疗】

1. 糖皮质激素：常用地塞米松、甲泼尼龙、醋酸泼尼松等药物治疗。

2. 免疫抑制剂：常用甲氨蝶呤、环磷酰胺、硫唑嘌呤等药物治疗。

3. 对症治疗：非甾体抗炎药可控制肌肉疼痛及头痛。

4. 其他免疫调节剂：白介素-2、西罗莫司、维A酸等。

【护理常规】

1. 执行风湿免疫科疾病一般护理常规。

2. 环境与休息：保持室内环境的清洁、干燥、通风良好，避免潮湿寒冷。疾病活动期应卧床休息，减少活动，避免体位突然变动而加剧头痛、头晕及血压改变，还要保证充足的睡眠。

3. 饮食：指导患者进食高维生素、低脂、易消化的饮食，禁烟、酒，避免过冷或过热的食物。

4. 症状护理

（1）发热护理：观察体温变化，多饮水，保证水电解质平衡，根据情况选择物理降温或药物降温；做好口腔及皮肤护理。

（2）头痛护理：评估头痛发作的频率、程度、性质、持续时间及缓解方法，保持病房安静、舒适，减少刺激。教会患者放松的方法：如听音乐、看杂志、做深呼吸等，必要时遵医嘱使用止痛药。

（3）眼部护理：评估患者有无视力障碍，复视、眼睑下垂、斜视等眼肌麻痹等症状，加强安全宣教，避免意外发生。

（4）下颌运动障碍护理：忌食生冷食物、忌咀嚼硬物，尽量减少开口说话，防止寒凉刺激，轻揉患侧颞部，加强局部血液循环。

4. 病情观察：密切观察生命体征、意识及重要脏器缺血情况。

5. 用药护理：详见第五篇风湿科常用药物的护理。

6. 心理护理：安慰患者，消除顾虑，耐心讲解疾病的临床特点、病情及预后等相关知识，树立战胜疾病的信心。

【健康指导】

1. 遵医嘱服药，不可随意增减药量或擅自停药。注意药物副作用的观察，要定期检测肝肾功能相关指标。

2. 饮食：忌食辛辣、烟酒等刺激性食物，多食低脂、高热量、高蛋白、高维生素饮食。

3. 运动：应当适度运动，循序渐进，注意劳逸结合，有视力障碍者，应当加强安全防护，避免跌倒等意外的发生。

4. 避免各种感染和外伤，注意个人卫生，保持皮肤清洁。预防感冒，尽量少去公共场所等。

5. 定期门诊复查，告知患者如出现发热、头痛、视力障碍等症状时，应及时就诊。

第十三节　结节性多动脉炎护理常规

【概述】

结节性多动脉炎（polyarteritis nodosa, PAN）是由中、小动脉出现炎性渗出及增生形成节段性结节的坏死性血管炎。迄今病因和发病机制不清，可能与病毒、细菌感染有关。PAN可累及任何器官，但以皮肤、关节、外周神经、胃肠道和肾受累最常见。此病可发生于任何年龄段，以40~60岁多见，男女发病比例约2~3：1。

【临床表现】

1. 全身症状：可有发热、周身不适，食欲减退，体重下降等。

2. 皮肤表现：血管性紫癜、结节性红斑样皮肤结节（图3-1-13-1）、网状青斑（3-1-13-2）、远端指（趾）缺血或坏死（图3-1-13-3）及雷诺现象（图3-1-13-4）。

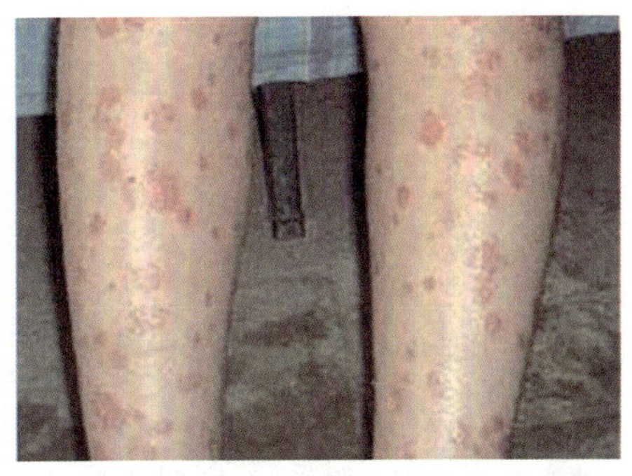

图 3-1-13-1　结节性红斑

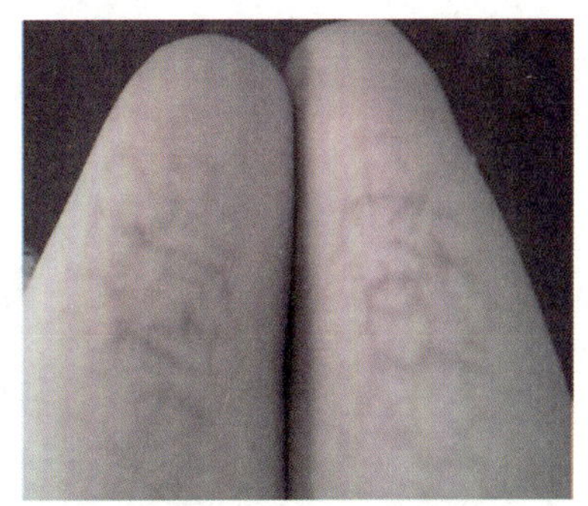

图 3-1-13-2　网状青斑

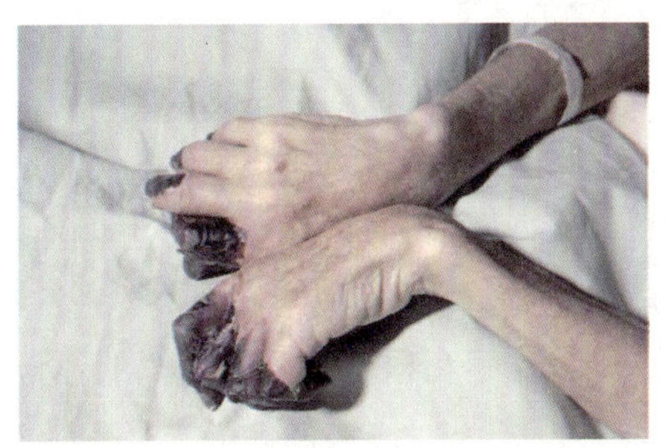

图 3-1-13-3　远端指（趾）缺血或坏死

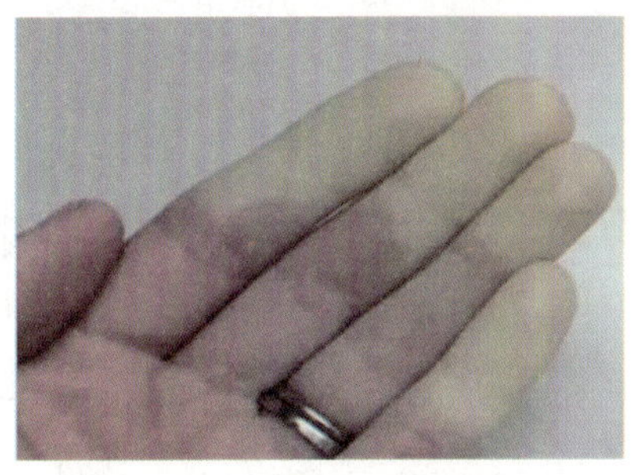

图 3-1-13-4　雷诺现象

3. 关节、肌肉：患者可有关节炎、关节疼痛、肌痛和间歇性跛行。

4. 神经系统：以外周神经受累为主，偶有脑组织血管炎。外周神经表现为多发性单神经炎和多神经炎。根据受累的神经部位不同而出现不同症状，如肢体感觉异常、腕下垂、足下垂等。

5. 肾脏：患者可出现不同程度的肾损伤，表现为较严重的高血压及轻到中度的氮质血症、蛋白尿、血尿及肾的多发性梗死。

6. 胃肠道：腹痛、腹泻、恶心、呕吐、肠梗死和穿孔、胃肠道出血、肝功能异常等。

7. 心脏：心脏扩大、心律失常、心绞痛，甚至发生心肌梗死、心力衰竭。

8. 其他：睾丸疼痛或硬结肿胀，肺部很少受累。

【治疗】

1. 糖皮质激素：常用地塞米松、甲泼尼龙、醋酸泼尼松等药物治疗。

2. 免疫抑制剂：常用甲氨蝶呤、环磷酰胺、硫唑嘌呤、来氟米特、环孢素A、苯丁酸氮芥等药物治疗。

3其他治疗：静脉注射免疫球蛋白，血浆置换等。

4.抗凝治疗：用于血栓形成的患者，常用阿司匹林、双嘧达莫等药物。

【护理常规】

1.执行风湿免疫科疾病一般护理常规。

2.环境与休息：保持室内环境的清洁、干燥、通风良好，避免潮湿寒冷。疾病活动期应卧床休息，保证充足的睡眠。

3.饮食：指导患者进食蔬菜、水果等高维生素、低脂、易消化的饮食，应禁烟、酒、浓茶、咖啡等。

4.症状护理

（1）发热护理：观察体温变化，多饮水，保证水电解质平衡，根据情况选择物理降温或药物降温，如出现高热，应密切观察是否出现中毒性巨结肠、大出血、穿孔等并发症；还应做好口腔及皮肤护理。

（2）疼痛护理：评估疼痛的性质、持续时间和程度。采取合适的体位，病情允许情况下可适当加以按摩，放松肌肉以达到减轻疼痛的目的，必要时遵医嘱给予镇痛药物。症状缓解后进行功能锻炼，防止肌肉萎缩，指导患者肢体处于功能位，预防足下垂等现象。

（3）皮肤护理：有皮疹时避免用手挤压、抓挠。穿着柔软宽松的衣物及鞋袜。避免用肥皂等刺激性的洗涤用品，避免皮肤过冷或过热的刺激。密切观察皮肤的情况，如出现瘀斑，发黑，局部严重缺血缺氧，需警惕出现坏死的情况。

（4）神经系统受累：做好安全防护，防止跌倒意外发生。

（5）肾性恶性高血压：严密监测血压变化，遵医嘱给予药物控制血压。

5.病情观察：密切观察病情变化，尽早识别并动态观察多器官累及的病情变化，以增加治疗的预见性。

6.用药护理：详见第五篇风湿科常用药物的护理。

7.心理护理：安慰患者，消除顾虑，耐心讲解疾病的临床特点、病情及预后等相关知识，树立战胜疾病的信心。

【健康指导】

1.遵医嘱服药，不可随意增减药量或擅自停药。学会自我观察药物的副作用，要定期监测血常规、尿常规、血沉、肝肾功能、免疫功能等相关指标。

2. 饮食：忌食辛辣、刺激性食物和禁烟酒等，多食高蛋白、高维生素、低脂饮食。

3. 适度运动，如步行、跑步及游泳等，30~60 min/d，循序渐进，注意劳逸结合。

4. 避免各种感染和外伤，注意个人卫生，预防感冒，尽量少去公共场所。

5. 定期门诊复查，告知患者如出现发热、肢体感觉异常、高血压等症状时，应及时就诊。

第十四节　贝赫切特病护理常规

【概述】

贝赫切特病（Behcet disease, BD），又称白塞病，是一种以口腔和外阴溃疡、眼炎及皮肤损害为临床特征，并累及多个系统的慢性疾病。目前病因未明，有一定遗传易感性，与HLA-B5及其相关的B51亚型有关。发病率在不同地区差别较大，我国北方高于南方地区，中青年多见，发病年龄25~35岁，男女比为0.77：1。本病根据其内脏系统的损害不同而分为血管型、神经型、胃肠型等。

【临床表现】

1. 基本症状

（1）口腔溃疡（图3-1-14-1）：每年发作至少3次，好发于颊黏膜、舌缘、唇、软腭等处，大多不留瘢痕。本症状见于98%以上的患者，多为首发症状，是诊断本病最基本而必需的症状。

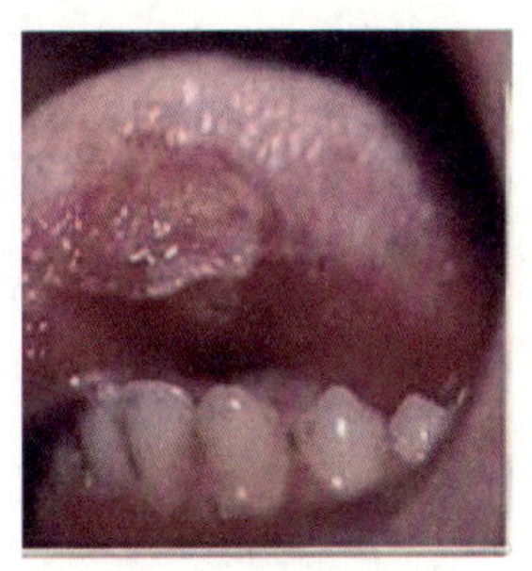
图 3-1-14-1　口腔溃疡

（2）外阴溃疡：与口腔溃疡性状基本相似，只是出现的次数较少，数目亦少。常出现在女性患者的大、小阴唇，其次为阴道，在男性则多见于阴囊和阴茎，也可以出现在会阴或肛门周围，见于约80%的患者。

（3）皮肤病变：约95%的患者有皮肤病变。以结节性红斑最多见，亦可见假性毛囊炎、痤疮样毛囊炎、浅表栓塞性静脉炎等。针刺皮肤有过敏反应，用消毒针刺皮肤会出现小丘疹或脓疱。

（4）眼炎（图3-1-14-2）：最常见的眼部病变是葡萄膜炎，眼炎的反复发作可致视力障碍甚至失明。男性合并眼炎明显多于女性患者，眼炎可先后累及双侧，出现眼炎4年后，50%以上的患者有较严重的视力障碍。

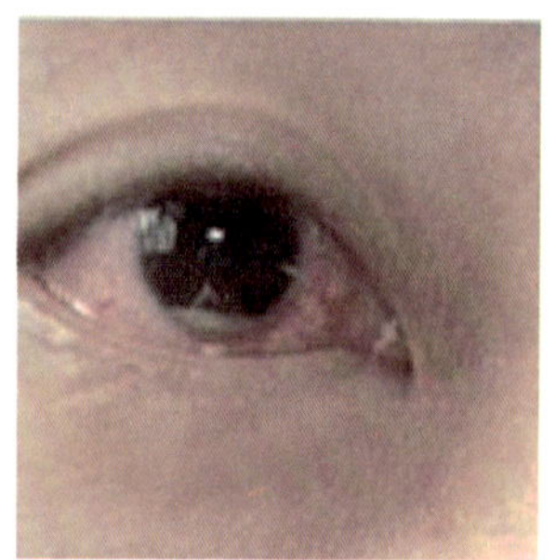

图 3-1-14-2　眼炎

2. 系统性症状

（1）消化道：可引起整个消化道和黏膜溃疡，回盲部受累最多见。可表现为腹痛、腹胀、恶心、呕吐、重者合并消化道出血、肠穿孔、腹膜炎等。

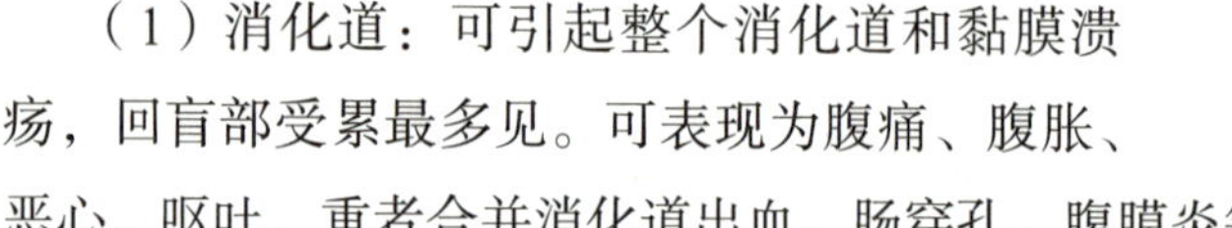

（2）神经系统：病情严重，危害性大，表现多样化。反复发作的阵发性头痛最常见，亦可有记忆力减退、癫痫、偏瘫、精神异常等。神经病变的复发率和死亡率都很高，约77%的患者经治疗病情缓解，但仍遗有后遗症，死亡多出现在神经系统发病的一到两年内。

（3）心血管系统：大、中、小动脉均可有血管炎，当脑动脉狭窄时，患者会出现头晕、头痛；冠状动脉狭窄时出现心肌缺血，甚至心梗；肾动脉狭窄时出现肾性高血压。

（4）其他：可有发热、关节肿痛、咯血、胸痛、血尿、蛋白尿、附睾炎等。

【治疗】

1. 局部治疗

糖皮质激素的局部应用：

（1）口腔或外阴溃疡者可涂抹糖皮质激素软膏。

（2）前葡萄膜炎给予眼药水或眼药膏治疗。

2. 系统性治疗

（1）糖皮质激素：常用地塞米松、甲泼尼龙、醋酸泼尼松等药物治疗。

（2）非甾体抗炎药：塞来昔布、依托考昔、洛索洛芬钠等主要对关节炎的炎症有效。

（3）秋水仙碱：对关节病变及结节性红斑有效，对口腔溃疡也有一定疗效。

（4）沙利度胺：对皮肤病变、黏膜溃疡，特别是口腔溃疡有疗效。妊娠期妇女禁用。

（5）免疫抑制剂：常用硫唑嘌呤、甲氨蝶呤、环磷酰胺、环孢素、雷公藤多苷等。

（6）生物制剂：肿瘤坏死因子拮抗剂如：恩利、益赛普、强克。

3. 手术

有动脉瘤者应结合临床而予以切除。

【护理常规】

1. 执行风湿免疫科疾病一般护理常规。

2. 环境与休息：保持室内环境的清洁、干燥、通风良好，避免潮湿寒冷，外伤。急性期应卧床休息，保证睡眠充足。

3. 饮食：指导患者进食低盐、低脂、高蛋白、高维生素、易消化的饮食，避免辛辣刺激性食物、禁烟、酒。

4. 症状护理

（1）口腔护理：保持口腔清洁，用软毛牙刷刷牙，可用益口漱口液或康复新液漱口。如有感染可用庆大霉素和（或）制霉菌素交替漱口。

（2）眼部护理：保持眼部清洁，用眼药水或眼药膏治疗时，注意保持双手清洁，药水不可触及睫毛，以防损伤角膜及感染。

（3）外阴护理：每日温水清洗外阴部，保持局部清洁干燥，可用1：5000高锰酸钾溶液坐浴，局部可外涂溃疡软膏及糖皮质激素软膏。选择宽松柔软的纯棉内裤，并用开水烫洗或在阳光下暴晒。

（4）皮肤护理：保持皮肤清洁，皮肤破溃时，按外科无菌伤口处理。提高穿刺成功率，避免同时多点穿刺，降低针刺反应。

5. 病情观察：密切观察生命体征、意识、口腔及外阴溃疡、腹痛及重要脏器损害情况等。

6. 用药护理：详见第五篇风湿科常用药物的护理。

7. 心理护理：安慰患者，消除顾虑，耐心讲解疾病的临床特点、病情及预后等相关知识，树立战胜疾病的信心。

【健康指导】

1. 遵医嘱服药，不可随意增减药量或擅自停药。学会自我观察药物的副作用，要定期监测血常规、尿常规、血沉、肝肾功能、免疫功能等相关指标。

2. 饮食：多食高蛋白、高维生素、低脂、易消化的食物，禁烟酒及忌食辛辣刺激性食物。

3. 适度运动，如步行、跑步及游泳等，30～60 min/d，循序渐进，注意劳逸结合。

4. 避免各种感染和外伤，预防感冒，尽量少去公共场所。

5. 定期门诊复查，告知患者如出现口腔及外阴溃疡、视力障碍等不适症状，及时就诊。

第十五节　抗磷脂综合征护理常规

【概述】

抗磷脂综合征（antiphospholipid syndrome, APS）是由体内多种抗磷脂成分与磷脂结合蛋白的抗体引起的一种获得性易栓症，主要表现为动静脉血栓形成、习惯性流产、死胎和（或）血小板减少，伴有抗磷脂抗体（aPLs）或狼疮抗凝物持续高效价阳性。病因未明，目前认为与aPLs介导的血栓形成机制有关。其病理特点为非炎性、节段性、阻塞性血管病变。多见于年轻人，男女发病比率为1：9，女性中位年龄为30岁。

【临床表现】

1. 反复的动静脉血栓形成，如果下肢血管栓塞可以出现间歇性跛行或坏疽。颅内血管受累可有脑静脉窦血栓形成、舞蹈症、脑卒中等。

2. 病态妊娠：习惯性流产、早产、子痫、胎死宫内等。

3. 部分患者可发生血小板减少、网状青斑、溶血性贫血、心脏瓣膜病变、偏头痛等。

【治疗】

根据不同的临床表现采取相应的治疗措施。APS合并血栓给予抗凝治疗。灾难性APS肝素抗凝为主，同时可使用大剂量的糖皮质激素加血浆置换或静脉丙种球蛋白；APS合并妊娠，根据病情轻重和既往有无血栓和病态妊娠史，可选用阿司匹林、肝素或低分子肝素或两者联用，必要时加静脉丙种球蛋白。

【护理常规】

1. 执行风湿免疫科疾病一般护理常规。

2. 环境与休息：病室清洁通风，病情活动期要卧床休息，避免剧烈活动，稳定后可适当的功能锻炼（详见第二篇第三章第一节）。避免受凉感冒。皮肤避免紫外线照射（如太阳直射、验钞机、电焊机等），注意保暖，特别是指端受累部位。

3. 饮食：宜清淡、低脂、高蛋白、高维生素饮食；多吃新鲜蔬菜、水果，防止便秘；避免食用辛辣刺激、质硬的食物。

4. 症状护理

（1）血栓栓塞的护理

1）下肢静脉血栓：避免用力排便，受累肢体抬高、制动，禁止按摩，以防血栓脱落。严密观察患肢温度、色泽及有无肿胀，测量周径并记录。下肢溶栓后要及早下床活动。

2）肺栓塞：有胸痛、呼吸困难、咯血症状时，绝对卧床休息，嘱患者避免深呼吸、咳嗽及剧烈翻动，尽快报告医生并配合抢救。给予高流量吸氧、心电监护、建立静脉通路。呼吸窘迫者行气管插管或机械通气。心搏骤停者行心肺复苏术（详见第七篇第六章急性肺栓塞）

3）脑栓塞：有嗜睡、精神萎靡时，要立即通知医生给予对症处理。对意识障碍和躁动不安的患者加强保护、避免受伤、必要时加用约束带，加强基础护理。

（2）习惯性流产的护理

1）监测生命体征。

2）流产后3 d以卧床休息为主。

3）观察阴道分泌物，清洗外阴，及时更换垫巾，防止逆行感染。

4）观察有无腹痛及内出血等症状，避免过早劳动或锻炼。

（3）血小板减少的护理：

1）患者绝对卧床，避免碰撞、剧烈咳嗽和用力排便，严密观察患者生命体征，有无出血倾向。

2）观察排泄物量及颜色，若有大出血者，遵医嘱建立静脉通道、实施配血等抢救措施。

5.用药护理

（1）常用抗血栓药物有华法林、肝素、低分子肝素和阿司匹林。

1）华法林：治疗期间应当观察患者有无出血、恶心、腹泻等，在给药过程中严密监测INR变化。

2）肝素：在用药期间应监测凝血时间或部分凝血活酶时间，以减少出血风险，如严重出血可用硫酸鱼精蛋白对抗。

3）低分子肝素：观察患者注射部位有无瘀斑、瘙痒及灼热感。

4）阿司匹林：观察有无恶心、呕吐、腹痛、可逆性耳鸣、听力下降等症状。

（2）重症患者可给予糖皮质激素、免疫抑制剂及免疫球蛋白、免疫调节药物。具体详见第五篇风湿免疫科常用药物的护理。

6.心理护理：根据患者不同的症状和心理需求，耐心讲解疾病的临床特点、治疗及预后等相关知识，减轻或消除恐惧感，积极配合治疗。

【健康指导】

1.遵医嘱服药，不可随意增减药量或擅自停药。学会自我观察药物的副作用，要定期监测血常规、凝血功能、血沉、肝肾功能、免疫功能等相关指标。

2.指导患者进食低盐、低脂、高蛋白、高维生素、易消化的饮食，禁烟酒、咖啡。

3.适度运动，如步行、跑步及游泳等，30~60 min/d，循序渐进，注意劳逸结合。

4. 注意保暖，避免潮湿、寒冷、阳光暴晒等冷热刺激，避免各种感染、外伤、精神创伤、药物等诱发因素。

5. 确诊APS的患者选择妊娠需慎重，妊娠前后的用药均要遵医嘱，妊娠期间需密切监测胎儿发育和活动情况。

第十六节　结节性脂膜炎护理常规

【概述】

脂膜即皮下脂肪层。原发于脂膜的炎症即称脂膜炎。表现为脂肪细胞的变性、坏死和炎症细胞浸润，随后出现吞噬脂肪颗粒的泡沫细胞，最后皮下脂肪层萎缩、纤维化和钙质沉着。结节性脂膜炎又称特发性小叶性脂膜炎、回归性发热性非化脓性脂膜炎（Weber-Christian综合征）。结节性脂膜炎病因不明，好发于30~50岁的女性，但也可发生于婴儿至老年的任何年龄阶段。

【临床表现】

1. 皮肤：皮下结节多见，大小不等，好发于臀部与下肢，亦可累及上臂，偶见于躯干和面部。皮肤表面呈暗红色，亦可呈正常皮肤色，带有水肿，皮下结节略高出皮面，质地较坚实，可有自发痛或触痛。常呈复发性、成批发生、对称分布。

2. 发热：通常在皮下结节出现数日后开始发热，持续时间不定，多在1~2周后逐渐下降，可伴乏力、肌肉酸痛、食欲减退。

3. 内脏损害：各种脏器均可受累，包括肝、小肠、肠系膜、大网膜、腹膜后脂肪组织、骨髓、肺、胸膜、心肌、心包、脾、肾和肾上腺等。内脏损害可与皮肤损害同时出现，也可出现在皮损后，少数病例广泛内脏受损先于皮损出现。

4. 关节疼痛：部分患者有关节疼痛，以膝、踝关节多见，呈对称性、持续性或反复性，关节局部可红肿，但不出现关节畸形。多数患者可在3~5年内逐渐缓解，预后良好。

【治疗】

目前尚无特效治疗。

1. 非甾体抗炎药（NSAIDs）：常用阿司匹林、吲哚美辛、洛索洛芬钠等药物治疗。

2. 糖皮质激素：在病情急性加重时可选用，常用醋酸泼尼松、甲泼尼龙等药物治疗。

3. 免疫抑制剂：较常用的有硫唑嘌呤、羟氯喹、沙利度胺等药物治疗。

【护理常规】

1. 执行风湿免疫科疾病一般护理常规。

2. 环境与休息：保持室内清洁通风，阳光充足。急性期应卧床休息，慢性期或病情稳定的患者可适当下床活动。

3. 饮食：易进食高热量、高维生素、清淡易消化饮食；限制钠盐的摄入（<6 g/d，包括酱油、味精、鸡精等隐形盐分的摄入），补充钾盐和钙盐。

4. 症状护理

（1）皮肤护理

1）注意保暖，避免寒冷。

2）保持皮肤清洁，温水洗漱，以温和、刺激性小的皂液清洁皮肤，涂抹润肤露，防止皮肤干燥。

3）保持皮肤完整性，避免抓挠皮肤导致皮肤破损而引起感染。

4）皮下结节疼痛明显时，可遵医嘱应用康复新液外敷，2次/d。

5）骨隆突处以软垫垫起，预防骨隆突处压疮的发生，保持床单位平整清洁。

6）皮肤活检术后，每日换药，保持伤口敷料的干燥，动态观察切口局部情况（包括红、肿、热、痛等）。

（2）发热护理

1）体温超过39℃以上时，遵医嘱给予药物降温，同时配合局部冰敷，温水或酒精擦浴等物理降温措施，对有皮肤瘀斑和血小板减少的患者，不宜采用酒精擦浴。

2）注意保暖，防止受凉，出汗后及时擦拭皮肤，更换内衣，保持皮肤干燥。

3）做好口腔护理，鼓励患者多饮水，每天1500~2000 mL。

4）密切观察体温变化，每2~4 h测体温一次，并及时记录。

（3）关节疼痛的护理

1）评估患者关节疼痛的部位、性质、持续时间，关节疼痛和活动受限的程度。

2）遵医嘱给予镇痛药物；病情允许下可适当加以按摩，热敷以放松肌肉达到减轻疼痛目的。

3）急性期卧床休息，采取合适的体位，避免疼痛关节受压。缓解期指导患者进行主动或被动关节功能锻炼。

5.病情观察

（1）密切观察病情变化，尽早识别并动态观察多器官累及的病情变化，以增加治疗的预见性。

（2）肾功能损害时患者应卧床休息，注意观察水肿、尿量的变化，准确记录24 h出入量，测量体重。水肿、尿少者限制水分、钠盐摄入（$<$2 g/d），待病情稳定后可进行适当活动。

（3）肝功能异常患者应卧床休息，减少活动，同时给予高热量、高维生素、清淡易消化饮食（烹调油$<$20 g/d）；忌饮酒及刺激性食物，避免使用对肝脏有损害的药物。定期监测肝功能。

（4）肺部受累注意患者有无唇周、指趾端发绀及呼吸困难等症状，详细观察咳嗽和咳痰的情况，记录痰量以及痰液性状，保持呼吸道通畅，及时给予氧气吸入。

（5）关节肌肉受累时，关节肿痛时减少关节的活动，保持关节的功能位置，避免受压，保持肢体温暖，维持良好的血液循环。症状控制后，鼓励患者尽早进行肢体的功能锻炼。

6.用药护理：详见第五篇风湿免疫科常用药物的护理。

7.心理护理

（1）与患者交流时，表情温和，言语自信，增加患者的信任，告之不良的心理状态会加重病情的道理。

（2）经常巡视患者，询问病情，耐心回答患者提出的问题。

（3）向患者讲解该病的相关知识，使患者对自身疾病有充分的认识和了解，鼓励患者积极配合治疗，树立战胜疾病的信心。

【健康指导】

1. 饮食：合理饮食，不宜进食提高免疫力的补品及保健品（如蜂王浆、燕窝等）。

2. 药物：遵医嘱坚持正确服药，激素是治疗本病的重要措施，激素宜早上顿服，应逐渐减量至停用，不可骤停或擅自停药，以防止症状反弹。

3. 自我监测：学会自我病情监测，病情加重时，及时就医，以避免重要脏器受损。

4. 复查：门诊随访，定期复查。

第十七节　嗜酸性筋膜炎护理常规

【概述】

嗜酸性筋膜炎（eosinophilic fasciitis, EF）是一种以弥漫性筋膜炎、高球蛋白血症和嗜酸粒细胞增多为主要特征的自身免疫性疾病。本病病因未明，66%的患者发病前有剧烈运动和过度劳累史，有些患者有创伤史或感染史以及过敏史。本病在临床上很少见，发病年龄多见于30~60岁，男性多见，发病率约为万分之一。

【临床表现】

1. 皮肤表现：早期皮肤受损可出现红肿、僵硬、水肿，水肿常为凹陷性，随着病情发展，皮肤逐渐变硬，出现橘皮样外观，50%的患者可见明显的静脉凹陷征（图3-1-17-1）。本病可出现皮肤色素缺少和色素沉着等。

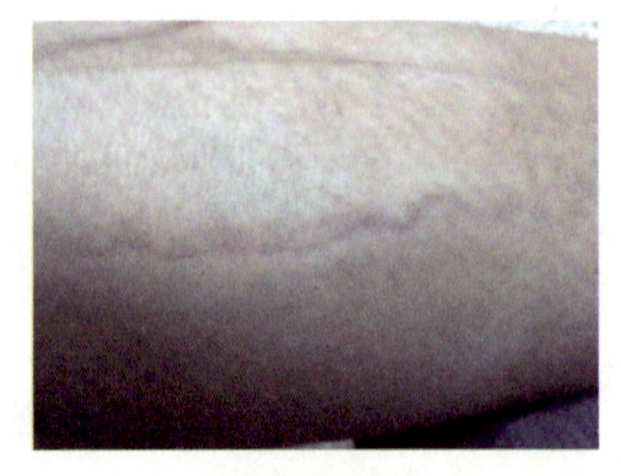

图 3-1-17-1

2. 全身症状：一般无明显全身症状，可伴肢体无力，少数患者可有关节或肌肉酸痛、乏力、低热等。

3. 关节病变：可出现腕管综合征，引起关节活动受限和神经支配区感觉异常。还会出现关节炎，大小关节均可受累，以指关节、腕关节和膝关节多见。

4. 多系统损害：可累及食管、肺、甲状腺、肝、脾、肾、骨髓、膀胱等多器官，继而出现淀粉样变、间质性肺炎、再生障碍性贫血、自身免疫性甲状腺炎等。

【治疗】

1. 糖皮质激素：常用地塞米松、甲泼尼龙、醋酸泼尼松等药物治疗。

2. 免疫抑制剂：常用甲氨蝶呤、环磷酰胺等药物治疗。

3. 对症治疗：可用止痛药、营养神经药等。

4. 其他免疫调节剂：白介素-2、维A酸等。

【护理常规】

1. 执行风湿免疫科疾病一般护理常规。

2. 环境与休息：保持室内环境清洁、干燥，避免寒冷、潮湿。急性期卧床休息，保证充足睡眠。

3. 饮食：宜进食高维生素、低脂、低胆固醇、易消化食物。

4. 症状护理

（1）皮肤护理：保持皮肤清洁干燥，避免用手抓挠、挤压，避免肥皂等刺激用品。避免冷热刺激，防止外伤，预防感染。

（2）疼痛护理：观察疼痛的性质，持续的时间和程度，取舒适体位，避免疼痛关节受压，遵医嘱给予镇痛药物，缓解期指导进行主动或被动关节功能锻炼。

5. 病情观察：密切观察患者意识，生命体征、皮肤及重要脏器受累情况。

6. 用药护理：详见第五篇风湿科常用药物的护理。

7. 心理护理：安慰患者，消除顾虑，耐心讲解疾病的临床特点、病情及预后等相关知识，树立战胜疾病的信心。

【健康指导】

1. 遵医嘱服药，不可随意增减药量或擅自停药。学会自我观察药物的副作用，要定期监测血常规、血沉、肝肾功能、免疫功能等相关指标。

2. 指导患者进食低盐、低胆固醇、高蛋白、高维生素、易消化的饮食，禁烟酒、咖啡等刺激性食物。

3. 适度运动，如步行、跑步及游泳等，30~60 min/d，循序渐进，注意劳逸结合。

4. 注意保暖，避免潮湿、寒冷、阳光暴晒等冷热刺激，避免各种感染、外伤、精神创伤等。

5. 定期门诊复查，告知患者如出现皮肤红肿、僵硬及水肿，关节疼痛等不适症状及时就诊。

第十八节　混合性结缔组织病护理常规

【概述】

混合性结缔组织病（mixed connective tissue disease, MCTD）是一种血清中有极高滴度的斑点型抗核抗体和抗nRNP抗体的结缔组织病。临床中有系统性红斑狼疮、系统性硬化症、多发性肌炎/皮肌炎及类风湿关节炎等疾病特征的临床综合征。该病病因未明，目前认为与遗传及免疫因素有关，是一种免疫功能紊乱的疾病，如抑制性T细胞缺陷，有自身抗体、高球蛋白血症、循环免疫复合物存在及组织中有淋巴细胞和浆细胞浸润等。发病年龄在4~80岁之间，女性多发，约占80%。

【临床表现】

典型的临床特征包括雷诺现象、多关节炎、手指腊肠样肿胀或指趾端硬化、食管功能障碍、肺部病变和炎症性肌病。亦可有发热、淋巴结病变、脱发、红斑、浆膜炎和心脏疾病等，但较少见。

1. 发热：不明原因发热可能是MCTD最显著的临床表现和首发症状。

2. 关节：几乎所有患者都有关节疼痛和发僵。60%患者最终发展成典型的关节炎，常伴有与RA相似的畸形，如尺侧偏斜、天鹅颈样畸形和纽扣花畸形。

3. 皮肤黏膜：雷诺现象是MCTD患者最常见和最早期的表现之一，伴手指肿胀或全手水肿。有些患者表现为狼疮样皮疹，尤其是颧部红斑和盘状红斑。亦可有颊黏膜溃疡、网状青斑、皮下结节等。

4. 肌肉病变：肌痛是MCTD常见的症状，但大多数患者无明确的肌无力、肌电图异常或肌酶的改变。

5. 心脏：20%的MCTD患者心电图不正常，最常见的改变是心律失常、右心室肥厚、右心房增大和室间传导损害。10%~30%的患者出现心包炎，是心脏受累最常见的临床表现。

6. 肺脏：85%的MCTD患者有肺部受累，早期通常没有症状。30%~50%的患者可有间质性肺病，早期有干咳、呼吸困难、胸膜炎性胸痛。

7. 肾脏：25%患者有肾脏损害，严重时发生肾衰竭。

8. 胃肠道：食管扩张、蠕动或减弱消失等。

9. 神经系统：中枢神经系统病变并不是本病显著的临床特征。头痛是常见症状，此外有多发性神经炎、无菌性脑膜炎、癫痫等。

10. 血液系统：75%的患者有贫血。白细胞减少多与疾病活动有关。

11. 其他：患者可有干燥综合征，慢性淋巴细胞性甲状腺炎和持久的声音嘶哑等。

【治疗】

1. 糖皮质激素：常用地塞米松、甲泼尼龙、醋酸泼尼松等药物治疗。

2. 免疫抑制剂：常用甲氨蝶呤、环磷酰胺等药物治疗。

3. 对症治疗：可用周围血管扩张药、改善微循环药物、抑酸保护胃黏膜、非甾体抗炎药等。

4. 免疫调节剂：白介素-2、西罗莫司、维A酸等。

5. 其他：有皮疹及光敏感者可给予羟氯喹治疗。

【护理常规】

1. 执行风湿免疫科疾病一般护理常规。

2. 环境与休息：保持室内环境的清洁、干燥、通风良好，避免潮湿、寒冷，外伤。急性期应卧床休息，保证充足睡眠。

3. 饮食：指导患者进食高热量、高蛋白、高维生素、易消化低盐饮食；有消化道症状和有吞咽困难时，则予流质饮食，必要时鼻饲；有肾功能损害时控制蛋白质摄入；禁烟酒、咖啡。

4.症状护理

（1）发热护理：多饮水及果汁，室内定时通风，监测生命体征，遵医嘱给予物理降温，观察用药后的效果及不良反应。

（2）雷诺现象护理：注意保暖，戒烟，避免情绪刺激以免加重血管收缩。

（3）皮肤受累护理：保持皮肤清洁，有皮疹者避免抓挠，预防感染；穿着柔软及保暖性强的棉质衣物；避免暴晒及冷热刺激，关节及骨突处避免因磨损引起创面，发生溃疡。

（4）关节、肌肉护理：急性期应卧床休息，遵医嘱给予非甾体抗炎药；缓解期根据病情给予理疗、热敷、按摩等以减轻疼痛；教患者使用放松技巧（听音乐，深呼吸），转移注意力，避免诱发因素。

（6）心肺受累护理：遵医嘱给予吸氧、血气分析，监测肺功能。积极预防和治疗呼吸道感染。

5.病情观察：密切观察意识、生命体征、皮肤及重要脏器受累情况。

6.药物观察：详见第五篇风湿科常用药物的护理。

7.心理护理：安慰患者，消除顾虑，耐心讲解疾病的临床特点、病情及预后等相关知识，树立战胜疾病的信心。

【健康指导】

1.遵医嘱服药，不可随意增减药量或擅自停药。学会自我观察药物的副作用，要定期监测血常规、血沉、肝肾功能、免疫功能等相关指标。

2.指导患者进食高热量、高蛋白、高维生素、易消化低盐饮食，有消化道症状或吞咽困难时，予以坐位或半坐卧位进食，进食后维持原体位30 min，有肾功能损害时控制蛋白质摄入，禁烟酒、咖啡。

3.适度运动，如步行、跑步及游泳等，30~60 min/d，循序渐进，注意劳逸结合。

4.注意保暖，避免强阳光暴晒及冷热刺激，避免各种感染、外伤、精神创伤、药物等诱发因素。

5.定期门诊复查，告知患者如出现雷诺现象、皮肤紧硬、关节疼痛等不适症状及时就诊。避免引起皮损，预防感染，保持皮肤清洁。

第二章　脊柱关节炎护理常规

第一节　强直性脊柱炎护理常规

【概述】

强直性脊柱炎（ankylosing spondylitis, AS）是一种慢性自身炎症性疾病，以中轴关节受累为主，主要侵犯骶髂关节、脊柱骨突、脊柱旁软组织及外周关节，可伴发关节外表现。严重者可发生脊柱畸形和关节强直。本病有明显的家族聚集性，与HLA-B27高度相关。我国的患病率为0.25%左右，发病年龄多在20~30岁。男女之比3∶1。

【临床表现】

1. 全身症状可有低热、疲乏、消瘦、贫血等。

2. 关节表现：最常见症状为下腰背痛伴发僵。其次为附着点炎多见于足跟、足掌部的疼痛，也见于膝关节、胸肋连接、脊椎骨突、髂嵴、大转子和坐骨结节等部位。

3. 关节外表现：30%左右的患者可出现反复的虹膜炎或葡萄膜炎；肺部受累可有间质性肺炎；心血管系统受累可有主动脉炎、主动脉关闭不全；肾脏受累可并发IgA肾病和淀粉样变性。

【治疗】

1. 非药物治疗：包括病人健康指导、规律功能锻炼及理疗等。

2. 药物治疗

（1）非甾体抗炎药：为缓解关节疼痛、晨僵及改善关节活动度的一线用药。如：洛索洛芬钠、塞来昔布等。

（2）缓解病情抗风湿药：用于控制病情的活动及病变的发展。如：甲氨蝶呤、沙利度胺、柳氮磺吡啶等。

（3）生物制剂：疗效确切，可显著改善病情及各项炎性实验指标。如：益赛普、恩利、阿达木单抗、类克等。

（4）糖皮质激素：不提倡长期大量全身使用，只有在外周关节病变严重，眼部受累时才考虑短期使用少量的糖皮质激素。

3. 手术治疗：对于髋关节僵直和脊柱严重畸形的晚期患者可选用矫形手术治疗。

【护理常规】

1. 执行风湿科疾病一般护理常规。

2. 环境与休息：保持室内清洁，通风良好。疾病活动期应卧床休息，限制受累关节活动，维持关节功能位。

3. 饮食：给予高蛋白质、高维生素、钾钙丰富的食物。

4. 症状护理

（1）腰背痛：协助患者取舒适卧位，多取仰卧位，睡硬板床，低枕（<10 cm）。遵医嘱给予非甾体抗炎药减轻疼痛，并辅以理疗。坐位时应保持腰背挺直，避免久坐，避免身体向前弯曲；避免过久弯腰，并有规律地活动脊柱，通过坐直和扩胸来伸展脊柱；站立时，尽可能保持挺胸、收腹和双眼平视的姿势。避免长时间保持一种姿势不变。缓解期及早进行功能锻炼如慢跑、游泳等。

（2）晨僵：可给予热敷、理疗，使局部肌肉放松以减轻疼痛和僵硬。

（3）关节强直、活动受限：评估患者关节强直和活动受限程度，以及自理能力，提供补偿性生活护理；必要时提供辅助工具，如手杖、拐杖、轮椅等。

（4）眼炎：嘱患者注意休息，少看电视、手机、书籍等；遵医嘱给予眼药水或眼膏治疗，操作时要保持双手清洁；患者外出时戴太阳帽或太阳镜。

5. 病情观察：观察评估患者的疼痛部位、性质、持续时间及活动情况；注意观察关节以外的病变，常见的眼部病变有结膜炎、虹膜炎、葡萄膜炎等。

6. 用药护理：详见第五篇风湿免疫科常用药物的护理。

7.心理护理：安慰患者，消除顾虑，耐心讲解疾病的临床特点、治疗及预后等相关知识，树立战胜疾病的信心。

【健康指导】

1.遵医嘱服药，不可随意增减药量或擅自停药。学会自我观察药物的副作用，要定期监测血常规、血沉、肝肾功能、免疫功能等。

2.饮食：多食富含高蛋白、高维生素食物，忌辛辣食物，戒烟酒。

3.注意劳逸结合，适度运动，推荐游泳，对于髋关节受累、足弓或足跟肌腱炎的患者，避免跑步、冲撞及接触性运动（如柔道、篮球等）。

4.注意个人卫生，预防感染；避免穿紧身衣服；避免创伤。

5.定期门诊复查，如有发热、眼炎、腰背痛加重等不适及时就诊。

第二节　银屑病关节炎护理常规

【概述】

银屑病关节炎（PsA）是一种与银屑病相关的炎性关节病，有银屑病样皮疹并伴有关节和周围软组织疼痛、肿胀、压痛、僵硬和运动障碍，主要特征是累及远端指间关节和脊柱关节。病程迁延、易复发、晚期可有关节强直，导致残废。本病病因不明，与遗传、免疫、环境、感染之间复杂的相互作用有关。可发生于任何年龄，高峰年龄为30~50岁，无性别差异。根据临床特点可分为5种类型：对称性多关节炎型、单关节炎型或少关节炎型、远端指（趾）间关节炎型、残毁性关节炎型和脊柱关节病型。

【临床表现】

1.关节表现：受累关节可出现疼痛、肿胀、晨僵，晚期出现关节毁损和畸形。

2.皮肤表现

（1）头皮、四肢伸侧，尤其肘、膝部位皮损多见，呈散在或泛发性分布，皮疹为丘疹和斑块（图3-2-2-1），圆形或不规则形，表面覆以大量银白色鳞屑（图3-2-2-2）。

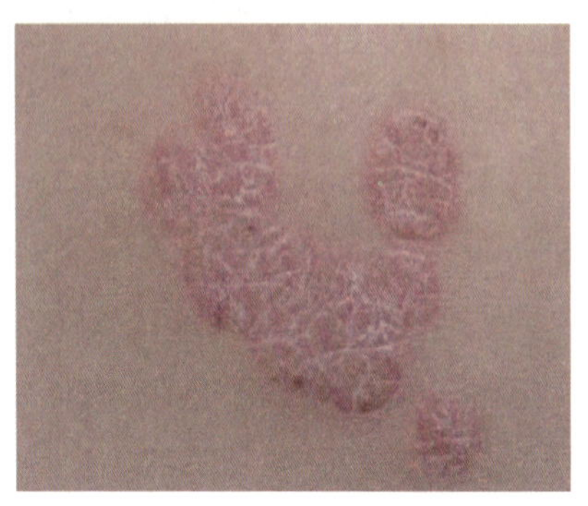

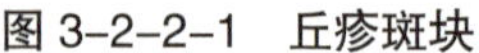
图 3-2-2-1　丘疹斑块

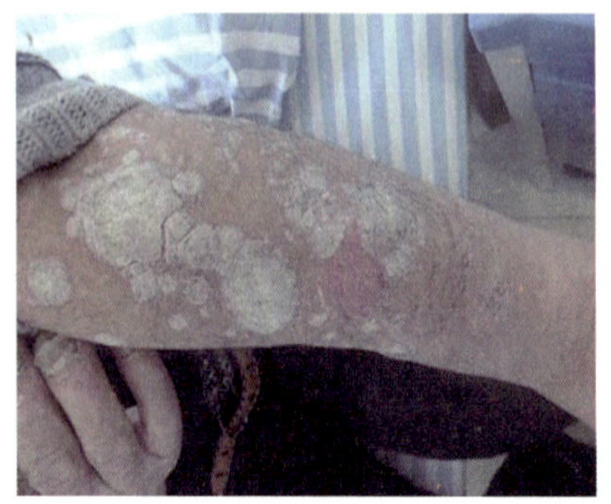

图 3-2-2-2　银白色鳞屑

（2）指（趾）甲病变：较轻时可仅有顶针式凹陷（图3-2-2-3），甲板增厚（图3-2-2-4），重时可有甲剥离。是银屑病可能发展为PsA的唯一临床表现。

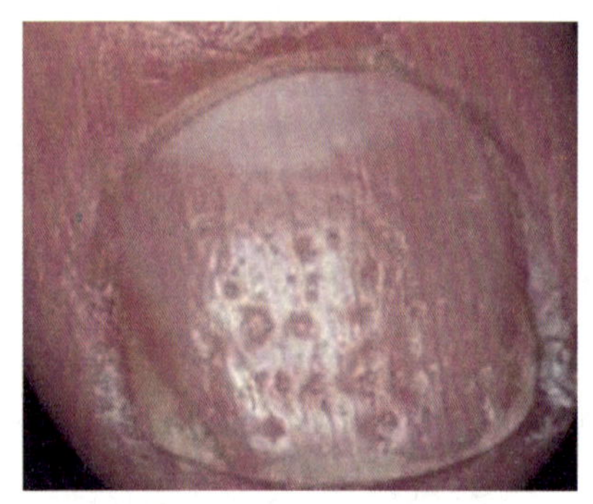

图 3-2-2-3　顶针式凹陷

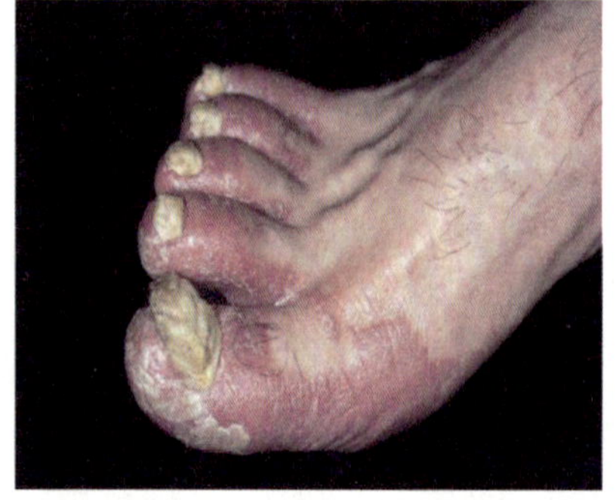

图 3-2-2-4　甲板增厚

3. 其他：急性炎症期可出现发热、消瘦及贫血等，还可出现附着点炎、葡萄膜炎。晚期可出现主动脉瓣关闭不全、心脏传导阻滞。

【治疗】

1. 非药物治疗

对患者及家属进行疾病知识教育，指导患者适当进行功能锻炼，保持健康的生活方式等。

2. 药物治疗

（1）非甾体抗炎药（NSAIDs）具有抗炎镇痛的作用；常用药物：洛索

洛芬钠、塞来昔布、依托考昔等。

（2）改变病情抗风湿药（DMARDs）：甲氨蝶呤（MTX）对皮损和关节炎均有效，可作为首选。单用无效时，可联合柳氮磺吡啶（SSZ）。

（3）生物制剂：用于中、重度或其他药物治疗疗效不佳的PsA患者，常用药物有重组人Ⅱ型肿瘤坏死因子受体-抗体融合蛋白、英夫利西单抗等。

（4）糖皮质激素：一般不选用，也不长期使用。对于病情严重者，一般药物治疗不能控制时可以选用。

3. 免疫吸附和血浆置换：起效快，短期内可清除血液中的自身抗体及其他致病因子。

【护理常规】

1. 执行风湿免疫科疾病一般护理常规。

2. 环境与休息：保持室内清洁，通风良好。疾病活动期应卧床休息，低枕，不宜睡软床垫，限制受累关节活动，维持关节功能位。

3. 饮食：给予高蛋白质、高维生素、低脂饮食，忌辛辣、海鲜等食物，忌烟酒。

4. 症状护理

（1）关节肿痛：给予舒适体位，避免疼痛部位受压；注意受累关节的保暖。遵医嘱给予非甾体抗炎药减轻疼痛；缓解期应鼓励患者适当活动，进行功能锻炼，以不疲劳为宜。

（2）皮肤护理：保持床单、被服清洁。勿抓挠皮肤，防止感染，避免理化因素和药物对皮肤的刺激。勤沐浴，去除鳞屑，改善皮肤循环和新陈代谢。

（3）指（趾）甲护理：修剪指甲时勿修剪过短，勿用指甲抓挠坚硬的物品，以免引起外伤。

（4）关节活动受限：评估患者关节活动受限程度及自理能力，提供补偿性生活护理；培养患者自理意识，鼓励患者完成力所能及的工作。

5. 病情观察：注意观察皮疹、关节肿痛、关节活动度、生活自理能力等情况，一旦症状加重，及时通知医生处理。

6. 用药护理：详见第五篇风湿免疫科常用药物的护理。

7.心理护理：安慰患者，消除顾虑，耐心讲解疾病的临床特点、治疗及预后等相关知识，树立战胜疾病的信心。

【健康指导】

1.严格遵医嘱服药，切忌滥用药物。学会自我观察药物的副作用，要定期监测血常规、血沉、肝肾功能、免疫筛查等。

2.饮食：多食高蛋白、高维生素、低脂饮食，忌辛辣、海鲜等食物，戒烟酒。

3.避免各种感染，保持皮肤的清洁卫生，勿抓挠皮肤，穿宽松的棉质衣服。

4.适度运动，控制体重，注意劳逸结合。

5.养成规律的生活习惯，保证充足的睡眠，避免过度劳累、精神紧张、忧郁、创伤等刺激。

6.定期门诊复查，如有皮疹及关节疼痛加重等不适及时就诊。

第三节　反应性关节炎护理常规

【概述】

反应性关节炎（ReA）是一种发生于某些特定部位（如肠道和泌尿生殖道）感染之后而出现的关节炎。以主要累及下肢的非对称性单关节炎或少关节炎最为典型。该病多发生于18~40岁青年，国外发病率在0.06%~1%。反应性关节炎的发病与感染、遗传标记（HLA-27）和免疫失调有关。

【临床表现】

1.全身症状：感染后数周出现发热、体重下降、倦怠无力和大汗。

2.关节表现

（1）关节炎：受累以膝、踝、髋关节多见，多表现为渐进性加重、非对称性、游走性、少关节炎，关节局部红、肿、热、痛。多呈自限性。

（2）肌腱附着点炎：表现为腊肠指（趾）以及足跟的跟腱和跖筋膜附着点处疼痛、肿胀。

3. 关节外表现：可有无菌性尿道炎症状，如尿频、尿急、排尿困难等。结膜炎、口腔溃疡常见。皮疹典型表现如溢脓性角化症、漩涡状龟头炎、结节性红斑以及甲部病变等。少数可并发心肌炎、胸膜炎等。

【治疗】

1. 一般性治疗：急性关节炎期可卧床休息；缓解期应尽早开始关节功能锻炼。

2. 非甾体抗炎药（NSAIDs）：是缓解急性炎症期关节症状及附着点病变引起肿痛的主要药物。常用洛索洛芬钠、塞来昔布、依托考昔、美洛昔康等。

3. 糖皮质激素：单关节炎或少关节炎，可关节腔内局部注射激素，间隔时间不应少于3个月。全身应用激素较少，通常见于全身症状严重，NSAIDs控制不佳时，且尽量小剂量、短疗程。常用甲泼尼龙琥珀酸钠、醋酸泼尼松、甲泼尼龙、地塞米松、复方倍他米松等。

4. 改变病情抗风湿药（DMARDs）：首选柳氮磺吡啶，对慢性关节炎或伴有肠道受累者均有较好的疗效。对于柳氮磺吡啶治疗无明显疗效及慢性期的患者，可给予甲氨蝶呤，其对黏膜损害尤为有效，但应避免使用于HIV感染后反应性关节炎。

5. 抗生素：对于有生殖系统衣原体感染的患者及配偶应用阿奇霉素、环丙沙星等。对于有肠道感染的患者，抗生素仅推荐用于重症、老年和免疫抑制状态者。

【护理常规】

1. 执行风湿免疫科疾病一般护理常规。

2. 环境与休息：保持室内清洁，通风良好。急性期关节肿痛症状明显者，且全身症状较重的患者，应卧床休息，减少受累关节负重和活动，不宜睡软床垫。缓解期应尽早开始关节功能锻炼。

3. 饮食护理：饮食应给予高蛋白质（总量在90～120 g，蛋，奶，鱼肉等占食物比为50%～67%）、高维生素食物，避免辛辣刺激的食物，戒烟酒。

4. 症状护理

（1）关节疼痛：给予舒适体位，避免疼痛部位受压，遵医嘱给予非甾体类抗炎药，并给予适当按摩、理疗以减轻疼痛。

（2）发热：卧床休息，监测体温变化，鼓励患者多饮水，必要时给予物理降温，遵医嘱应用抗生素。

（3）肠炎：观察有无腹泻，黏液便等症状。尽早通知医生，及时处理。

（4）泌尿生殖道受累：保持外阴局部清洁，鼓励患者多饮水，注意观察有无尿频、尿急、尿痛等症状。

（5）眼炎：注意避光（外出戴墨镜、打伞），保持眼部卫生，加强生活护理和保护性措施。

5. 病情观察：观察体温变化，评估关节肿痛及局部皮温、活动受限等情况。

6. 用药护理：对于获得性ReA，可短期使用抗生素，不推荐长期抗生素治疗慢性ReA。其余药物护理详见第五篇风湿免疫科常用药物的护理。

7. 心理护理：安慰患者，消除顾虑，耐心讲解疾病的治疗及预后等相关知识，鼓励患者树立战胜疾病的信心。

【健康指导】

1. 严格遵医嘱用药，不可自行停药或减药，定期监测相关指标。

2. 饮食应给予高蛋白质、高维生素饮食，避免辛辣刺激性食物，戒烟酒。

3. 预防各种感染，注意个人卫生。

4. 眼部受累时患者注意避光，外出戴墨镜、打伞，避免阳光直射眼睛；泌尿生殖道受累时，鼓励患者多饮水，保持外阴清洁。

5. 定期门诊复查，如有不适及时就诊。

第四节　炎性肠病性关节炎护理常规

【概述】

炎性肠病性关节炎（IBD）是溃疡性结肠炎（UC）和克罗恩病（CD）引起的关节炎的统称，可伴有或不伴有其他肠道外表现，如皮肤、黏膜病变及炎症性眼病。由环境、遗传、感染和免疫多因素相互作用所致。本病可发生在任何年龄，以青壮年为主，男、女均可发病。

【临床表现】

1. 肠道受累：溃疡性结肠炎表现为腹痛、血便、大量黏液脓血、里急后重等，有疼痛—便意—便后缓解的规律。克罗恩病表现为腹痛、腹泻、腹部包块、肠梗阻及肠道瘘管等。

2. 骨关节受累

外周关节炎：表现为小关节受累，常出现掌指关节受累。中轴关节炎受累：表现为下腰背痛、骶髂关节炎、脊柱炎。

3. 肠道及骨关节外表现：眼病发生率为1.9%~11.8%。最常见的眼部表现是巩膜外层炎、前葡萄膜炎、角膜炎和巩膜炎。克罗恩病最常见的皮肤病变是结节性红斑，溃疡性结肠炎则表现为不常见的坏疽性脓皮病。

【治疗】

1. 一般药物治疗：水杨酸制剂（柳氮磺吡啶为首选），糖皮质激素、免疫抑制剂。

2. 营养治疗：加强营养，给予高蛋白、低脂、无渣饮食。

3. 对症治疗：对于关节炎症活跃、疼痛明显的患者，给予非甾体抗炎药治疗。

4. 手术治疗：对于药物治疗无效的病例，采用病变肠段切除，关节炎可随着病变的清除缓解。

【护理常规】

1. 执行风湿免疫科疾病一般护理常规。

2. 环境与休息：保持病室安静整洁，全身症状较重的患者，应卧床休息，减少受累关节负重和活动。

3. 饮食护理：评估患者目前的饮食状况及腹泻情况。给予患者高蛋白、低脂、无渣饮食，少食多餐，忌烟酒、浓茶。进食差者可遵医嘱静脉补充营养。使用糖皮质激素期间给予低盐、高蛋白、富含钾钙的食物，避免刺激性食物，忌暴饮暴食。

4. 症状护理

（1）外周关节病变的护理：评估关节疼痛的部位、程度、性质、持续时间、关节肿胀的程度及关节活动度。协助患者采取合适体位，在病情允许的情况下可协助患者采取俯卧位，放松全身肌肉以达到减轻疼痛的目的。遵医嘱给予药物镇痛，并评价其疗效。

（2）中轴关节受累的护理：评估患者腰、胸、颈部中轴关节受累的程度及活动度。指导患者卧硬板床，取仰卧位。在病情允许的情况下做一些力所能及的劳动和体育活动，防止脊柱弯曲畸形。

（3）肠道症状的护理：评估患者消化道症状，准确记录大便次数及性状。血便量多时应评估出血量，通知医生，密切观察患者的生命体征，遵医嘱给予止血药，必要时留取标本化验。对于腹痛者遵医嘱使用解痉药，观察肠鸣音情况，及时发现有无肠穿孔的征象（如腹痛、腹胀、腹膜炎等）。

（4）肠道外、关节外症状护理：评估皮肤、黏膜及眼部情况。保持皮肤的清洁干燥，对出现结节红斑及坏疽性脓皮病的患者，避免局部摩擦，嘱患者勿抓挠，避免破溃，做好个人卫生。定期进行眼部检查，避免强光刺激，发现病变及时治疗。

5. 用药护理：详见第五篇风湿免疫科常用药物的护理。

6. 心理护理：多与患者沟通，耐心讲解疾病的治疗及预后等相关知识，消除顾虑。

【健康指导】

1. 合理饮食，摄入足够的营养物质，避免较硬和粗糙的食物。

2. 加强自我管理，日常生活中注意保持正确的坐、立、行姿势，养成良好的生活习惯，避免负重。生活规律，劳逸结合。

3. 坚持规律治疗，勿随意更换药物或停药。熟悉药物的副作用，不适随诊。

4. 保持心情舒畅，加强个人卫生，预防感染。

第五节　未分化脊柱关节炎护理常规

【概述】

未分化脊柱关节炎（undifferentiated spondylarthritis）是指具有脊柱关节炎的某些临床和（或）放射学特征，表现却不典型，未达到已确定的任何一种脊柱关节病诊断标准的疾病。部分可发展为强直性脊柱炎或其他脊柱关节病。本病病因未明。男性多发，发病年龄16~23岁，女性平均发病年龄较男性高。

【临床表现】

1. 关节表现：炎性腰背痛。以下肢为主的周围关节炎，常见于膝、髋、踝关节。肌腱末端病，如附着点炎，足跟痛。骶髂关节炎、脊柱炎。其他中轴关节炎，如椎间关节炎、头颈关节炎和肋椎关节炎等。

2. 特征性系统表现：如结膜炎、虹膜炎或皮肤黏膜病变。

3. 其他：泌尿生殖系统病变、炎症性肠病、心脏受损等多种表现。

【治疗】

1. 非药物治疗：包括病人健康指导、规律功能锻炼及理疗等。

2. 药物治疗

（1）非甾体抗炎药：洛索洛芬钠、塞来昔布等。

（2）缓解病情抗风湿药：甲氨蝶呤、沙利度胺、柳氮磺吡啶等。

（3）生物制剂：益赛普、恩利、阿达木单抗、类克等。

（4）糖皮质激素：醋酸泼尼松、甲泼尼龙琥珀酸钠、地塞米松等。

【护理常规】

1. 执行风湿科疾病一般护理常规。

2. 环境与休息：保持室内清洁，通风良好。疾病活动期应卧床休息，限制受累关节活动，维持关节功能位。

3. 饮食：给予高蛋白质、高维生素、钾钙丰富的食物。

4. 症状护理

（1）疼痛：协助患者取舒适卧位，多取仰卧位，睡硬板床，低枕。遵医嘱给予非甾体抗炎药减轻疼痛，并辅以理疗。避免长时间保持一种姿势不变。缓解期及早进行功能锻炼如慢跑、游泳等。

（2）眼炎：嘱患者注意休息，少看电视、手机、书籍等；遵医嘱给予眼药水或眼膏治疗，操作时要保持双手清洁；患者外出时戴太阳帽或太阳镜。

5. 病情观察：观察评估患者的疼痛部位、性质、持续时间及活动情况；注意观察关节外其他脏器损害症状，一旦出现尽早通知医生处理。

6. 用药护理：详见第五篇风湿免疫科常用药物的护理。

7. 心理护理：安慰患者，消除顾虑，耐心讲解疾病的临床特点、治疗及预后等相关知识，树立战胜疾病的信心。

【健康指导】

1. 遵医嘱服药，不可随意增减药量或擅自停药。学会自我观察药物的副作用，要定期监测血常规、血沉、肝肾功能、免疫功能等。

2. 饮食：多食富含高蛋白、高维生素食物，忌辛辣食物，戒烟酒。

3. 注意劳逸结合，适度运动，推荐游泳。对于髋关节受累、足弓或足跟肌腱炎的患者，避免跑步、冲撞及接触性运动（如柔道、篮球等）。

4. 注意个人卫生，预防感染，避免穿紧身衣服，避免创伤。

5. 定期门诊复查，如有发热、眼炎、腰背痛加重等不适及时就诊。

第三章　骨与软骨病护理常规

第一节　骨关节炎护理常规

【概述】

骨关节炎（OA）是一种以关节软骨损害为主，并累积整个关节组织的最常见的关节疾病，最终发生关节软骨退变、纤维化、断裂、溃疡及整个关节面的损害。曾称骨关节病、退行性关节病及肥大性关节炎。病因尚不明确，其发生与高龄、肥胖、炎症、创伤及遗传因素等有关。病理特点为关节软骨变性破坏、软骨下骨硬化或囊性变、关节边缘骨质增生、滑膜病变等。好发于中老年人群，65岁以上的人群50%以上为OA患者，女性发病率高于男性。我国症状性膝OA的患病率为8.1%。OA分为特发性和继发性两类。

【临床表现】

主要表现为受累关节的疼痛、肿胀、晨僵、关节积液及骨性肥大，可有活动时的骨摩擦音、功能障碍或畸形等。关节疼痛和活动能力下降可导致受累关节周围肌肉萎缩，关节无力。病变主要累及脊柱关节、下肢负重关节、双手远端指间关节。

【治疗】

治疗目的是缓解疼痛，延缓疾病进程，矫正畸形，改善或恢复关节功能，提高患者生活质量。

1. 基础治疗：包括健康教育、运动治疗（关节活动度训练、肌力强化、有氧运动等）、物理疗法、行动辅助（拐杖、助步器）等。

2. 药物治疗：根据病变的部位及程度，进行个体化、阶梯化的药物治疗。

（1）非甾体抗炎药物：在使用口服药物前，先选择局部外用的各种NSAIDs类的凝胶贴膏、乳胶剂，如氟比洛芬凝胶贴膏。全身应用药物可口服洛索洛芬钠、塞来昔布等。

（2）镇痛药物：对NSAIDs药物治疗无效或不耐受者，可选用阿片类镇痛剂。如：曲马多缓释片、可待因、芬太尼等。

（3）关节腔注射药物：糖皮质激素、玻璃酸钠、生长因子等。

（4）缓解症状的慢作用药物：包括双醋瑞因、氨基葡萄糖等。

3. 外科手术治疗：包括关节软骨修复术、关节镜下清理手术、截骨术、关节融合术及人工关节置换术，适用于非手术治疗无效、影响正常生活的患者。

【护理常规】

1. 执行风湿科疾病一般护理常规。

2. 环境与休息：病室干燥、通风。急性期症状明显者，应卧床、患肢制动；症状缓解后，选择适宜的功能锻炼方式，避免长时间跑、跳、蹲及爬楼梯等。

3. 饮食：高蛋白质、高维生素的饮食，减少主食摄入（<250 g），控制体重（BMI<24）。

4. 症状护理

（1）关节疼痛：遵医嘱给予非甾体抗炎药，首选局部用药。充分休息，保护关节，避免寒冷潮湿。应尽量减少关节负重和大幅度活动。

（2）关节肿胀和活动障碍：急性期关节发热、肿胀，先进行局部冷敷，退热消肿后可热敷。合理的锻炼可恢复肌肉收缩力及关节活动度，活动量应由小到大。

（3）关节无力和活动受限：协助和鼓励患者完成生活护理，必要时给予辅助器具如拐杖、轮椅等。做好患者的安全管理工作，防止跌倒或坠床的发生。

5. 药物的护理

（1）控制症状药物

1）局部药物治疗：轻中度关节疼痛，局部外用药可迅速有效缓解，且不良反应轻微。外用前，观察用药部位皮肤状况，皮肤破损处不得用药。用药后，注意有无皮肤不良反应，如过敏、丘疹、红斑、瘙痒等。

2）全身镇痛药物：胃肠道不良反应比较多见。指导患者餐后半小时口服药物，且注意观察患者有无恶心，呕吐，上腹部不适等症状。

（2）改善病情类药物及软骨保护剂

1）氨基葡萄糖胶囊：指导患者早晨及进餐时服用。观察有无胃肠不适，如恶心、腹胀、便秘和腹泻；有无过敏反应，包括皮疹、皮肤红斑，有无瘙痒。

2）双醋瑞因：治疗首两周可有轻度腹泻，治疗前四周1粒/d，晚餐后口服，患者对药物适应后，剂量便应增加至2次/d，餐后服用。

（3）关节腔注射：治疗后应卧床休息4～6 h，注意观察渗血和疼痛情况，注射部位不可湿水，2 d内不涂外用药，2~3 d避免关节负重和屈膝蹲踞、单脚站立、跳跃等动作。

6. 心理护理：指导患者保持乐观积极的生活态度，增强对疾病治疗的信心。

【健康指导】

1. 坚持正规用药，不要随意减药停药。学会自我观察药物的副作用，要定期监测血常规、血沉、肝肾功能、免疫功能等相关指标。

2. 生活饮食指导：多吃含钙高，富含蛋白质和维生素的食物，多晒太阳。体重超标者宜减重。

3. 功能锻炼：在关节不负重的情况下，做屈伸活动。合理安排运动强度和负荷，建议中等强度有氧运动（主观感觉稍疲劳，休息10 min后可以恢复，如快步行走），避免关节受到反复的冲击力。

4. 告知患者避免感染、受凉、过度劳累等诱因，防止复发。

第二节　骨质疏松症护理常规

【概述】

骨质疏松症（osteoporosis, OP），是一种以低骨量和骨组织细微结构破坏为特征，导致骨骼脆性增加，易于骨折的代谢性疾病。本疾病各年龄段都可发病，但以老年人常见，尤其绝经后的女性。可分为原发性骨质疏松症、继发性骨质疏松症和特发性骨质疏松症。病因和危险因素分为：骨吸收因素、骨形成因素、骨质量下降、不良的生活方式和生活环境。

【临床表现】

1. 骨痛和肌无力：患者常诉腰背疼痛、乏力或全身骨痛。骨痛表现为弥漫性、无固定部位。乏力常在劳累或活动后加重。

2. 骨折：常因轻微活动、创伤、弯腰、负重、挤压或摔倒后发生骨折。多发部位为脊柱、髋部和前臂。

3. 呼吸功能受损：胸、腰椎压缩性骨折，脊椎后弯，胸廓畸形，可使肺活量和最大换气量显著减少，患者往往可出现胸闷、气短、呼吸困难等症状。

4. 其他：有些患者还可出现便秘、腹胀、上腹部不适等消化系统症状，头发脱落、牙齿松动也不少见。

【治疗】

1. 一般治疗：适当运动、改善营养状况、补充钙剂和维生素D、纠正不良行为习惯和行为偏差。

2. 对症治疗：疼痛者可给予非甾体类镇痛药，如：阿司匹林、吲哚美辛等。畸形者采取局部固定或其他矫形措施防止畸形加剧，有骨折时应给予牵引、固定、复位或手术治疗，同时应尽早辅以物理治疗和康复治疗。

3. 特殊治疗

（1）性激素补充治疗：雌激素如炔雌醇、替勃龙等。雄激素如苯丙酸诺龙、司坦唑醇。

（2）二磷酸盐：常用制剂有依替膦酸钠、帕米膦酸钠、阿仑磷酸盐。

（3）降钙素：鲑鱼降钙素和鳗鱼降钙素。

【护理常规】

1. 执行风湿科疾病一般护理常规。

2. 环境与休息：保证病区环境安全，预防跌倒，病室内物品放置有序，地面、走廊不放杂物，地面保持干燥。

3. 饮食护理：指导患者进食低钠、高钾、高钙和高非饱和脂肪酸饮食（如玉米油、鱼类、豆类等）。戒烟忌酒，避免饮用过多的咖啡及碳酸饮料。

4. 充足日照，建议暴露四肢及面部，尽量不涂抹防晒霜，2次/周，15～30 min/次，以促进体内维生素D的合成。但应避免强光照射，以免灼伤皮肤。

5. 规律运动，建议进行有助于骨健康的体育锻炼和康复治疗。

6. 症状护理

（1）骨痛的护理：疼痛严重时应卧床休息，睡硬板床。遵医嘱给予止痛剂。局部可温热敷、按摩，也可使用物理治疗仪，促进血液循环，减轻肌肉痉挛，从而缓解疼痛。必要时使用辅助器具如背架，以限制脊柱的活动和给予脊柱支持。

（2）骨折的护理：

1）损伤早期骨折复位后的护理：防止过度活动或剧烈被动活动。严格检查内外固定，确定固定效果，注意观察患肢的末梢血运、温度、指趾运动及皮肤感觉。对手术切开复位的患者做好术后的护理，注意观察有无伤口渗血、感染等并发症的发生。

2）骨折逐步修复到临床愈合的护理：继续保持固定效果，加强功能锻炼，逐渐恢复骨折部上下关节的活动，逐步增加运动强度、运动量及运动时间，预防关节僵硬、肌肉萎缩。

7. 用药护理

（1）钙剂空腹服用效果最好，也可在睡前4～5 h服用，多饮水，减少尿结石形成。服用维生素D时，不可同时食用绿叶菜，以避免形成钙螯合物而减少钙的吸收。常用药物有：碳酸钙、葡萄糖酸钙、维生素D、骨化三醇、阿法骨化醇等。

（2）性激素需在医师的指导下使用，剂量要准确，并要与钙剂、维生素D同时服用。用药期间定期进行妇科和乳腺检查，如出现反复阴道出血或乳腺包块应减少用量或停药。

（3）二磷酸盐应晨起空腹服用，同时饮水200～300 mL。服药后至少在半小时内不能进食或喝饮料，也不能平卧，应取立位或坐位。如果出现下咽困难、吞咽痛或胸骨后疼痛，警惕可能发生食管炎、食管溃疡和食管糜烂等情况，应立即停药。

（4）应用降钙素前需补充数日钙剂及维生素D，并做过敏实验。使用降钙素时应观察其不良反应，如食欲减退、恶心、呕吐等。

8. 心理护理：针对患者的个体情况，进行针对性的心理护理，鼓励患者树立战胜疾病的信心。

【健康指导】

1. 严格遵医嘱服药，不可随意增减药量，学会自我监测药物的不良反应。

2. 合理膳食，进食低钠、高钾、高钙和高非饱和脂肪酸饮食。忌烟酒，避免饮用过多的咖啡及碳酸饮料。

3. 告知患者每天坚持适度的户外运动，多晒太阳。衣服穿着要合适，鞋大小适中，勿穿高跟鞋。改变体位时动作应缓慢，减少骨折意外的发生。

4. 加强预防跌倒的宣传教育，必要时可建议患者使用手杖或助行器，以增加其活动时的稳定性。

5. 定期门诊随访。

第三节　复发性多软骨炎护理常规

【概述】

复发性多软骨炎（RPC）是一种以软骨复发性炎症和进行性破坏为特点的系统性自身免疫性疾病。可累及软骨和其他结缔组织，包括耳、鼻、眼、关节、呼吸道、心血管和神经系统等。无性别及家族遗传倾向，任何年龄均可发病，常见于40~60岁。早期病理改变为炎性细胞浸润软骨，软骨连接处灶性糖蛋白减少，软骨细胞空泡变性；后期发展为软骨变性、坏死、溶解直至完全破坏，纤维化。

【临床表现】

1. 全身症状：起病突然，常反复发作，发作期常有发热、乏力、局部疼痛、体重下降、贫血等。

2. 耳廓软骨炎：最常见，表现为耳廓的红肿热痛，症状反复发作可致软骨破坏。病变累及内耳、外耳道，出现耳鸣、耳聋或鼓室积液。

3. 鼻软骨炎：鼻组织红肿疼痛，反复发作可发展为鞍鼻畸形，伴鼻塞、溢液、鼻硬结。

4. 眼炎：可出现结膜炎、角膜炎、巩膜炎、虹膜炎等，症状严重程度与其他部位严重程度平行。

5. 关节病变：关节受累特点为暂时性、非对称性、游走性，大小关节均可受累。

6. 呼吸系统病变：系统损害中所占比例最多，表现为声嘶、咳嗽、呼吸困难，严重者喉头水肿及气管壁塌陷而窒息，往往是本病猝死的原因。

7. 其他：可累及心血管系统、血液系统、神经系统、皮肤病变等而出现相应的症状。

【治疗】

1. 非甾体抗炎药：仅有鼻、耳廓和关节软骨炎而无内脏受累者，可作为首选，应用7 d反应不佳，可选用激素或氨苯砜。

2. 免疫抑制剂：对于应用非甾体抗炎药疗效不佳的患者可选用一种免疫抑制剂或两者联用。首选常用CTX，根据病情选用MTX、AZA、环孢素A。

3. 糖皮质激素：重要脏器受累者，需要同时加用免疫抑制剂和激素。常用地塞米松、甲泼尼龙、醋酸泼尼松等。

4. 外科手术治疗：气道梗阻时尽快请外科会诊，必要时切开气管；对于严重瓣膜病变导致的顽固性心衰需行瓣膜修补或成形术，并发主动脉瘤者需行主动脉瘤切除术。

【护理常规】

1. 执行风湿免疫科疾病一般护理常规。

2. 环境与休息：保持室内空气干燥通风，阳光充足。急性期应卧床休息，慢性期或病情稳定的患者可适当下床活动。

3. 饮食护理：清淡饮食，必要时给予流质或半流质饮食，喂食时把床头摇高15°～30°，自己进食时要细嚼慢咽，防止呛咳和食物返流，进食后半小时再平卧。

4. 症状护理

（1）耳部受累：侧卧位，患耳在上，防止受压，纠正患者挠耳的习惯。

（2）听力障碍：教会听力丧失患者通过简单的手语和体态语言表达意图，主动了解并满足患者的需求。

（3）鼻软骨炎：鼻黏膜充血水肿及鼻出血时取半卧位，少次多量饮水，减轻因张口呼吸引起口腔干燥不适。遵医嘱给予鼻腔用药。纠正患者挖鼻的习惯。

（4）眼部炎症：注意眼部清洁，外出时戴眼镜，避免用眼过度（看电视1 h，休息10 min，总时长＜4 h或看手机每隔30 min休息一会），遵医嘱给予对症处理。

（5）关节病变：有关节疼痛时应卧床休息，使关节处于功能位，避免疼痛部位受压，指导患者使用放松、转移注意力、温水浸泡、理疗等缓解疼痛的方法。严重时遵医嘱给予药物止痛。

5. 病情观察：严密观察病情变化，患者出现呼吸困难、咳嗽、咳痰、喘息等症状应给予吸氧，严重者切开气管，协助吸痰。伴有心血管病变者，应限制活动，密切监测生命体征和心电图变化，如有异常，及时报告医生处理，准确记录出入液量，做好急救准备。

6. 用药护理：详见第五篇风湿免疫科常用药物的护理。对氨苯砜及磺胺类药物过敏者、严重肝功能损害和精神障碍者禁用氨苯砜。

7. 心理护理：安慰患者，消除顾虑，耐心讲解疾病的临床特点、病情及预后等相关知识，树立战胜疾病的信心。

【健康指导】

1. 遵医嘱服药，不可随意增减药量或擅自停药。学会自我观察药物的副作用，要定期监测血常规、血沉、肝肾功能、免疫功能等相关指标。避免使用对肝脏有损害的药物。

2. 合理饮食，选择高蛋白、高维生素、富含钙质饮食，必要时给予流质或半流质饮食，进食时要细嚼慢咽。

3. 避免过度劳累，以免加重耳鸣、眩晕，稳定期可适当进行体育锻炼。

4. 保持情绪稳定、睡眠充足。

5. 尽量少去公共场所，避免受寒、感冒等。

6. 定期复查，学会自我监测病情，如有不适，及时就诊。

第四章　痛风护理常规

【概述】

痛风（gout）是单钠尿酸盐沉积于骨关节、肾脏和皮下等部位，引发的急、慢性炎症和组织损伤，与嘌呤代谢紊乱及尿酸排泄减少所致的高尿酸血症直接相关，属于代谢性风湿病范畴。临床上分为原发性和继发性两大类，前者多由遗传因素和环境因素共同致病，多为尿酸排泄障碍，常与肥胖、糖脂代谢紊乱、高血压、动脉硬化和冠心病等聚集发生；后者则由肾脏疾病致尿酸排泄减少或某些药物抑制尿酸的排泄所致。好发人群为40岁以上的男性和少数绝经后的妇女，常有家族遗传史。

【临床表现】

1.无症状期：波动性或持续性高尿酸血症，从血尿酸增高至症状出现可达数年。

2.急性关节炎期：多在午夜突然起病，多为非对称性单关节，反复发作，单侧第1跖趾关节（图3-4-1）最常见，关节剧痛难以忍受。

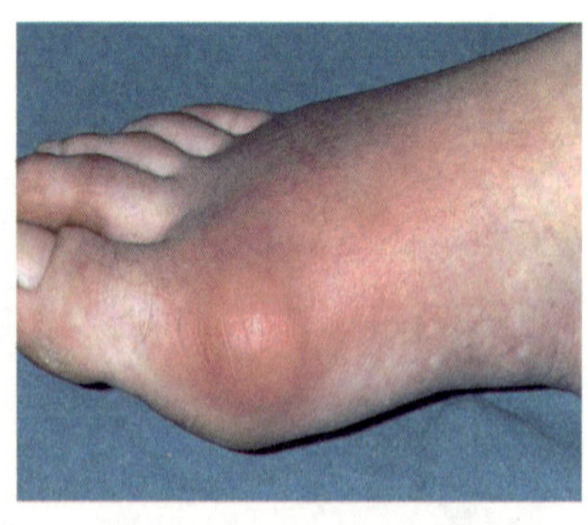

图 3-4-1　第 1 跖趾关节红肿

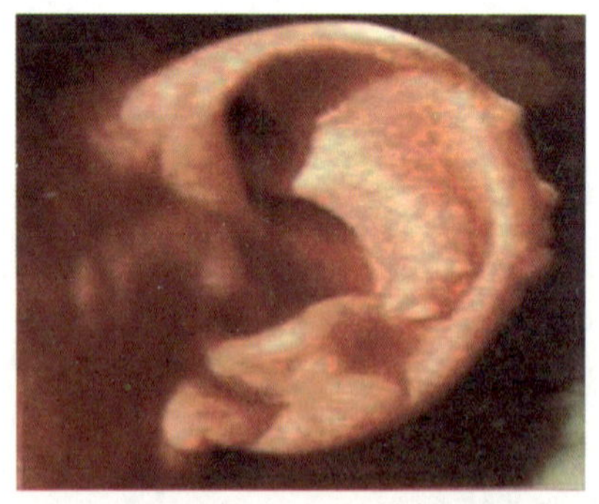

图 3-4-2　耳廓痛风石

3.慢性痛风性关节炎及痛风石：痛风石是其特征性表现，典型部位在耳廓（图3-4-2），痛风石经皮肤破溃排出白色尿酸盐结晶，所形成的溃疡不易愈合。可表现为持续性关节肿痛、压痛、畸形、关节功能障碍。

4. 肾脏病变：若未经适当治疗，通常最终发展为痛风性肾病，出现夜尿增多、小分子蛋白尿，晚期出现肾功能不全及高血压、水肿、贫血等。

【治疗】

1. 非药物治疗：低嘌呤饮食、进食碱性食物、多饮水、防止肥胖。

2. 急性期用药

（1）非甾体抗炎药：为治疗痛风的一线用药，可有效缓解急性期痛风症状。常用药物有：依托考昔、吲哚美辛、双氯芬酸、美洛昔康等。

（2）糖皮质激素：通常用于不能耐受NSAIDs、秋水仙碱或肾功能不全者。常用药物：强的松、得宝松、甲强龙等。

（3）秋水仙碱：目前因不良反应较多，临床较少用。

3. 间歇缓解期用药

（1）碳酸氢钠：碱化尿液，使尿酸不易在尿中积聚成结晶。

（2）别嘌醇、非布司他：抑制尿酸合成，与排尿酸药合用效果好。

（3）苯溴马隆：促进尿酸排泄，适合肾功能良好者。

【护理常规】

1. 执行风湿免疫科疾病一般护理常规。

2. 环境与休息：保持室内干燥，阳光充足。夏天勿贪凉吹空调，避免受凉潮湿。急性期卧床休息，缓解期可逐渐下床运动，一般以中等运动量、少量出汗为宜。剧烈运动（如足球、篮球）可诱发痛风急性发作，应尽量避免。

3. 饮食护理

（1）减少尿酸来源，忌食高嘌呤食品，可少量食用中、低嘌呤食物。嘌呤摄入量控制在100~150 mg/d，忌食浓肉汤、动物内脏、海产品、啤酒等（表3-4-1常见食物嘌呤含量表）。

表3-4-1　常见食物嘌呤含量

含量较少或不含嘌呤的食物	精白米、玉米、精白面包、馒头、面条、通心粉、苏打饼干、卷心菜、胡萝卜、黄瓜、茄子、甘蓝菜、莴苣、南瓜、西红柿、萝卜、山芋、土豆、咸菜、卷心菜、龙眼、各种蛋类、牛奶、各种水果及干果、各种饮料包括汽水、茶、巧克力、咖啡等、各种油脂、花生酱、花生、杏仁、核桃、果酱等
每100 g中嘌呤含量小于75 mg的食品	芦笋、菜花、四季豆、青豆、豌豆、菜豆、菠菜、蘑菇、麦片、鲱鱼、鲥鱼、鲑鱼、金枪鱼、白鱼、龙虾、蟹、牡蛎、鸡、火腿、羊肉、牛肉汤、麦麸、面包等
每100 g中嘌呤含量75~150 mg的食品	扁豆、鲤鱼、鲈鱼、梭鱼、鳗鱼、鳝鱼、鲭鱼、贝壳类水产、熏火腿、猪肉、牛肉、牛舌、鸭、鹅、鸽子、鹌鹑、野鸡、兔肉、鹿肉、肉汤
每100 g中嘌呤含量150~1000 mg的食品	胰脏、凤尾鱼、沙丁鱼、肝脏、牛肾、脑、浓肉汤

（2）增加尿酸去路，鼓励多饮水。每日饮水量2500~3000 mL，戒烟限酒，避免摄入刺激性的食物及使人兴奋的饮料。

（3）增加碱性食品摄入，如蔬菜、马铃薯、甘薯、奶类、柑橘等碱化尿液，促进尿酸的排出。

（4）给予低蛋白、低脂饮食，控制体重。蛋白质每日摄入不宜超过1 g/kg。体重以每月减轻1kg直至标准体重为原则。

（5）注意合理的食物烹调方法。有高血压、肥胖、高脂血症者限制钠盐的摄入，合并糖尿病患者少食糖类。

4.症状护理：急性发作期及关节肿痛明显应卧床休息，抬高患肢，保持功能位，避免受累关节负重。待疼痛缓解72 h后，逐渐恢复下床活动。急性发作期局部不宜冷敷或热疗。

5.病情观察：观察关节红肿、热痛变化及有无肾脏损害表现，注意有无发热、头痛等全身症状。

6.心理指导：对患者进行个性化的心理指导，消除应激状态，稳定情绪，积极配合治疗。

7.用药护理：遵医嘱服用降尿酸药物和消炎止疼药。平时应避免使用影响尿酸排泄的药物，如青霉素，四环素等。避免使用尿酸增高的药物，如氢氯噻嗪，呋塞米等。定期复查血常规，肝功能，肾功能。非甾体抗炎药及糖皮质激素用药注意事项详见第五篇风湿免疫科常用药物的护理。

（1）秋水仙碱：不良反应主要有胃肠道反应、皮疹、发热、骨髓抑制、肝细胞坏死及神经系统毒性等。指导患者餐后服药，发生呕吐、腹泻等反应时，应减小用量，严重时停药。定期复查血常规及肝肾功能。

（2）降尿酸药：

1）别嘌呤醇：不良反应有过敏性皮疹、发热、胃肠道反应、末梢神经炎症状、白细胞及血小板减少、肝功能损害等。指导患者餐后服药，定期检测血常规及肝功能。必要时遵医嘱联合保肝药物治疗。

2）非布司他：可长期使用，但对严重肝功能损伤患者使用本品应谨慎。使用本品治疗2周后即可进行血清尿酸的再检验。急性期使用可诱发急性关节炎发作，必要时可遵医嘱联合非甾体抗炎药。正在服用硫唑嘌呤、巯嘌呤或胆茶碱的患者禁用本品。

3）苯溴马隆：不良反应轻，一般不影响肝肾功能。少数有皮疹、发热、肾绞痛和胃肠道刺激，还可诱发关节炎急性发作，应严格遵医嘱服药。服用期间指导患者多饮水，避免刺激性食物。

4）碱性药物：常用药物有碳酸氢钠。长期大量服用可致碱中毒，且因钠负荷过高引起水肿。

【健康指导】

1. 遵医嘱服药，不可随意增减药量或擅自停药。学会自我观察药物的副作用，要定期监测血尿酸、血常规、尿常规、血沉、肝肾功能等相关指标。

2. 合理饮食：指导患者坚持进食低蛋白、低嘌呤、低脂肪、低热量食物（如蔬菜、奶类等），多饮水，禁烟酒。

3. 适度运动，控制体重，注意劳逸结合。

4. 定期门诊复查，如有不适及时就诊。

第五章　风湿性多肌痛护理常规

【概述】

风湿性多肌痛（polymyalgia rheumatica, PMR）是老年人最常见的风湿性疾病之一，表现为颈、肩胛带及骨盆带肌肉疼痛、晨僵及活动受限。病因未明，年龄因素、环境因素和遗传因素都可能发挥作用，且风湿性多肌痛有家庭聚集现象，与HLA-DR4基因相关。通常发病年龄70岁以上，50岁以下患者罕见，男女比2~3：1，本病一般为良性过程。

【临床表现】

1. 早期症状：半数以上患者有全身症状，如疲倦、低热、体重减轻，可突然起病也可隐匿起病，持续数周到数月。

2. 肌肉：肌痛及晨僵对称性出现在肩胛带、颈、骨盆带等处的肌肉，严重时上肢不能举过肩，上下楼梯困难，起床困难。一般无肌无力及肌肉压痛，晚期可出现肌肉萎缩。

3. 关节症状：主要表现为肌腱炎和滑膜炎。轻中度的滑膜炎主要影响近端关节、脊柱和肢体带。肩关节、膝关节和腕关节受累最为常见。

4. 其他：并发颞动脉炎者，可出现头痛、头皮触痛、视物模糊、失明及颌部间歇性运动障碍。

【治疗】

1. 非甾体类抗炎药：洛索洛芬钠、依托考昔、美洛昔康等。

2. 糖皮质激素：常用地塞米松、甲泼尼龙、醋酸泼尼松等。

3. 免疫抑制剂：常用甲氨蝶呤、环磷酰胺、硫唑嘌呤等。

4. 其他免疫调节剂：白介素-2，维A酸、西罗莫司等。

5. 生物制剂：对于顽固性PMR、激素抵抗或存在激素禁忌者可选用肿瘤坏死因子α-拮抗剂，如：益赛普、强克、恩利。

【护理常规】

1. 执行风湿免疫科疾病一般护理常规。

2. 环境与休息：保持室内环境的清洁、干燥，通风良好，避免潮湿、寒冷，外伤。保证充足的睡眠，在力所能及的范围内适当活动，避免肌肉萎缩。

3. 饮食：营养丰富、清淡易消化，禁烟酒及辛辣刺激的食物。

4. 症状护理

（1）晨僵的护理：穿着柔软及保暖性强的棉质衣物，保持关节功能位，尽量减少关节负重，给予按摩、热水浴、理疗，协助生活护理。注意保护肢端和关节突出部位。

（2）疼痛护理：取舒适体位，提供舒适的环境，急性期遵医嘱应用非甾体抗炎药，必要时辅以理疗。

5. 病情观察：密切观察意识、生命体征、晨僵、肌痛、肌肉萎缩等情况。

6. 用药护理：详见第五篇风湿科常用药物的护理。

7. 心理护理：安慰患者，消除顾虑，耐心讲解疾病的临床特点、病情及预后等相关知识，树立战胜疾病的信心。

【健康指导】

1. 遵医嘱服药，不可随意增减药量或擅自停药。学会自我观察药物的副作用，定期复查，定期监测血常规、血沉、肝肾功能、免疫功能等相关指标。

2. 指导患者进营养丰富、易消化的饮食，禁烟酒及辛辣刺激性食物。

3. 告知患者适当运动，进行关节和肌肉锻炼，防止肌肉萎缩；避免寒冷潮湿。

4. 注意保暖，避免各种感染、外伤、精神创伤等。

5. 定期门诊复查，如出现晨僵、肌肉疼痛等不适及时复诊。

第六章　纤维肌痛综合征护理常规

【概述】

纤维肌痛综合征（fibromyalgia syndrome, FMS）是一种以全身弥漫性疼痛及发僵为主要临床特征，并常伴有疲乏无力、睡眠障碍、情感异常和认知功能障碍等多种其他症状的慢性疼痛性风湿病。其患病率约为2%，其中女性为3.4%，男性为0.5%。该病的患病率与年龄存在线性增加的关系，患者的平均年龄为49岁，其中89%为女性。

【临床表现】

1. 核心症状：慢性广泛的肌肉疼痛，可有多个压痛点，性质多为刺痛，以颈、胸、下背部、肩胛带及骨盆带肌肉疼痛最常见。女性比男性患者压痛点多，具有11个以上压痛点的患者中90%为妇女。软组织损伤、睡眠不足、寒冷及精神压抑均可引起疼痛发作。

2. 典型症状：晨僵、麻木、皮肤压痛及睡眠障碍。大部分病人晨间起床后感全身关节僵硬。约90%的患者有睡眠障碍，表现为失眠、易醒、多梦、精神不振。

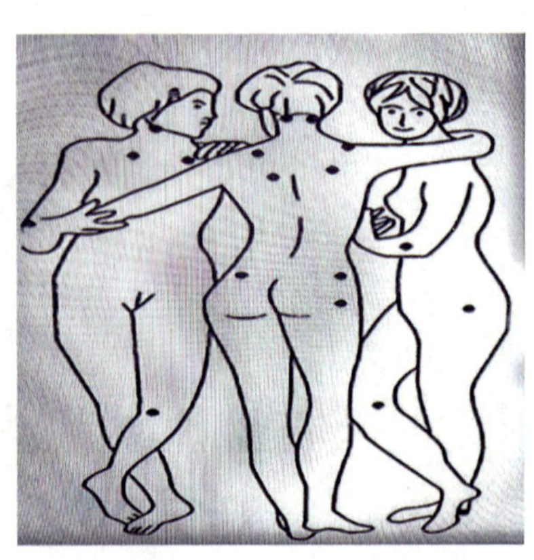

图 3-6-1　FMS 压痛点的部位图示

3. 其他症状：肠痉挛、记忆力减退、头痛、雷诺现象、头晕、水肿、膀胱刺激和感觉异常等。病人常自诉关节肿胀，但无客观体征。以上表现在天气潮冷、精神紧张和过度劳累时加重。

【治疗】

1. 药物治疗：目前的治疗主要致力于改善睡眠状态、减低痛觉感受器的敏感性、改善肌肉血流等。首选抗抑郁药，常用的代表药为阿米替林，抗惊厥药普瑞巴林是首个被美国食品药品监督管理局批准用于FMS治疗的药物，肌松类药为环苯扎林。

2. 非药物治疗：非药物治疗已经成为FMS治疗的重要组成部分，如患者教育、有氧训练（强度低、有节奏，每次锻炼不少于1 h，每周坚持3～5次，如步行、打太极）、认知行为治疗、多学科综合疗法等已被多个指南推荐。其次，心理治疗、催眠疗法、针灸、电疗等物理治疗目前也被运用，疗效尚不明确。

【护理常规】

1. 执行风湿科疾病一般护理常规。

2. 环境与休息：保持室内环境清洁、干燥、通风良好，避免潮湿、寒冷。

3. 饮食：指导患者进食低盐、低脂、高蛋白、高维生素、易消化的饮食，禁烟酒、咖啡。

4. 症状护理

（1）疼痛的护理：理疗，理疗能促进全身的血液循环，改善局部营养供应，起到消炎止痛的作用。例如：矿泉水浴、热矿泥、蜡疗、电疗、针灸、按摩等。

（2）睡眠障碍的护理：FMS的患者60%～90%有睡眠障碍，最适合去疗养院治疗。医务人员做到操作轻、走路轻、关门轻、说话轻，营造良好的睡眠环境。

5. 病情观察：密切观察意识、生命体征、疼痛程度及睡眠状况。

6. 心理护理：安慰患者，消除顾虑，耐心讲解疾病的临床特点、病情及预后等相关知识，树立战胜疾病的信心。

7. 用药护理

（1）阿米替林：主要不良反应是口干、便秘、视物模糊、排尿困难和体位性低血压等。服药期间注意预防便秘、监测血压等。

（2）普瑞巴林：不良反应较轻，但对于充血性心力衰竭患者、眼科疾病患者应慎重，服药期间定期进行血生化检测。

（3）环苯扎林：不良反应为乏力、嗜睡、口干、头晕、心动过速、恶心，宜睡前服药。

【健康指导】

1. 告知病人药物相关药理、毒副作用，合理安排给药时间，防止药物不良反应的发生，勿擅自停药或减量。

2. 告知与疾病相关的知识，改变不利健康的行为习惯，如熬夜、易怒等。

3. 避免诱发疾病，如寒冷、潮湿、过度劳累、感染、外伤、精神刺激等，注意局部保暖，合理用药。

4. 定期门诊随访，告知患者如出现肌肉疼痛、睡眠障碍等不适症状及时就诊。

第七章　IgG4 相关性疾病护理常规

【概述】

IgG4相关性疾病（IgG4–related disease, IgG4–RD）是一种免疫介导的纤维炎症性疾病，常累及多个器官，主要好发于胰腺、胆道、唾液腺、泪腺、腹膜后组织以及淋巴结。IgG4相关性疾病的概念由Kamissawa等于2003年首次引入，于2010年取得国际公认。确切的病因和发病机制目前仍不清楚，多数学者认为与遗传、环境特别是微生物感染和分子模拟、自身抗体、固有免疫和适应性免疫等相关。此病好发于中老年男性。

【临床表现】

本病几乎可以累及所有脏器，表现为脏器肿大及功能障碍，此外，约40%的患者可伴有过敏症状。

1. 眼：典型改变是眼部肿胀，眼球凸出。巩膜炎、鼻泪管堵塞及神经受压少见。

2. 唾液腺：唾液腺及腮腺肿大常见；口眼干燥症状不突出，且RF、ANA、SSA、SSB抗体阳性率低。

3. 耳鼻喉：可发生鼻窦病变，有报道中耳和颌面部可发生骨破坏。

4. 甲状腺：可表现为硬化性甲状腺炎（Riedel甲状腺炎），纤维化桥本甲状腺炎。

5. 淋巴结病：可表现为淋巴结对称性、进行性肿大，直径为1～3 cm，也可达5 cm以上，无压痛。

6. 肺：特征性损害为支气管壁增厚，还可见肺部结节、胸膜增厚及肺间质病变。

7. 肾脏：以间质性肾病多见，肾周组织可呈纤维化改变；膜性肾小球肾炎也可见于部分患者。

8. 胰腺：常表现为梗阻性黄疸；影像学表现为弥漫性胰腺增大，胶囊样低密度环，主胰管呈现弥漫性不规则狭窄。

9. 慢性主动脉周围炎：包括腹膜后纤维化、主动脉炎和特发性腹膜炎。2/3的患者表现为腹膜后纤维化，常见临床表现为背痛、侧腹痛、下腹痛及下肢肿胀。腹膜后纤维化常因累及腹膜后脏器出现相应症状，如压迫输尿管可出现肾积水；压迫肠管可出现肠梗阻、腹部包块等。

10. 其他脏器受累还可表现为硬化性胆管炎、硬脑膜炎、纵隔及肠系膜硬化、周围神经包块等。

【治疗】

1. 糖皮质激素：常用泼尼松、甲泼尼龙等。

2. 免疫抑制剂：常用吗替麦考酚酯、甲氨蝶呤等。

3. 生物靶向治疗：利妥昔单抗。

4. 手术治疗：对受累器官进行机械性干预，如胆道及尿道支架手术。目前所有药物对长期、严重的纤维性病变均无效，相比之下外科手术是一种较优选择，眶周纤维性假瘤和硬化性肠系膜炎经手术切除后效果良好。

【护理常规】

1. 执行风湿科疾病一般护理常规。

2. 环境与休息：保持室内通风，清洁舒适。生活规律，进行适当锻炼，避免劳累，避免受凉，防止感冒。

3. 饮食：合理饮食，保证营养摄入。以低盐、低脂，富含纤维素、易消化饮食为宜。

4. 症状护理

（1）过敏患者的护理：评估患者过敏症状的程度及范围，遵医嘱给予抗过敏药物治疗。教育患者避免接触过敏原，避免用力抓挠皮肤以免引起损伤。

（2）泪腺、腮腺受累患者的护理：注意用眼卫生，避免强光刺激，外出时带好遮光眼镜。必要时遵医嘱给予滴眼液治疗，教会患者正确滴眼的方法。饮食宜富含水分，避免过多食用干硬食品，嘱患者少量缓慢进食，避免发生哽噎。

（3）甲状腺受累患者的护理：对于胸闷气短的患者给予持续低流量吸

氧，适当抬高床头，干咳时遵医嘱应用止咳药物，同时做好心理护理，缓解患者的紧张情绪。

（4）腹膜后纤维化患者的护理：根据病情制定个体化护理，增加患者舒适度，减少并发症，做好心理护理，鼓励患者配合治疗。

5. 病情观察：根据患者的临床表现观察治疗情况，有无并发症发生。

6. 用药护理：详见第五篇风湿免疫科常用药物的护理。

【健康指导】

1. 遵医嘱服药，不可随意增减药量或擅自停药。学会自我观察药物的副作用，要定期监测血常规、血沉、肝肾功能、免疫功能等相关指标。避免使用对受累脏器有损害的药物。

2. 合理饮食，保证营养的摄入。

3. 避免感染、劳累、着凉，养成良好的个人卫生习惯。

4. 保持乐观情绪，良好睡眠。

5. 定期复查，学会自我病情监测，加重时及时就医。

第八章　腹膜后纤维化护理常规

【概述】

腹膜后纤维化（idiopathic retroperitoneal fibrosis）是一种腹膜后组织慢性非特异性炎性反应伴纤维组织增生，进而压迫输尿管、大血管、胆管和腹膜后腔其他脏器的疾病。本病病因未明，可能与机体对某种慢性感染和刺激灶产生非特异性反应有关。也可能与自体免疫反应、遗传因素等有关。任何年龄甚至新生儿都能发病，但多见于中年人。男性患者为女性患者的2倍。通常起病隐匿，病程较长。

【临床表现】

1. 全身表现：患者可有低热、体重下降、乏力、易劳累、过敏性鼻炎及哮喘等长期过敏史。

2. 局部表现：腰背部、侧腹部以及下腹部钝痛，可放射至腹股沟及大腿处，腹膜后腔肿块可压迫输尿管，导致慢性梗阻及肾盂积水，并出现肾区疼痛及肋脊角叩击痛，有时可出现血尿、多尿，易诱发泌尿系感染，严重者可致急性肾衰竭。此外，肿块可压迫生殖腺管，引起阴囊水肿和静脉曲张。若同时累及其他器官（如颌下腺、腮腺、胰腺等），则可能会引起相应的局部表现。

【治疗】

1. 糖皮质激素：常用地塞米松、甲泼尼龙、醋酸泼尼松等药物治疗。

2. 免疫抑制剂：常用硫唑嘌呤、吗替麦考酚酯、甲氨蝶呤、环磷酰胺等药物治疗。

3. 手术治疗：虽然纤维化本身很少需要外科切除，但一旦产生大量纤维化，脏器受压影响功能或激素疗法效果不佳时，行手术治疗。

【护理常规】

1. 执行风湿免疫科疾病一般护理常规。

2. 环境与休息：保持室内环境的清洁、干燥、定时通风，每日通风至少2次，每次半小时。急性期应卧床休息，保证睡眠充足。

3. 饮食：合理饮食，保证营养摄入。以低盐、低脂、低糖（血糖生成指数<20的食物，如大麦、大豆、蚕豆等）、优质蛋白、富含纤维素、易消化的饮食为宜。

4. 症状护理：患者出现疼痛时应卧床休息，协助给予舒适体位，指导患者使用放松、转移注意力等方式来缓解疼痛。必要时遵医嘱应用非甾体抗炎药。

5. 病情观察：观察患者疼痛的性质、持续时间，定时测量生命体征，注意观察重要脏器受累的情况。

6. 用药护理：详见第五篇风湿免疫科常用药物的护理。

7. 心理指导：安慰患者，消除顾虑，耐心讲解疾病的临床特点、病情及预后等相关知识，树立战胜疾病的信心。

【健康指导】

1. 遵医嘱服药，不可随意增减药量或擅自停药。学会自我观察药物的副作用，要定期监测血常规、血沉、肝肾功能、免疫功能等相关指标。

2. 合理饮食，少量多餐，保证营养均衡摄入，禁烟、酒及辛辣刺激性食物。

3. 避免感染、劳累、着凉，养成良好的个人卫生习惯。

4. 保持乐观情绪，良好睡眠。

5. 定期复查，学会自我病情监测，症状加重时应及时就医。

第九章　自身免疫性肝病护理常规

【概述】

自身免疫性肝病是一组由于自身免疫功能异常导致的肝脏疾病，包括原发性胆汁性肝硬化（primary biliary cirrhosis, PBC）、自身免疫性肝炎（autoimmune hepatitis, AIH）、原发性硬化性胆管炎（primary sclerosing cholangitis, PSC）及这三种疾病任何两种之间的重叠综合征。病因及发病机制尚不清楚，目前的观点认为与感染、药物因素、遗传因素、自身免疫反应异常等有关。AIH具有显著的女性易感性，多见于中青年女性，男女比例为1∶3.6。PBC在任何年龄段均可发生，其中90%为女性，大部分集中在30~70岁之间，儿童少见。PSC患者多为20~50岁男性，起病缓慢。

【临床表现】

1. 自身免疫性肝炎

起病缓慢，病变活动时表现为乏力、腹胀、纳差、瘙痒、黄疸等。早期肝大伴压痛，晚期发展为肝硬化。肝外表现可有持续发热伴急性游走性大关节炎。女性常有闭经。可出现皮疹，如多形红斑、丘疹等，提示疾病处于活动期。

2. 原发性胆汁性肝硬化

50%~60%患者无明显不适，多于常规体检时发现，但其中1/3患者于2~4年后开始出现症状，乏力和皮肤瘙痒是多数患者的首发症状，乏力与肝脏受损的严重程度无关，瘙痒常成为患者最痛苦的症状之一，可发生于局部，也可全身瘙痒，常于夜间，出汗时较重，随着病情进展，黄疸常缓慢加深。其他症状包括高脂血症、骨质疏松、营养缺乏、脂溶性维生素缺乏等，终末期可出现腹水、上消化道出血、肝性脑病等。

3. 原发性硬化性胆管炎

症状无特异性，约21%~44%的患者无症状，仅在偶然检查时发现肝功异常。有症状者多表现为胆汁淤积的症状，进行性黄疸、皮肤瘙痒，多数伴有疲乏无力，右上腹痛，少数患者可出现反复的高热，晚期可有门脉高压的表现如腹水、食管—胃底静脉曲张破裂出血等。半数以上患者合并炎症性肠病特别是溃疡性结肠炎。约20%患者合并至少一种肠外的免疫性疾病，包括胰岛素依赖性糖尿病、甲状腺疾病及银屑病等。最严重的并发症为胆管癌。胆道感染可以出现发热、腹痛、黄疸加重、白细胞升高、肝功能受损等表现。

【治疗】

1. 药物治疗

（1）熊去氧胆酸（UDCA）：目前唯一推荐用于PBC的药物，能缓解临床症状。

（2）糖皮质激素：常用泼尼松、甲泼尼龙等。

（3）免疫抑制剂：常用吗替麦考酚酯、硫唑嘌呤、羟氯喹等。

（4）其他药物：瘙痒严重者可试用消胆胺。

2. 肝移植

【护理常规】

1. 执行风湿免疫科疾病一般护理常规。

2. 环境与休息：保持室内干燥通风，阳光充足。不宜进行重体力活动及高强度体育锻炼，代偿期患者可从事轻体力工作，失代偿期患者应多卧床休息。

3. 饮食：以低脂肪、高热量、高蛋白为主。对已有食管-胃底静脉曲张者，进食不宜过快、过多，应避免辛辣和粗糙的食物。

4. 症状护理

（1）皮肤护理：穿纯棉衣物，用温水清洁皮肤。指导患者勤剪指甲，勿用力抓挠，可用手摩擦或叩击减轻皮肤瘙痒症状。

（2）腹胀者宜少食多餐，进食富含纤维素食物，保持大便通畅。

（3）腹水者限制水钠摄入，进水量控制在1000 mL/d以内。

（4）肝功能衰竭及肝性脑病先兆时限制蛋白质摄入量（<0.5 g/kg·d）。

（5）合并消化道出血患者禁饮食，待出血停止后给予流食、半流食。

5.病情观察：注意观察患者神志、生命体征及电解质情况，早发现有无肝性脑病及消化道出血症状。

6.用药护理

（1）熊去氧胆酸：注意观察患者有无腹泻、头疼、头晕、胃疼、瘙痒、心动过速等，胆道完全阻塞及严重肝功能减退者忌用。本药不应与消胆胺、降胆宁、以及含有氢氧化铝和（或）蒙脱石等抗酸药同服，阻碍吸收，影响疗效。如必须服用，应间隔2 h。

（2）糖皮质激素及免疫抑制剂：详见第五篇风湿免疫科常用药物的护理。

7.心理指导：安慰患者，消除顾虑，耐心讲解疾病的临床特点、病情及预后等相关知识，树立战胜疾病的信心。

【健康指导】

1.遵医嘱服药，不可随意增减药量或擅自停药。学会自我观察药物的副作用，要定期检测血常规、血沉、肝肾功能、免疫功能等相关指标。避免使用对肝脏有损害的药物。

2.合理饮食，给予低脂、高蛋白、高糖类、高维生素、易消化食物，忌辛辣、刺激性及质硬的食物，戒烟禁酒。

3.避免感染、劳累、着凉，养成良好的个人卫生习惯。

4.保持乐观情绪，良好睡眠。

第十章　成人 Still 病护理常规

【概述】

成人Still病（adult onset Still disease, AOSD）是一组病因不明的临床综合征，主要以高热、一过性皮疹、关节炎、关节痛、咽痛和白细胞计数升高为主要临床表现，常伴有肝、脾、淋巴结肿大。成人Still病可见于任何年龄阶段，女性稍多于男性，年轻病人居多，16~35岁多发，呈世界性分布。发病率和患病率在不同人种中并不一致，有报道发病率低于1/10万，我国尚无这方面的报道。约34%的AOSD可自发缓解，24%呈间歇性发作，36%转为慢性。

【临床表现】

特征性症状为发热、皮疹、关节痛/关节炎是成人Still病最主要的临床症状和体征。

1. 发热　是本病最突出的症状，几乎见于所有病人，往往贯穿整个疾病过程。以持续性弛张热多见，体温最高可达39~40℃，一日内可有1~2次高峰，无需处理可自行恢复正常。也可呈现稽留热或不规则热型。

2. 皮疹　约85%的病人可出现橘红色斑疹或斑丘疹，也可为荨麻疹、结节性红斑、紫癜，主要分布在四肢近端、颈部及躯干。皮疹多于高热时出现，热退消失，呈一过性，消退后不留瘢痕。

3. 关节痛/关节炎　常与发热伴行，高热时加重，热退后减轻，任何关节均可受累，最常累及膝、腕关节，其次为踝、肩、肘、近端指间关节、掌指关节、远端指间关节。发热时常伴有肌肉疼痛，约占80%。反复受累的关节可逐渐出现侵袭性关节炎，导致受累关节强直、活动受限。

4. 其他症状　疾病早期，70%的病人可出现咽痛，发热时加重、热退缓解。可见咽部充血、咽后壁淋巴滤泡增生及扁桃体肿大，但咽拭子培养阴性，抗生素治疗无效。淋巴结肿大、肝脾大、腹痛、胸膜炎、心包积液、心肌炎、肺炎也可见于本病。神经系统病变、肾脏损害少见，少数严重病人可出现急性肝衰竭、呼吸功能衰竭、充血性心力衰竭、弥散性血管内凝血及噬血细胞综合征等。

【治疗】

1. 药物治疗

（1）非甾体抗炎药：首选用于轻症患者，如：洛索洛芬钠、塞来昔布等。

（2）糖皮质激素：是本病治疗的首选药物，尤其是非甾体抗炎药治疗效果不佳者、减量复发者或伴随系统损害的病人。

（3）免疫抑制剂：常与激素合用，减少糖皮质激素的用量，如：甲氨蝶呤、硫唑嘌呤、羟氯喹、环磷酰胺、环孢素等。

（4）其他：对于严重的病人可采用大剂量免疫球蛋白静脉注射、血浆置换、免疫吸附等方法封闭和清除体内大量的细胞因子和异常的免疫球蛋白。TNF-α抑制剂、IL-1拮抗剂、IL-6拮抗剂可针对细胞因子靶向作用，应用于重症、难治、复发及疾病高活动度病人，能有效缓解临床症状。

2. 手术治疗　手术治疗如有关节侵蚀破坏并严重畸形，影响功能者，应参照类风湿关节炎的手术治疗。

【护理常规】

1. 执行风湿免疫科疾病一般护理常规。

2. 环境与休息：保持室内环境清洁，通风良好。急性期卧床休息，缓慢期可适当功能锻炼。

3. 饮食：给予高热量、高维生素、易消化的食物，避免辛辣刺激的食物。

4. 症状护理

（1）高热：监测体温变化，遵医嘱给予适当的降温措施，嘱病人适当的饮水，必要时给予补液。

（2）皮肤护理：皮疹患者保持皮肤清洁，避免抓挠。慎用热水洗浴，禁用碱性肥皂、酒精及化妆品等刺激性物质，以免加重皮疹。保持床单平整，穿棉质内衣，避免机械刺激。指导患者避免阳光直射皮肤。

（3）关节疼痛：遵医嘱给予非甾体抗炎药，膝关节疼痛者，膝下放一小枕，使膝关节处于功能位。避免受压，限制受累关节活动。也可通过听音乐分散注意力以减轻疼痛。

（4）咽痛：保持口腔清洁，观察口腔粘膜情况。

（5）其他脏器损害情况：观察淋巴结肿大，腹痛，胸膜炎，心包积液，肺炎，少数出现急性呼衰，充血性心衰等。

5. 病情观察：观察关节肿痛、关节活动、生活自理能力、皮疹情况及关节外其他脏器损害情况，一旦出现异常及时通知医生处理。

6. 药物指导：详见第五篇风湿免疫科常用药物的护理。

7. 心理护理：安慰患者，消除顾虑，耐心讲解疾病的临床特点、病情及预后等相关知识，树立战胜疾病的信心。

【健康指导】

1. 遵医嘱服药，不可随意增减药量或擅自停药。学会自我观察药物的副作用，要定期监测血常规、血沉、肝肾功能、免疫功能等。

2. 适度运动，控制体重，注意劳逸结合。病情许可情况下，可适当进行腕，膝关节等功能锻炼，避免关节负重及过度运动。

3. 避免诱因，预防感染，避免受凉，注意个人卫生，尽量少去公共场所。

4. 指导患者保持平稳情绪，乐观对待疾病，必要时可听轻音乐，以减轻疼痛。

5. 定期门诊复查，如出现关节肿痛、发热等不适症状应当及时就诊。

第十一章　风湿热护理常规

【概述】

风湿热（rheumatic fever, RF）是一种因A组链球菌（group A streptococcus, GAS）感染咽部引起的迟发性、非化脓性后遗症。该病具有多种临床表现，可能包括关节炎、心脏炎、舞蹈病、皮下结节及边缘性红斑。反复发作后常遗留轻重不等的心脏损害，形成风湿性心脏病。本病多发于冬春阴雨季节，寒冷和潮湿是重要的诱因。任何年龄均可发病，最常见人群是5–15岁的儿童和青少年。

【临床表现】

1. 前驱症状在典型症状出现前1–6周常有咽喉炎或扁桃体炎等上呼吸道GAS感染表现，如发热、咽痛、颌下淋巴结肿大、咳嗽等。

2. 典型表现　以下表现可单独或合并出现。

（1）关节炎：最常见。呈游走性、多发性关节炎。关节疼痛通常在2周内消退，发作后无遗留变形，但常反复发作。

（2）心脏炎：患者常有运动后心悸、气短、心前区不适。窦性心动过速常是心脏炎的早期表现。心包炎多为轻度。心脏炎严重时可出现充血性心力衰竭。

（3）环形红斑：发生率为6%~25%。皮疹为淡红色环状红斑，中央苍白，时隐时现，骤起，数小时或1–2天消退，分布在四肢近端和躯干。常在GAS感染后较晚期才出现。

（4）皮下结节：为稍硬、无痛性小结节，位于关节伸侧的皮下组织，尤其是肘、膝、腕、枕或胸腰椎棘突处，与皮肤无粘连，表面皮肤无红肿等炎症改变，发生率为2%~16%。

（5）舞蹈病：常发生于4–7岁的儿童。为一种无目的、不自主的躯干或肢体动作，面部可表现为挤眉眨眼、摇头转颈、努嘴伸舌。

（6）其他：多汗、鼻出血、瘀斑、腹痛也不少见。

【治疗】

1. 抗生素治疗　目的是消除咽部链球菌感染，避免RF反复发作。青霉素仍是首选药物，如青霉素过敏，可改用头孢菌素类或红霉素族抗生素和阿奇霉素等。

2. 抗风湿治疗单纯关节受累，首选非甾体抗炎药。发生心脏炎者一般采用糖皮质激素治疗，常用泼尼松。有心包炎、心脏炎并急性心力衰竭者可静脉注射地塞米松或滴注氢化可的松，至病情改善后改口服糖皮质激素治疗。单纯关节炎治疗6–8周，心脏炎最少治疗12周。

舞蹈病：首选丙戊酸，该药无效或严重舞蹈病如瘫痪的患者，可应用卡马西平治疗。

【护理常规】

1. 执行风湿免疫科疾病一般护理常规。

2. 环境与休息：保持室内清洁安静，温湿度适宜，注意休息，避免劳累。

3. 饮食：给予高热量、高维生素、高蛋白、清淡易消化的食物。如有充血性心力衰竭者，应摄取低钠饮食、限制水分。

4. 症状护理

（1）发热：监测体温变化，遵医嘱给予物理或药物降温，嘱患者适当饮水，必要时给予补液，保持出入量平衡。出汗多时及时擦干皮肤、更换内衣，注意保暖，避免受凉，室内保持空气流通，阳光充足。

（2）心脏损害：有心脏炎者应卧床休息，待体温正常、心动过速控制、心电图改善后，继续卧床休息3~4周后恢复活动。有明显呼吸困难者给予高枕卧位或半卧位，有低氧血症时遵医嘱给氧。必要时给予心电监护，记录出入量。适当摄入新鲜蔬菜，保持大便通畅。

（3）关节疼痛：急性关节炎早期亦应卧床休息至ESR、体温正常后开始活动，避免劳累和剧烈活动。遵医嘱给予非甾体抗炎药，保持舒适体位。限制受累关节活动，避免受压。

（4）皮肤护理：保持患者皮肤清洁，避免抓挠。保持床单平整，穿棉质内衣，减少机械刺激。

（5）咽痛：保持口腔清洁，遵医嘱给予漱口液含漱。

（6）对有舞蹈病的患者应尽量避免强光噪声刺激，做好安全防护。

5.病情观察：观察患者体温、呼吸道症状、关节疼痛、关节活动、皮肤情况及心脏损害情况，出现异常及时通知医生处理。

6.药物指导

（1）应用非甾类抗炎药及糖皮质激素的护理详见第五篇风湿免疫科常用药物的护理。

（2）应用洋地黄类药物时，应严格按医嘱给药，同时监测心率、心律及心电图改变，给药前应询问评估是否使用，严密观察患者用药后反应，注意有无胃肠道及中枢神经系统反应，如恶心、呕吐、黄视、绿视等中毒先兆。

（3）应用利尿剂时，指导患者遵医嘱服药，观察有无腹胀、乏力等，监测电解质。

（4）使用丙戊酸时，指导患者严格遵医嘱服药，用药期间避免饮酒，注意监测血常规及肝功能。

7.心理护理：安慰患者，消除顾虑，耐心讲解疾病的临床特点、病情及预后等相关知识，树立战胜疾病的信心。

【健康指导】

1.告知患者按医嘱服药，不要因症状减轻或消失而自行停药。

2.避免寒冷、潮湿等诱因，注意个人卫生，尽量少去公共场所，防止感染。出现发热、咽喉痛等症状时要及时就医，根据医嘱治疗，避免诱发RF。

3.指导患者保持情绪平稳，乐观对待疾病。

4.按医生要求定期复诊。

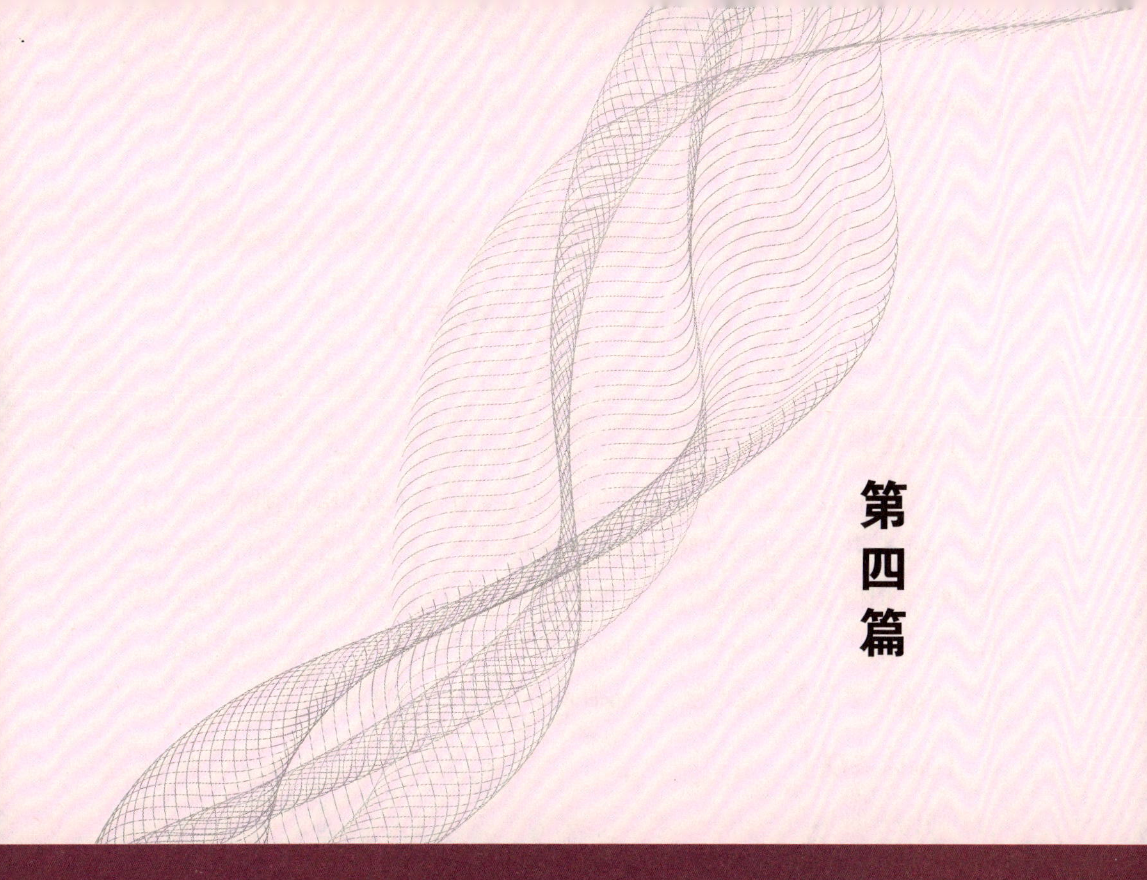

第四篇

风湿免疫科常见护理风险及处理

第一章　压力性损伤

【概述】

压力性损伤：是发生在皮肤和（或）潜在皮下软组织的局限性损伤，通常发生在骨隆突处或皮肤与医疗设备接触处。该压力性损伤可表现为局部组织受损但表皮完整或开放性溃疡，并可能伴有疼痛。剧烈和（或）长期的压力或压力联合剪切力可导致压力性损伤出现。皮下软组织对压力和剪切力的耐受性受环境、营养、灌注和软组织条件的影响。

【临床表现】

临床分期

1. 1期压力性损伤：指压不变白的红斑，皮肤完整（图4-1-1）1期压力性损伤的红斑相对不太明显，要仔细甄别。

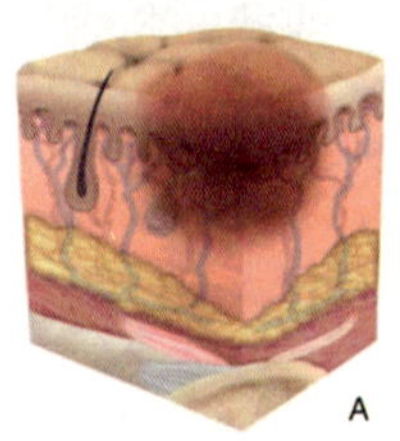

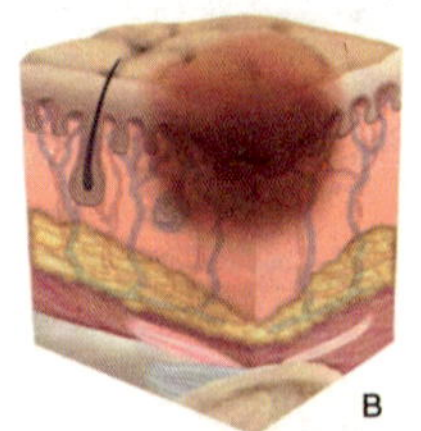

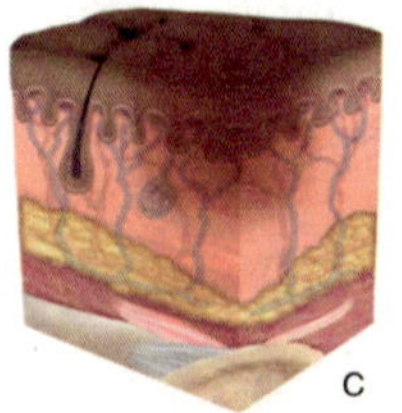

图 4-1-1　1 期压力性损伤

A：创面局部水肿；B：浅色皮肤上1期压力性损伤的红斑比较明显；C：对深色皮肤而言

2. 2期压力性损伤：部分皮层缺失伴真皮层暴露（图4-1-2）。

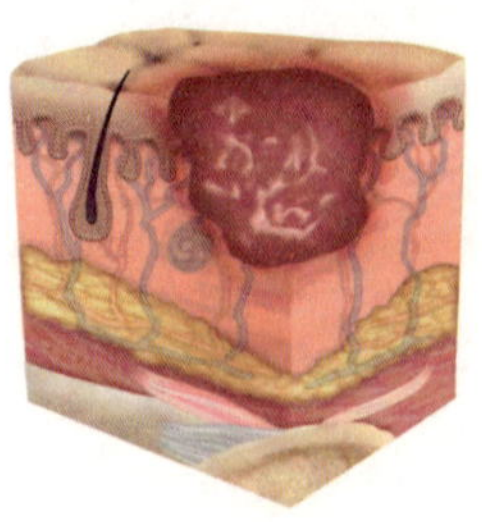

图 4-1-2　2 期压力性损伤

3. 3期压力性损伤：全层皮肤缺失（图4–1–3）。

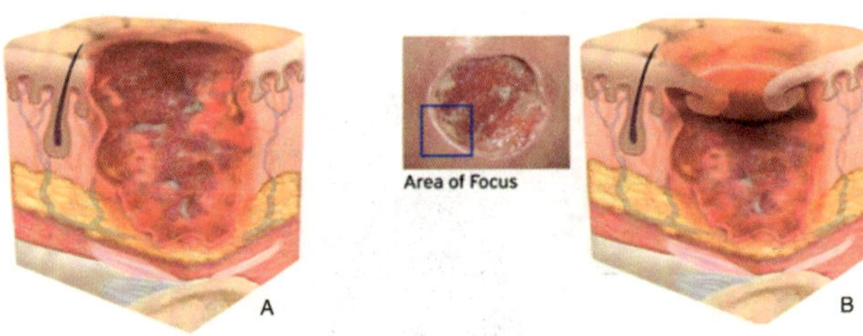

图 4–1–3　3 期压力性损伤

A：皮肤全层缺损，深达脂肪层；B：常伴有创缘内卷

4. 4期压力性损伤：全层皮肤和组织缺失（图4–1–4）。

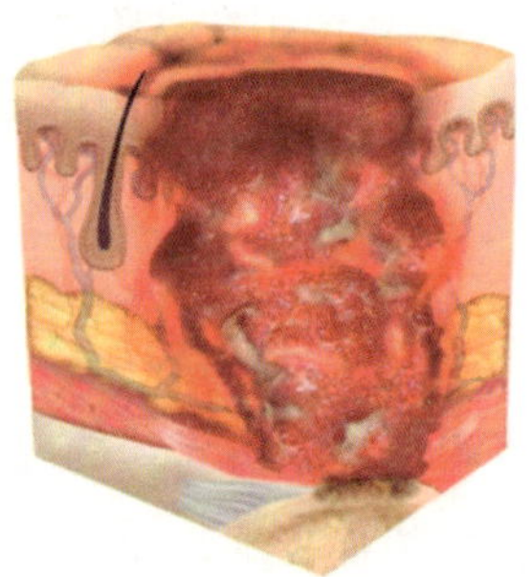

图 4–1–4　4 期压力性损伤，创面深达筋膜、肌肉、肌腱或组织

5. 不可分期压力性损伤：全层皮肤和组织缺失，损伤程度被掩盖（图4–1–5）。

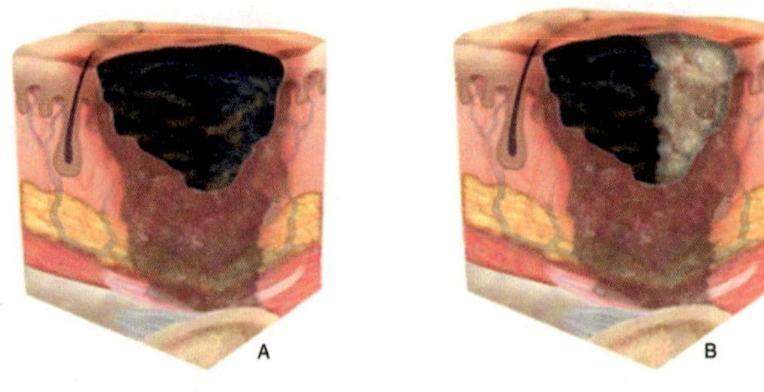

图 4–1–5　不可分期的压力性损伤

A：创面被黑色焦痂覆盖；B：创面被腐肉和（或）焦痂覆盖，缺损程度无法确定

6.深部组织压力性损伤：持续的指压不变白，颜色为深红色、栗色或紫色（图4–1–6）。

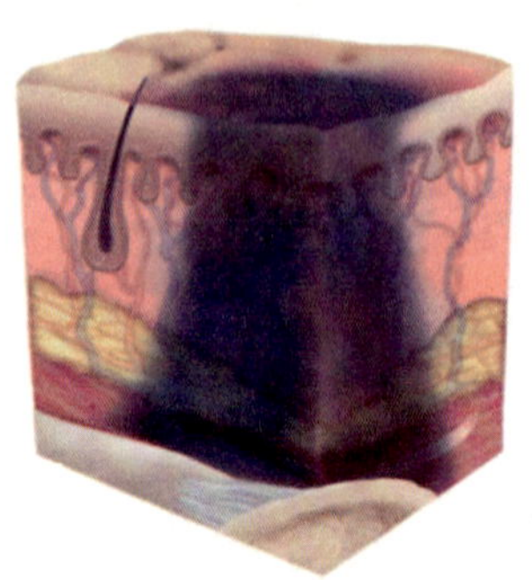

图 4–1–6　深部组织压力性损伤

7.黏膜压力性损伤：医疗设备使用在黏膜局部所造成的损伤。

8.设备相关压力性损伤：医疗设备在使用过程中为达到治疗效果在局部组织所造成的损伤。

【风险因素】

1.危险因素：压力、剪切力、摩擦力；潮湿、局部皮温升高；营养不良；运动障碍；体位受限；高龄；吸烟；使用医疗器具；合并心脑血管疾病；股静脉置管等。

2.高危人群：凡是存在活动能力、移动能力减退或丧失，和（或）组织耐受性降低的患者都是压力性损伤的高危人群。如老年人、血浆置换的患者、营养不良（消瘦或肥胖）、严重认知功能障碍的患者等。

【预防措施】

1.风险评估：使用Braden量表评估可以提高预防措施的强度和有效性。

（1）护理人员应遵循压力性损伤管理制度及报告流程，入院患者24 h内进行系统的护理评估。评估频次据病情1次/d到1次/周。

（2）有压力性损伤风险的患者，病情有显著变化时要再次进行风险评估，同时强调每次进行风险评估时，都要进行全面的皮肤检查并记录。

（3）对有压力性损伤风险的患者制订并实施预防计划，但不可仅依赖风险评估总分，还应查看风险评估工具量表得分及其他风险因素以指导制订护理计划。

2. 体位安置与变换

（1）根据病情，摆放合适的体位，使压力、摩擦力和剪切力减到最小，同时能够维持患者适宜的活动程度。避免压力性损伤部位受压。

（2）应避免长时间摇高床头超过30° 的体位和90° 的侧卧位。侧卧时尽量选择30° 侧卧位。

（3）因病情需要，必须摇高床头超过30° 时，先摇高床尾至一定高度，再摇高床头，避免在骶尾部形成较大的剪切力。

（4）根据病情，鼓励并指导患者最大限度地活动，或间断性翻身以更换体位，必要时设定翻身频率。

（5）体位变换的频率应该根据患者的病情、皮肤耐受程度、移动能力和所使用支撑面的材质而决定。

（6）协助患者进行体位变换和移动患者时，应抬起患者身体，避免拖、拉、拽。运用转运辅助设备和转运技巧来减少摩擦力和剪切力。

（7）患者骶尾部或坐骨已发生压力性损伤时，应限制每天坐位少于3次，每次少于1 h。

（8）患者使用轮椅时，应该采取多种坐姿（如：前倾、斜倚、直立等），采用正确的自我减压方法。

（9）危重患者在体位安置与变换过程中要注意密切观察病情和皮肤。

（10）对股静脉置管的压力性损伤高危人群给予重点关注。

3. 支撑面

（1）压力性损伤高危人群尽量使用支撑面，选择支撑面应根据患者病情、压力性损伤高危因素以及医院的自身条件。

（2）应用支撑面可以有效降低压力性损伤发生率，选择时要考虑其控制湿度和温度的能力。

（3）长期卧床患者使用减压床垫；侧卧时使用30° 体位垫（R型垫）或枕头支撑；骨突处垫小枕，小腿部垫软枕。在椅子或轮椅上使用减压坐垫。

（4）使用荞麦皮床垫或气垫可有效地预防压力性损伤发生。避免使用环状或圈形装置、充水手套、非医用的合成羊皮垫。

（5）使用支撑面仍需定时进行体位变换，并进行压力性损伤预防有效且持续的评估。

（6）使用局部减压床垫需要注意，局部减压垫会改变床的高度，同时有可能降低床栏的效果，须防范跌倒/坠床的危险。

4. 皮肤护理

（1）皮肤保护可以降低压力性损伤的发生率，在高危人群的高危部位使用软聚硅酮、泡沫、水胶体等敷料防护。

（2）关注粘胶类敷料对皮肤的损害，更换、撕脱敷料时，应注意技巧。

（3）使用保护皮肤的护理产品，避免皮肤干裂。保持皮肤适度湿润，可以保护皮肤，有利于预防压力性损伤。

（4）保持皮肤清洁，避免潮湿。保持座位和床单位表面的清洁、无渣屑、平整及完整性。带有拉链、纽扣、搭扣的衣服不能置于皮肤受压点。

（5）禁止对受压部位用力摩擦。运用枕头及其他体位装置时，避免皮肤褶皱形成，防止皮肤对皮肤的压力。

（6）避免对压力性损伤部位直接使用加热装置（如热水瓶或袋、加热垫、床垫内置的加热器等）。

5. 足跟压疮的防治，“漂浮足跟”非常重要。

（1）使用足跟托起装置沿小腿分散整个腿部的重量或使用泡沫垫沿小腿全长将足跟抬起，以完全解除足跟部压力，但不可将压力作用在跟腱。

（2）卧位时，膝关节应呈轻度（5°～10°）屈曲（间接证据表明，膝关节过伸有可能导致腘静脉的阻塞，会诱使患者发生深静脉血栓）。

6. 关注医疗器械相关性压力性损伤，可以预防性使用敷料达到保护皮肤的作用。

（1）检查患者管道在位情况及管道下皮肤情况。

（2）检查三通或有棱角的导管下方是否有敷料保护。

（3）避免各种导管和其他医用装置对皮肤的压力，例如：吸氧导管、经鼻导管、血氧饱和度指夹、无创面罩、夹板、支架、尿管等。

7. 营养支持

（1）临床护士做好营养评估。

（2）患者存在营养风险或营养不足时，需营养师、医生共同会诊，给出治疗方案。

（3）在正常膳食外，补充蛋白质和精氨酸、微量元素及维生素，以纠正营养不良。

【处理措施】

1.评估

（1）使用有效的压力性损伤愈合评估工具评估并监测压力性损伤伤口的愈合情况。

（2）压力性损伤伤口评估的内容：部位；伤口大小和深度；渗液的颜色、性质、量；伤口床表面；伤口边缘；伤口感染征；伤口周围皮肤；窦道、潜行或腔隙；伤口气味；疼痛与不适。

（3）评估压力性损伤患者的全身因素。包括：有无慢性系统性疾病，全身营养状况，是否长期服用激素和免疫抑制剂，组织血流灌注情况，神经系统损害情况，是否吸烟等。

2.疼痛管理：遵医嘱局部使用镇痛药或全身镇痛。伤口清洗液温度接近体温，可减轻疼痛。

3.伤口清洗

（1）每次更换敷料时需清洗压力性损伤伤口床和周围皮肤。

（2）可用盐水、蒸馏水、饮用水、冷开水、含有表面活性剂和（或）抗菌剂的清洗液清洗压力性损伤伤口。

（3）可选择冲洗、擦洗、沐浴、涡流冲洗等方法清洗压力性损伤。

4.伤口清创：使用水凝胶清创或机械、自溶等联合清创。

5.感染伤口处理

（1）识别感染伤口的症状。典型症状为红、肿、热、痛和蜂窝组织炎。

（2）当伤口出现明显的外科感染征象及全身感染症状，或骨外露、肌腱外露、骨质粗糙或破坏时，应做细菌培养和药敏试验。

（3）必要时遵医嘱全身使用抗生素。使用具有广谱抗菌作用的含银敷料和高渗盐敷料。

6.根据伤口的特点合理选择应用敷料，如液体（薄膜）敷料类：可用于1期压力性损伤的患者。水胶体类用于清洁的2期、未感染的浅表的3期。藻酸盐类：吸收渗液。泡沫类：管理渗液。

第二章　跌倒　坠床

【概述】

跌倒是患者突然或非故意的停顿、倒于地面。坠床是患者突发的、不自主的非故意的由床上跌落到地上。多发生于老人、小儿、烦躁、谵妄、行动不便及病情变化的患者。跌倒、坠床是医院内存在的安全隐患，不仅影响患者的治疗，增添了意外伤害，还可能加重病情和家庭的经济负担，造成患者的痛苦，甚至引起医疗纠纷。预防跌倒坠床是临床护理安全工作中的难点。

【风险因素】

1. 年龄：年龄大于75岁或者小于10岁。
2. 意识：认知异常的患者。
3. 感觉：视听觉异常的患者。
4. 精神：躁动、躁狂、重度抑郁焦虑的患者。
5. 行动：需要帮助的患者以及走路感觉乏力，无力的患者。
6. 药物：使用利尿剂、镇痛剂、镇静剂、降压药、降糖药等药物的患者。
7. 既往有跌倒史的患者。
8. 有梦游史的患者。

【预防措施】

1. 跌倒预防措施

（1）入院宣教中普及跌倒告知。评估确认有跌倒风险者（表4-2-1），留陪护人并给予相关指导（患者活动、如厕或外出必须陪同），加强巡视和病情观察，针对危险因素做好宣教（如药物副作用告知、生活帮助、心理支持等）。

（2）保持环境整洁、明亮，走廊通畅无障碍、无水迹、有扶手、有标识。

（3）指导患者应穿合适的衣服，合适的鞋子，避免滑倒。避免在湿滑的地面走动，勿依靠移动物体。

（4）无陪护者，护士给予防跌倒指导并做好交接，呼叫器和生活常用品放在易取处，有需要及时通知护士。

2. 坠床预防措施

（1）评估确认有坠床危险（表4–2–2），给予加床挡，床边保护，约束带保护，挂警示标识。

（2）加强巡视及家属教育，24 h留陪侍人，做好交接班。

（3）下床活动时将床挡放下，必要时呼叫护士。

表4–2–1　跌倒评分表

<table>
<tr><td>项目</td><td colspan="3">因素/分值</td></tr>
<tr><td>跌倒（晕厥）/视觉障碍</td><td>无0分</td><td colspan="2">3个月内有25分</td></tr>
<tr><td>医学诊断</td><td>无0分</td><td colspan="2">2个及以上15分</td></tr>
<tr><td>静脉置管或使用高危药</td><td>无0分</td><td colspan="2">有25分</td></tr>
<tr><td>精神状况</td><td>自控行为能力0分</td><td colspan="2">无控制能力15分</td></tr>
<tr><td>行走</td><td>无须帮助/轮椅0分</td><td colspan="2">需助步器具15分</td></tr>
<tr><td>步态/移动</td><td>正常/卧床0分</td><td>≥65岁，乏力10分</td><td>无力20分</td></tr>
<tr><td colspan="4">总分：≥45分高风险，25~40分中风险，≤25分低风险</td></tr>
</table>

表4–2–2　坠床评分表

项目	因素	分值
年龄	＞75岁或＜10岁	1
感觉+意识	视/听觉异常+认知异常	1+1
精神	躁动、躁狂、重度抑郁	4
药物	使用高危药治疗	2
行动	需要协助（人或物）	1
既往史	有梦游症史	1
总分：≥4分提示为高危人群		

【处理措施】

1.跌倒处理程序

（1）跌倒后，立即观察患者意识、瞳孔，询问患者不适主诉，同时设法通知医生查看病情。

（2）共同用正确的方式将患者搬运至床上，取正确体位，测量血压、脉搏、呼吸，给予妥善处理，配合医生积极进行摔伤部位的相关检查和救治。

（3）填写上报表，逐层上报。

（4）加强巡视，密切观察病情变化，做好交接和记录。

2.坠床处理程序

（1）患者不慎坠床或摔倒时，立即观察意识、瞳孔，询问病人不适主诉，立即通知医生进行检查，守护在患者身边。

（2）用正确的方式将患者搬运至床上，取正确体位，测量血压、脉搏、呼吸，检查各管路的连接固定情况，给予妥善处理，配合医生进行救治。

（3）填写上报表，逐层上报。

（4）做好解释和宣教，加强巡视，密切观察病情变化，做好交接和记录。

第三章　静脉炎

【概述】

静脉炎是静脉输液常见的并发症，是指静脉输液时由于感染、物理及化学等诱因对血管壁的刺激而导致血管壁的炎症表现。分为化学性静脉炎、机械性静脉炎、细菌性静脉炎、血栓性静脉炎。

按照美国静脉输液护理学会（INS）制定的标准，根据患者表现出的最严重的症状进行分级，静脉炎分为5级（表4–3–1）。

表4–3–1　静脉炎分级表

<table>
<tr><th>等级</th><th>临床标准</th></tr>
<tr><td>0</td><td>没有症状</td></tr>
<tr><td>1</td><td>穿刺部位发红，伴有或不伴有疼痛</td></tr>
<tr><td>2</td><td>穿刺部位疼痛伴有发红和/或水肿</td></tr>
<tr><td rowspan="3">3</td><td>穿刺部位疼痛伴有发红</td></tr>
<tr><td>条索状物形成</td></tr>
<tr><td>可触摸到条索状的静脉</td></tr>
<tr><td rowspan="4">4</td><td>穿刺部位疼痛伴有发红疼痛</td></tr>
<tr><td>条索状物形成</td></tr>
<tr><td>可触摸到条索状的静脉，其长度＞1in</td></tr>
<tr><td>脓液流出</td></tr>
</table>

【临床表现】

静脉炎首先是局部症状：表现为局部不适或有轻微疼痛，进而局部组织发红、肿胀、灼热，并沿静脉走向出现条索状红线，按之可触及条索状硬结，严重者穿刺处有脓液，伴有畏寒、发热等全身症状。

【风险因素】

1.不可干预因素：患者相关因素包括年龄、当前感染、免疫缺陷、糖尿病等慢性疾病。

2. 可干预因素

（1）化学性静脉炎可能因下列原因造成：液体药物中葡萄糖含量＞10%或渗透压较高（＞900 mOsm/L）；某些药物（取决于输液剂量和时间长短），例如氯化钾、胺碘酮和一些抗生素；液体药物中的颗粒物；对于血液稀释不足的血管来说导管管径过大；消毒液未待干，在导管置入过程中进入静脉内。

（2）机械性静脉炎可能与静脉壁受到刺激有关，这可能由于导管相对血管腔过大、导管活动、插入引起创伤、导管的材质及硬度所致。

（3）细菌性静脉炎可能是因为紧急插入血管通路装置（VAD）和不严格的无菌操作引起。

（4）血栓性静脉炎可能与血管内膜损伤、血液高凝、血流缓慢有关。

【预防措施】

1. 应根据患者人群、治疗类型和风险因素，使用标准化工具或定义，常规对外周静脉留置针、中线导管和经外周穿刺的中心静脉导管（PICC）等血管通路装置是否存在静脉炎的症状和体征进行评估。外周静脉留置针最低限度评估时间：至少每4 h进行的评估；对于危重病人、注射麻醉药剂或有认知缺陷的患者每1~2 h；对于新生儿、小儿患者每1 h；对于接受发疱剂输注药物的患者需增加频次。

2. 指导患者及时报告在血管穿刺部位发生的疼痛或不适感。

3. 确定会引起静脉炎的液体药物考虑使用中线导管或经外周穿刺的中心静脉导管；使用消毒液后充分待干后再穿刺。

4. 满足治疗的前提下，选择最细、最短的导管进行治疗，尽可能使用20G或22G管径；使用固定装置来固定导管；避免导管扭曲，并根据需要固定关节。

5. 避免同一部位反复穿刺损伤血管内膜；成人避免在下肢留置外周静脉导管；指导患者进行留置肢体的轻微锻炼并保证充足的饮水。

6. 严格执行无菌操作，每天应根据患者的病情和治疗需要评估静脉导管使用的必要性，尽可能缩短导管留置时间，及时拔除不必要的导管；标记紧急条件下置入的导管，以便可以将其移除并根据需要重新放置。

7. 当拔除一个外周静脉留置针、中线导管或经外周穿刺的中心静脉导管时，应该对穿刺部位监测48 h，以便及时发现输液后的静脉炎。

【处理措施】

1. 发生静脉炎，首先确定静脉炎的可能病因：例如化学性的、机械性的、细菌性的或血栓性的。

2. 化学性静脉炎：评价输液疗法和对不同血管通路装置、不同的药物或更低输液流速的需要，确定是否需要拔除导管。同时给予抬高患肢、局部热敷、根据医嘱给予止痛药。

3. 机械性静脉炎：固定导管；热敷、抬高患肢，并监测24~48 h；如果症状和体征持续时间超过48 h，应移除导管。

4. 细菌性静脉炎：如果怀疑，应拔除外周静脉导管。拔除中心血管通路装置时，应评估是否有继续使用或使用其他可替代的血管通路装置的必要性。做细菌培养，遵医嘱使用抗生素治疗。

5. 血栓性静脉炎：注意观察穿刺部位及周围皮肤颜色、温度变化，穿刺部位的疼痛、肿胀情况。如果怀疑，使用彩色多普勒超声进行判断。并抬高患肢，移除外周静脉导管。中心血管通路装置遵医嘱处理，注意观察有无肺栓塞表现。

第四章　非计划性拔管

【概述】

非计划性拔管（unplanned extubation, UEX）是指患者未达到拔管指征而将各种管道自行拔除，或者由于医护人员操作不当导致导管意外脱落。管道留置期间的护理质量和安全直接影响着患者的治疗和恢复。

【风险因素】

1. 患者因素

（1）意识状态：躁动、沟通障碍、抑郁、嗜睡等意识障碍。

（2）耐受性差/自制能力差。

（3）陪护情况：无陪护者在场；陪护无效。

2. 与导管相关因素

（1）导管类型、留置部位及数量。

（2）固定方法：导管固定不当容易发生UEX。

3. 医护方面的因素

（1）护理人力资源配备不合理。

（2）责任心不足、护理人员对高危因素认知不足。

（3）操作技术不熟练；违反操作规程。

【预防措施】

1. 通过培训提高护理人员的个人能力，增强风险意识以降低UEX发生率。

2. 合理配备人力资源，尤其在高危时段。

3. 护士应熟悉各种管路正确摆放位置、目的及固定情况，并向患者及家属进行宣教，取得配合。

4. 制定护理干预措施及标准化程序：进行患者住院风险评估，对高危患者悬挂高危标识；必要时使用约束装置；管路妥善固定牢靠，有一定活动度，做好标识提示，防止脱出和误用，有他人靠近时提醒注意。注意观察局部皮肤情况，定期更换粘胶敷料，需要时可使用皮肤保护剂，避免皮肤损伤；缝线固定注意观察局部组织情况及有无缝线的滑脱。

5. 制定患者转运、翻身、口腔护理等的标准化操作流程。活动、翻身、下床、换床单时，先保护并固定好引流管及引流袋，再活动，严禁牵拉并且避免返流，防止脱出和感染。

6. 观察引流物性质和量并准确记录，询问有无不适感觉，发现异常，及时报告并处理。按规定（日、时间或量）倾倒引流物或更换引流袋，避免污染。倾倒或更换引流袋后再次观察是否通畅、固定可靠、没有牵拉。

7. 做好基础护理，增加患者舒适度。

【处理措施】

1. 体腔引流管脱出后，应立即做初步处理：用无菌敷料封闭身体的引流口处，避免直接与外界相通；如引流管和引流器具分离时，立即夹闭引流管开口处，通知医生处理。

2. 静脉输液管脱出后，立即按压穿刺点，检查管路完整性，如完整，根据治疗要求重新置入；如不完整，立即制动，急时请医生处理。

3. 胃管脱出：根据要求从另一侧鼻腔置入。

4. 尿管脱出：检查脱出原因，若球囊完好，检查有无尿道渗血损伤；若球囊破裂且不完整，立即通知医生，遵医嘱处理。

5. 气管插管脱出：立即面罩给氧并配合医生重新置管。

6. 填报不良事件表并上报。

表4-4-1　管路脱出评分表

项目	因素	分值
Ⅰ类导管（低风险）	经皮肤/腔道在24 h内	1
Ⅱ类导管（中风险）	经腔道/创伤组织输送液体	2
Ⅲ类导管（高风险）	经血循环/中枢输送液体/气管插管	3
意识状态	躁动/重度抑郁/沟通障碍	2
行为	自我控制差/耐受力差	2
总分：≥4分提示为高危人群		

第五章　免疫抑制剂外渗

【概述】

免疫抑制剂是对机体具有抑制作用的药物，能抑制与免疫反应有关细胞（T细胞、B细胞和巨噬细胞）的增殖和功能，能降低机体免疫反应。免疫抑制剂外渗是指具有腐蚀性的免疫抑制剂在输注过程中进入静脉血管以外的周围组织中。据报道，免疫抑制剂外渗性损伤发生率国内为0.1%~6.0%。风湿性疾病常用的免疫抑制剂有：长春新碱、长春地辛、环磷酰胺等，一旦发生药物外渗，如果处理不及时、不恰当，轻则引起局部肿胀、疼痛，重则导致局部皮肤变硬，甚至组织坏死。

【临床表现】

局部注射部位表现为红、肿、热、痛、皮肤苍白、水疱（图4-5-1）、串状皮疹（图4-5-2），随后出现局部紫斑、硬结、溃疡、坏死（图4-5-3）等。皮下组织受累者，可导致活动受限，个别患者伴有颈、腋淋巴结肿大及心悸等症状。

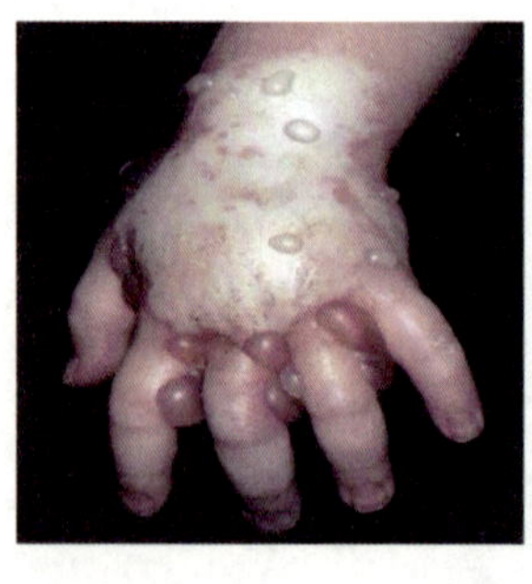
图 4-5-1　皮肤苍白水泡

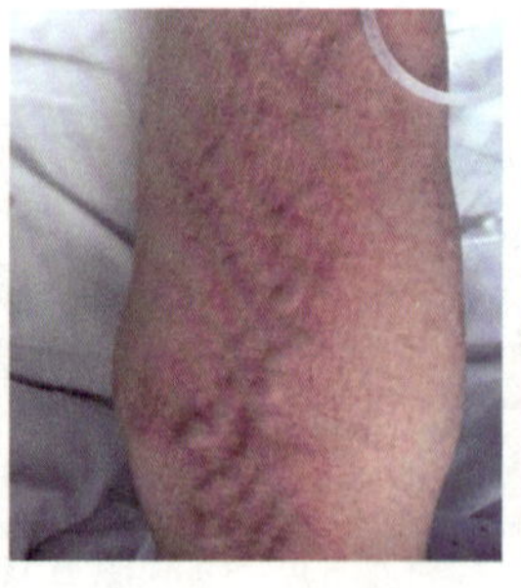
图 4-5-2　串状皮疹

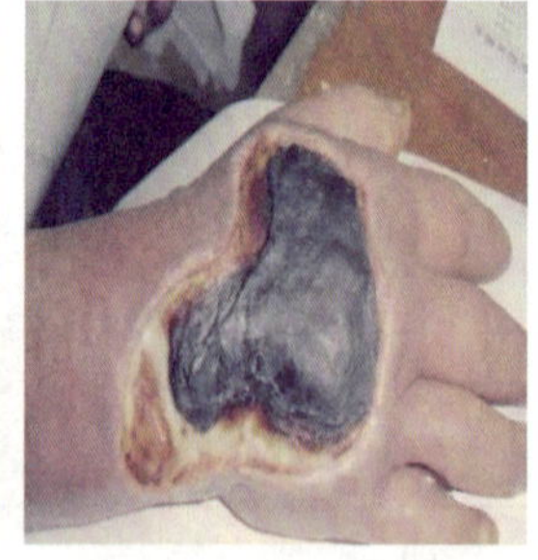
图 4-5-3　皮肤坏死

【风险因素】

1.药物因素

免疫抑制剂多为化学制剂或生物制剂，作用于细胞代谢周期的各阶段，影响蛋白质和DNA的合成，使细胞坏死，因其化学性、酸碱性及高浓度等原因引起毛细血管通透性增高使药物易外渗。

2. 血管因素

在短时间内输入大量腐蚀性药物，血管内膜损伤；患者血管细、弹性差。

3. 操作因素

（1）输液工具选择不当，采用头皮针或静脉留置针，穿刺时针头穿破血管，针柄固定不牢固，导致药液外渗。

（2）在同一部位反复穿刺，止血带结扎过紧、时间过长都造成血管损伤。

【预防措施】

1. 血管与输液用具选择

（1）选择管腔粗直、弹性良好、皮下组织丰厚的血管，部位以双上肢最佳。

（2）一般使用中心静脉通路，外周静脉留置针仅用于短期或单次的静脉化疗或发疱剂静脉输注，输注时间<1 h者。

2. 提高专业技术

（1）熟练穿刺技术，力求“一针见血”。

（2）穿刺成功后正确固定针头，避免滑脱和刺破血管壁。

（3）拔针后准确按压针眼2～5 min，有出血倾向者，增加按压时间（>15 min）。

3. 合理使用药物

（1）正确掌握给药方法、浓度和输液速度。

（2）免疫抑制剂用药前后需用0.9%氯化钠注射液冲管。

（3）输注时浓度不宜过高，速度不宜过快。

4. 加强患者配合

（1）用药前告知患者免疫抑制剂治疗的目的、方法及配合要点。

（2）输液前尽量排空大小便，避免肢体剧烈活动。穿刺部位如有疼痛、肿胀等不适，及时报告护士。

（3）护士要加强巡视，密切观察穿刺部位情况，发现问题及时处理。

【处理措施】

1. 一旦发生药物外渗，应立即停止药物输入，保留针头及注射器回抽残留的药物，并抬高患肢24～48 h，避免剧烈运动。

2. 及时通知主管医生及护士长。

3. 使用解毒剂：避免局部按压，在渗漏部位皮下多点注射相应的解毒剂，如：长春碱类使用透明质酸酶；如无相应解毒剂选择2%利多卡因4 mL+0.9%氯化钠注射液4 mL+地塞米松5 mg，即由疼痛或肿胀区域边缘向内做多点注射，进行环状封闭。一般药物局部封闭1次，强烈刺激性药物外渗建议局部封闭每8 h 1次，持续3 d。

4. 外敷：环磷酰胺24 h内可给予冰袋湿敷或25%的硫酸镁湿敷，使毛细血管收缩，减轻水肿。植物碱类药物如长春新碱、长春地辛外渗后48 h内应每天至少热敷15～20 min，加快外渗药物的吸收、分散，禁止冷敷，局部冷敷会加重毒性作用。

5. 理疗：渗漏24 h后可使用红外线、超短波等进行理疗。

6. 外科处理：有严重的局部组织损伤或坏死时，给予外科清创处理。

7. 心理护理：护士应与患者进行有效的交流和沟通。

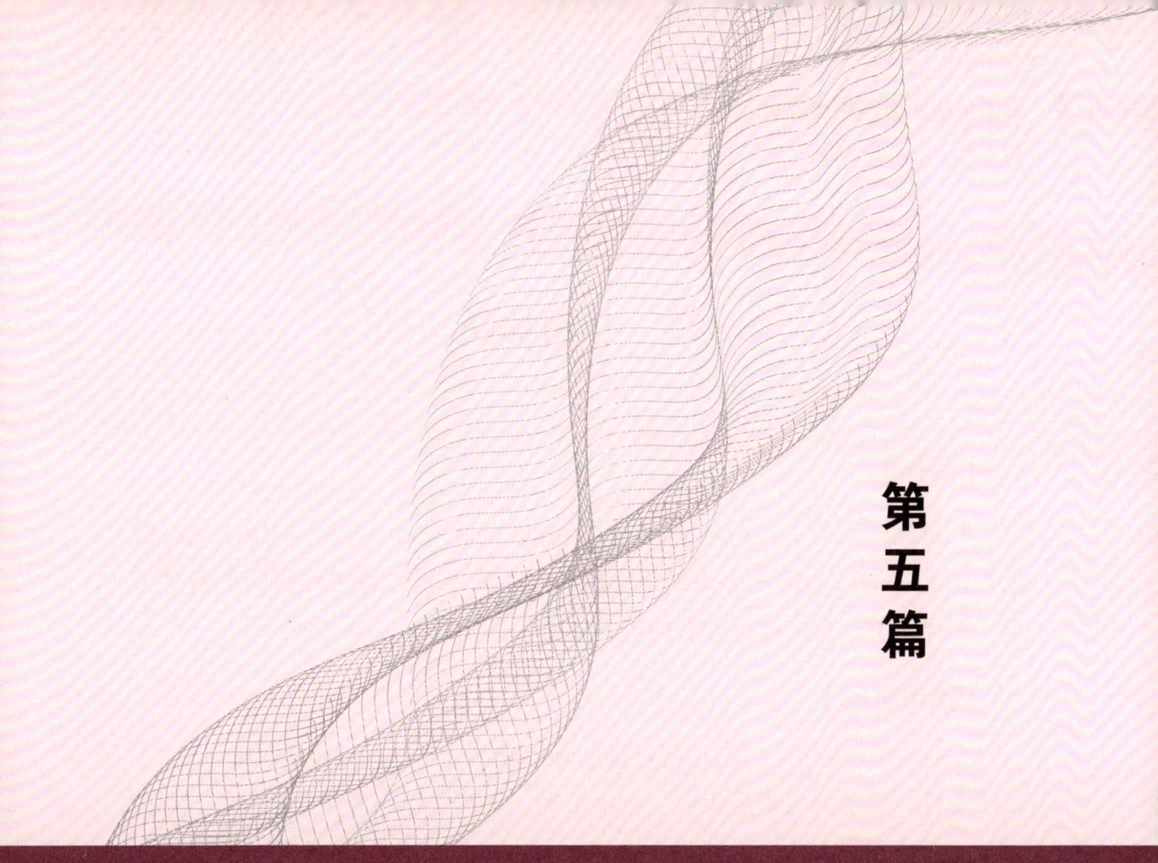

第五篇 风湿免疫科常用药物的护理

第一章　非甾体抗炎药

【概念】

非甾体抗炎药（nonsteroidal anti-inflammatory drug, NSAIDs）具有抗炎、镇痛、退热及抗血小板聚集作用，是治疗急慢性风湿性疾病如骨关节炎、类风湿关节炎、强直性脊柱炎等的常用药物。

【作用机制】

NSAIDs主要作用机制是通过抑制环氧化酶（cyclo-oxygenanse, COX），减少炎性介质前列腺素的生成，产生抗炎、解热、镇痛等作用。

【分类】

按药物对COX-1、COX-2的作用不同分四类：

1. 选择性COX-1抑制剂：低剂量阿司匹林。

2. 非选择性COX抑制剂：大剂量阿司匹林、吲哚美辛、吡罗昔康、双氯芬酸、布洛芬、洛索洛芬钠等。

3. 选择性COX-2抑制剂：依托考昔、美洛昔康、尼美舒利、萘丁美酮等。

4. 特异性COX-2抑制剂：塞来昔布（西乐葆）、罗非昔布（万络）。

【常用药物】

1. 洛索洛芬钠

表5-1-1　洛索洛芬钠

适应证	（1）类风湿关节炎、骨关节炎、强直性脊柱炎、反应性关节、腰痛症、肩周炎及颈肩腕综合征等疾病的抗炎和镇痛治疗。 （2）手术后、外伤后及拔牙后的疼痛。 （3）急性上呼吸道炎症的解热和镇痛治疗

（续表）

禁忌证	（1）对阿司匹林或其他非甾体类抗炎药过敏者。 （2）妊娠晚期妇女和哺乳期妇女。 （3）活动性消化性溃疡。 （4）严重血液系统异常。 （5）严重肝或肾功能损伤。 （6）严重心功能不全
用法用量	治疗类风湿关节炎、骨关节炎、腰痛症、肩周炎及颈肩腕综合征：成人口服，一次60 mg，3次/d。顿服时一次60~120 mg。
不良反应	（1）神经系统：嗜睡、头痛。 （2）消化系统：包括食欲缺乏、恶心、呕吐、上腹部不适或疼痛，偶有消化性溃疡、出血及休克发生。 （3）血液系统：溶血性贫血、白细胞减少及血小板减少。 （4）呼吸系统：哮喘及间质性肺炎。 （5）泌尿系统：水肿、急性肾功能不全、肾病综合征及间质性肾炎等。 （6）皮肤瘙痒、皮疹及荨麻疹。 （7）其他：发热、肝酶增高
注意事项	（1）老年人、消化性溃疡、血液系统异常或有既往史、肝肾损害及其既往史；心功能不全、有过敏反应或支气管哮喘者慎用。 （2）与噻嗪类利尿药合用期间，可能减弱噻嗪类利尿药的利尿及降压作用。 （3）给药原则上不长期使用同一药物，避免与其他非甾体类抗炎药并用。 （4）长期服药者应定期复查血、尿常规及肝肾功能

2. 美洛昔康

表5-1-2　美洛昔康

适应证	慢性关节病变（如类风湿关节炎、骨关节炎、脊柱关节病等）
禁忌证	（1）对本品阿司匹林或其他非甾体类抗炎药过敏者。 （2）活动性消化性溃疡。 （3）严重肝、肾功能不全。 （4）妊娠、哺乳期妇女
用法用量	（1）骨关节炎：成人一次7.5~15 mg，1次/d （2）类风湿关节炎等：成人一次15 mg，1次/d
不良反应	（1）神经系统：头晕、头痛。 （2）消化系统：消化不良、腹痛、恶心、腹泻，甚至出现溃疡、出血、穿孔。 （3）循环系统：水肿、血压升高。 （4）泌尿系统：轻度血肌酐或尿素氮异常，偶有出现急性肾功能衰竭。 （5）其他：皮疹、肝酶升高

（续表）

注意事项	（1）中度心、肝、肾病者剂量需酌情调整剂量。有消化性溃疡史者慎用。 （2）服药期间定期随诊其肝肾功能，尤其是65岁以上老年患者。 （3）给药原则上不长期使用同一药物，避免与其他非甾体类抗炎药并用。 （4）长期服药者应定期复查血、尿常规及肝肾功能

3. 依托考昔

表5-1-3　依托考昔

适应证	（1）急性痛风性关节炎。 （2）骨关节炎、类风湿关节炎、强直性脊柱炎、原发性痛经和急性疼痛
禁忌证	（1）对本品中任何一种成分过敏者。 （2）充血性心力衰竭。 （3）缺血性心脏病和（或）脑血管病（包括近期进行过冠状动脉搭桥术或血管成形术者）
用法用量	（1）急性痛风：一次120 mg，1次/d，口服。 （2）慢性疼痛：一次30~90 mg，1次/d，口服
不良反应	（1）神经精神系统：头晕、头痛、焦虑、失眠、嗜睡。 （2）呼吸系统：支气管痉挛。 （3）消化系统：消化不良、胃灼热、恶心、腹痛、腹泻、消化道溃疡（主要发生在老年患者）、肝炎。 （4）循环系统：高血压、充血性心力衰竭、高血压危象、血管性水肿。 （5）泌尿系统：肾功能不全。 （6）其他：味觉障碍、口腔溃疡、皮肤瘙痒、皮疹、过敏反应、乏力、下肢水肿、肝酶增高
注意事项	（1）不推荐使用情况：肾功能不全、患有晚期肾脏疾病（肌酐清除率<30 mL/min）的患者。 （2）慎用情况：伴有明显的心血管事件危险因素（如高血压、高血脂、糖尿病、吸烟）或末梢动脉病的患者；明显脱水患者（建议在开始用本品治疗前进行补液）。 （3）本品120 mg只适用于症状急性发作期，最长使用8 d。 （4）治疗期间要密切观察血压变化，监测肝肾功能

4. 塞来昔布

表5-1-4　塞来昔布

适应证	（1）骨关节炎、类风湿关节炎的关节肿痛。 （2）拔牙、手术后、原发性痛经、软组织风湿病等的急性、轻或中度疼痛

（续表）

禁忌证	（1）对磺胺类药物、其他NSAIDs或本品过敏者。 （2）孕妇及哺乳者。 （3）有心肌梗死史或脑卒中史者。 （4）重度肝肾损害者
用法用量	（1）关节炎：1次/d，一次0.2 g，疗效不明显者可增至0.4 g/d，分2次服用。1 d最大剂量为0.4 g，成人口服。 （2）镇痛：1次/d，一次0.4 g，疗程不超过7 d，成人口服
不良反应	（1）水、电解质紊乱：水钠潴留可致下肢水肿（2.9%）、血压升高（1.6%）。 （2）神经系统：头痛（15.8%）、头晕（2.0%）、嗜睡（2.3%），另外还会出现脑卒中。 （3）循环系统：心肌梗死。 （4）消化系统：腹痛、腹泻、消化不良、腹胀、恶心。严重的有症状性溃疡、胃肠出血、胃穿孔。 （5）泌尿系统：肾功能不全（可出现在老龄、原有心、肾、肝病变和同时服用多种药物的病人）。 （6）其他：常见的有皮疹、瘙痒、荨麻疹等，严重者出现Stevens–Johnson综合征、中毒性表皮坏死溶解、剥脱性皮炎等；肝酶（ALT、AST）升高
注意事项	（1）有中度肝肾损害者应减小剂量或慎用。 （2）有支气管哮喘、过敏性鼻炎、荨麻疹病史者慎用

第二章 糖皮质激素

【概念】

糖皮质激素（clucocorticoid, GC）是机体内极为重要的一类调节分子，它对机体的发育、生长、代谢以及免疫功能等起着重要调节作用，是机体应激反应最重要的调节激素，也是临床上使用最为广泛而有效的抗炎和免疫抑制剂。在紧急或危重情况下，糖皮质激素往往为首选。临床常见的糖皮质激素类药物有泼尼松、甲泼尼龙、倍他米松、地塞米松等，具有抗炎、抗毒素、抗过敏、抗休克、非特异性抑制免疫及退热等多种作用，可以防止和阻止免疫性炎症反应和病理性免疫反应的发生，是风湿病治疗中最重要的药物。

【作用机制】

1. 抗炎作用：能抑制感染性和非感染性炎症，减轻充血、降低毛细血管的通透性，抑制炎症细胞（淋巴细胞、粒细胞、巨噬细胞等）向炎症部位移动，阻止炎症介质如激肽类、组织胺、慢反应物质等发生反应，抑制吞噬细胞的功能，稳定溶酶体膜，阻止补体参与炎症反应，抑制炎症后组织损伤的修复等。

2. 免疫抑制作用：可影响免疫反应的多个环节，包括可抑制巨噬细胞对抗原的吞噬和处理，减弱对抗原的反应，促进淋巴细胞破坏和解体，促其移出血管而减少循环中淋巴细胞数量。小剂量时主要抑制细胞免疫，大剂量时抑制浆细胞和抗体生成而抑制体液免疫功能。

3. 抗毒素作用：稳定溶酶体膜，提高机体对内毒素的耐受力，减轻细菌内毒素对机体的损害，缓解毒血症症状，也能直接抑制体温调节中枢，降低其对致热原的敏感性，并能减少内热原的释放，对感染毒血症所致的高热有退热作用。

4. 抗休克作用：解除小动脉痉挛，增强心肌收缩力，改善微循环，对中毒性休克、低血容量性休克、心源性休克都有对抗作用。

5. 对代谢的影响：增高肝糖原，升高血糖；促进蛋白质的分解代谢；可改变身体脂肪的分布，形成向心性肥胖；可增强钠离子再吸收及钾、钙、磷的排泄。

6. 对血液和造血系统的作用：使红细胞和血红蛋白含量增加，大剂量可使血小板增多并提高纤维蛋白原浓度，缩短凝血时间。此外，可使血液中嗜酸细胞及淋巴细胞减少。

7. 其他：减轻结缔组织的病理增生，提高中枢神经系统的兴奋性，促进胃酸及胃蛋白酶分泌等。

【分类】（见表5-2-1）

表5-2-1　糖皮质激素分类

分类	药物名称	
短效	氢化可的松	可的松
中效	泼尼松	甲泼尼龙
长效	地塞米松	复方倍他米松

【适应证】

主要用于过敏性与自身免疫性炎症性疾病。多用于类风湿关节炎、红斑狼疮以及银屑病关节炎、强直性脊柱炎、痛风性关节炎、创伤后骨关节炎、骨关节炎引发的滑膜炎、胶原性疾病、严重支气管哮喘、严重皮炎、溃疡性结肠炎等，也用于某些严重感染及中毒、恶性淋巴瘤的综合治疗。

【禁忌证】

曾患或现患严重精神病和癫痫、活动性消化性溃疡病、新近胃肠吻合术、骨折、创伤修复期、角膜溃疡、肾上腺皮质功能亢进症、严重高血压、糖尿病及孕妇，抗菌药不能控制的感染如水痘、霉菌感染等。

【常用药物】

表5-2-2　常用药物

药物	规格	用法用量
地塞米松磷酸钠注射液	5 mg	（1）静脉给药：一次2.5~10 mg （2）肌内注射：一次2.5~5 mg （3）鞘内注射：一次5~10 mg
复方倍他米松注射液	1 mL	肌内注射，一次1 mL
注射用甲泼尼龙琥珀酸钠	40 mg；500 mg	静脉点滴20~250 mg，连用3~5 d，使用次数视病情和患者的反应而定
醋酸泼尼松片	5 mg	成人口服，5~60 mg/d
甲泼尼龙片	4 mg	成人口服，4~48 mg/d

【不良反应】

1. 长期大量应用引起的不良反应

（1）皮质功能亢进综合征。满月脸、水牛背、痤疮、多毛、高血钠和低血钾、高血压、水肿、高血脂、高血糖或使糖尿病加重。

（2）诱发或加重感染。主要原因为激素降低机体对病原微生物的抵抗力。

（3）诱发或加重胃、十二指肠溃疡。

（4）诱发高血压和动脉硬化。

（5）骨质疏松。

（6）肌肉萎缩。

（7）伤口愈合延缓。

（8）诱发精神病和癫痫。

（9）抑制儿童生长发育。

（10）其他：负氮平衡、食欲增加、低血钙、股骨头坏死。

2. 停药反应

（1）肾上腺皮质萎缩或功能不全。长期用药者可致皮质萎缩，减量过快或突然停药，可引起肾上腺皮质功能不全。如遇到应激状态，可因体内缺乏肾上腺皮质激素而引发肾上腺危象发生。

（2）反跳现象与停药症状。

【注意事项】

1. 大剂量使用糖皮质激素者不宜怀孕。

2. 孕妇和哺乳期妇女慎用糖皮质激素。

3. 儿童长期应用糖皮质激素应注意密切观察不良反应，以避免或降低糖皮质激素对患儿生长和发育的影响。

4. 老年患者易发生高血压和骨质疏松，更年期后的女性易发生骨质疏松。

5. 非甾体消炎镇痛药可加强糖皮质激素的致溃疡作用。

第三章　免疫抑制剂

【概念】

免疫抑制剂是对机体的免疫反应具有抑制作用的药物，能抑制与免疫反应有关细胞（T细胞、B细胞和巨噬细胞等）的增殖和功能，能降低抗体免疫反应。免疫抑制剂主要用于器官移植抗排斥反应和自身免疫病，如类风湿关节炎、红斑狼疮、皮肤真菌病、膜性肾小球肾炎、炎性肠病和自身免疫性溶血性贫血等。

【分类】

常用的免疫抑制剂主要有五类：

1. 糖皮质激素类，如可的松、强的松和甲泼尼龙。
2. 微生物代谢产物，如环孢菌素和藤霉素等。
3. 抗代谢物，如硫唑嘌呤和6–巯基嘌呤等。
4. 多克隆和单克隆抗淋巴细胞抗体，如抗淋巴细胞球蛋白和OKT3等。
5. 烷化剂类，如环磷酰胺等。

【常用药物】

1. 注射用环磷酰胺（cyclophosphamide, CTX）

表5–3–1　注射用环磷酰胺

作用机制	CTX对淋巴细胞有选择作用，大剂量静脉注射，能使脾及淋巴结中B细胞明显减少，甚至耗竭，CTX能强力地抑制各种抗原引起的抗体反应。CTX对抗体生成的抑制反应与剂量相关，一次给药其剂量反应呈指数曲线形，停药后其抑制作用很快消失
适应证	（1）重度类风湿关节炎。 （2）系统性红斑狼疮。 （3）系统性血管炎，如肉芽肿性多血管炎、结节性多动脉炎

（续表）

禁忌证	（1）凡有骨髓抑制、感染、肝肾功能损害者禁用或慎用。 （2）对本品过敏者禁用。 （3）妊娠及哺乳期妇女禁用
规格	0.2 g
用法用量	成人静脉输注，0.2~0.4 g/次，加0.9%氯化钠注射液250 mL，3~4周/次
不良反应	（1）胃肠道反应，恶心、呕吐等。 （2）骨髓抑制是CTX对骨髓直接作用的结果，与剂量相关，血浆中性粒细胞数量变化可作为骨髓抑制的指标，并可增加淋巴瘤等恶性肿瘤的概率（这可在停药以后的很长一段时间出现）。 （3）脱发，多见于女性，停药后再生。 （4）抑制性腺功能，影响生育，致畸，致癌，有报道认为致癌的平均剂量是53 g。 （5）出血性膀胱炎：此有引发膀胱癌的可能性，国内少见。 （6）长期使用可致病毒（如带状疱疹、EB病毒）或条件致病菌感染
注意事项	（1）本品的代谢产物对尿路有刺激性，应用时应鼓励患者多饮水，大剂量应用时应水化、利尿。 （2）当大剂量用药时，除应密切观察骨髓功能外，尤其要注意非血液学毒性，如：心肌炎、中毒性肝炎及肺纤维化等。 （3）由于本品需在肝内活化，因此腔内给药无直接作用。 （4）环磷酰胺水溶液仅能稳定2~3 h，最好现配现用

2. 甲氨蝶呤（methotrexate, MTX）

表5-3-2　甲氨蝶呤

作用机制	甲氨蝶呤是叶酸合成阻滞剂，它对二氢叶酸还原酶有较强的抑制作用，使体内二氢叶酸不能正常地转化为四氢叶酸，从而干扰了胸腺嘧啶核苷酸和嘌呤核苷酸的生成，阻断了DNA和RNA的合成。MTX是周期特异性免疫抑制剂，主要作用于S期。其药理作用为： （1）对二氢叶酸还原酶有较强的抑制作用。 （2）对原发和继发的抗体反应均有抑制作用。 （3）抑制某些炎症介质（如组胺等）释放，有较强的抗炎作用
适应证	（1）类风湿关节炎。 （2）银屑病关节炎。 （3）系统性红斑狼疮。 （4）嗜酸性肉芽肿性多血管炎。 （5）皮肌炎

（续表）

禁忌证	（1）妊娠妇女特别是妊娠初期3个月内。 （2）哺乳期妇女。 （3）营养不良。 （4）肝肾功能不全者。 （5）骨髓抑制。 （6）已知对本品高度过敏的患者禁用
规格	2.5 mg
用法用量	成人口服7.5～10 mg，1次/周
不良反应	（1）胃肠道：包括口腔炎、口唇溃疡、咽喉炎、恶心、呕吐、腹痛、腹泻和消化道出血。食欲减退常见，偶见伪膜性或出血性肠炎等。 （2）肝脏：包括黄疸、丙氨酸氨基转移酶、碱性磷酸酶，γ-谷氨酰转肽酶等增高，长期口服可导致肝细胞坏死、脂肪肝、纤维化甚至肝硬变。 （3）肾脏：可出现血尿、蛋白尿、尿少、氮质血症甚或尿毒症。 （4）肺脏：长期用药可引起咳嗽、气短、肺炎或肺纤维化。 （5）骨髓抑制：主要为白细胞和血小板减少，长期口服小剂量可导致明显骨髓抑制，甚至出现贫血以及血小板下降而致皮肤和内脏出血。 （6）皮肤：脱发、皮肤发红、瘙痒或皮疹。 （7）中枢神经系统：可出现头痛、迟钝、视觉障碍、偏瘫、惊厥。 （8）眼：脂溢性睑缘炎
注意事项	（1）定期检查肝肾功能。 （2）定期检查白细胞，如果出现白细胞下降，调整剂量或中断治疗。 （3）有免疫缺陷、未控制的感染、活动性胃肠疾病、骨髓发育不良患者慎用。 （4）应用期间大量饮水。 （5）用药期间饭后服药

3. 来氟米特片（leflunomide, LEF）

表5-3-3　来氟米特片

作用机制	通过抑制合成“嘧啶”的必要成分——二氢乳清酸脱氢酶，从抑制免疫细胞生长所必需的原料，达到降低免疫细胞、减少免疫反应的作用。另外，来氟米特还可以作用在免疫炎症反应中的关键通路，如抑制“酪氨酸激酶”和“NF-κB”的活化过程，从而降低炎症反应
适应证	（1）类风湿关节炎 （2）狼疮肾炎
禁忌证	（1）对该品及其代谢产物过敏者及严重肝脏损害患者。 （2）孕妇及尚未采取可靠避孕措施的育龄妇女及哺乳期妇女。 （3）年龄小于18岁的患者

（续表）

规格	10 mg；15 mg；20 mg
用法用量	口服，成人一粒/次，1次/d
不良反应	（1）主要不良反应包括瘙痒、剂量依赖性皮炎、可逆性脱发和氨基转移酶升高及胃肠道不良反应（最常见的有厌食、腹痛、腹泻、呕吐、胃炎及胃肠炎）。 （2）未见有肾毒性及骨髓毒性发生，但已有血象改变的报道。 （3）另有发生间质性肺炎、肺纤维化和肝衰竭，严重者有致死的报道
注意事项	（1）定期检查ALT，有乙肝或丙肝血清学指标阳性患者慎用。 （2）有免疫缺陷、未控制的感染、活动性胃肠疾病、骨髓发育不良患者慎用。 （3）定期检查白细胞，如果出现白细胞下降，调整剂量或中断治疗。 （4）准备生育的男性应中断服药。 （5）用药期间不应使用免疫活疫苗。 （6）有肺部疾患者，应慎用。 （7）剂量过大或出现毒性时，可给予考来烯胺或活性炭加以消除。 （8）饭后服药

4. 硫酸羟氯喹（Hydroxychloroquine, HCQ）

表5-3-4　硫酸羟氯喹

作用机制	（1）氯喹能降低在风湿病中起重要作用的磷脂酶A等多种酶的活性、降低PG的合成和减少白三烯从肺的释放，且有稳定溶酶体膜和抑制溶酶体酶释放的作用。抗疟药还影响细胞核内的某些反应，例如，氯喹通过其喹啉环与DNA上磷酸基团和核苷酸碱基相结合，形成氯喹-DNA复合体，从而稳定DNA，阻碍DNA的复制。 （2）抗炎和光保护作用：抗疟药可影响炎症的某些基本过程，如抑制中性粒细胞的趋化性和吞噬功能。抗疟药的光保护作用可解释狼疮皮损改善的原因。紫外线吸收可使皮肤内的DNA变性，产生具有较强抗原性的胸腺嘧啶二聚体，刺激机体产生抗DNA抗体，继而引起皮肤和内脏的炎症病变。抗疟药对这种紫外线照射引起的组织异常反应有阻断作用。 （3）免疫抑制：抗疟药影响免疫反应的多个环节，可通过改变细胞内酸性微环境（如溶酶体中的酸性微环境）来影响细胞的功能，还可影响细胞受体的功能、阻断细胞内蛋白质的合成与加工，也可能影响自身抗体的形成，减少淋巴细胞的增殖，干扰自然杀伤细胞的功能。 （4）抗感染作用：抗疟药除有抗疟原虫的作用外，还有抗其他感染因子的作用，氯喹能抑制某些细菌繁殖和保护组织细胞免受病毒感染等
适应证	（1）盘状红斑狼疮（DLE） （2）系统性红斑狼疮 （3）类风湿关节炎

（续表）

禁忌证	（1）对任何4–氨基喹啉化合物治疗可引起的视网膜或视野改变的患者禁用。 （2）已知对4–氨基喹啉化合物过敏的患者禁用。 （3）儿童禁用
规格	0.1 mg；0.2 mg
用法用量	口服，成人0.2 mg，2次/d
不良反应	（1）网膜病变、心肌和骨骼的损伤、血液系统异常、耳毒性、皮肤黏膜色素沉着及胃肠反应等，其中最严重的是眼毒性，眼毒性有三种改变。 （2）眼球调节反射障碍。 （3）抗疟药沉积在角膜上，可以出现虹视现象。 （4）视网膜病变，视力减退直到完全失明，特征为视网膜呈点状、斑状或团状的色素沉积
注意事项	（1）视网膜病变与剂量相关，在每日最大剂量不超过6.5 mg/kg体重情况下，发生视网膜损害的风险低。但超过推荐的每日剂量将会大大增加视网膜毒性的风险。 （2）牛皮癣患者及卟啉症患者使用本品均可使原病症加重。 （3）服用本品应进行初次（基线）以及定期（每3个月1次）的眼科检查，如果视敏度、视野或视网膜黄斑区出现任何异常的迹象（如色素变化，失去中心凹反射）或出现任何视觉症状（如闪光和划线），且不能用调节困难或角膜混浊完全解释时，应当立即停药，并密切观察其可能的进展。即使在停止治疗之后，视网膜改变（及视觉障碍）仍可能进展。 （4）使用本品长期治疗的所有患者应定期随访和检查，包括检查膝和踝反射，以及发现肌肉软弱的任何迹象。如发现肌软弱，应当停药。 （5）肝病或醇中毒患者，或者与已知有肝脏毒性的药物合用时，应慎用。 （6）对长期接受本品治疗的患者应定期做血细胞计数。 （7）饭后服药

5. 霉酚酸酯（mycophenolate mofetil, MMF）

表5–3–5　霉酚酸酯

作用机制	（1）选择性抑制淋巴细胞鸟嘌呤经典合成途径，从而抑制T和B淋巴细胞增殖。对非淋巴细胞和器官无毒性作用。 （2）阻断细胞毒性T淋巴细胞产生并抑制抗体的生成，下调淋巴细胞上黏附因子（VLA–4）的表达，抑制白细胞与内皮细胞的黏附，从而阻止炎性细胞在局部聚集。 （3）高效力地降低分子的活性，抑制血管平滑肌增殖，可预防及治疗血管性排斥反应，减少慢性排斥反应的发生
适应证	狼疮肾炎
禁忌证	禁用于对于吗替麦考酚酯和麦考酚酸有超敏反应的患者

（续表）

规格	250 mg
用法用量	口服，成人1粒/次，1次/d
不良反应	主要不良反应包括腹泻，白细胞减少，脓毒症和呕吐，还有频繁的某些类型的感染
注意事项	（1）全身极度衰竭、恶液质或并发感染及心、肺、肝、肾功能不全时，禁用本品；定期检查肝肾功能。 （2）定期检查白细胞，如果出现白细胞下降，调整剂量或中断治疗。 （3）有免疫缺陷、未控制的感染、活动性胃肠疾病、骨髓发育不良、肺部疾患的患者慎用。 （4）孕妇及哺乳期禁用。 （5）饭后服药，避免同时联合使用硫唑嘌呤

6. 白芍总苷（total glucosides of paeonia, TGP）

表5-3-6　白芍总苷

作用机制	抑制Ras-MAPK信号转导，降低淋巴细胞过度增殖活化，调节人体免疫功能，改善紊乱状态
适应证	类风湿关节炎
禁忌证	尚不明确
规格	0.3 g
用法用量	成人口服，0.6 g/次（2粒），2~3次/d，或遵医嘱
不良反应	偶见大便性状改变，如大便变软或变稀，大便次数增多以及轻度腹痛、纳差等。不需处理，可以自行消失
注意事项	（1）孕妇及哺乳期患者及儿童慎用。 （2）饭后服药

7. 柳氮磺吡啶肠溶片（Salicylazosulfapyriding, SASP）

表5-3-7　柳氮磺吡啶肠溶片

作用机制	（1）抗菌作用：本品在肠道内被该处细菌分解为磺胺吡啶和5-氨基水杨酸。目前认为，本品对炎症性肠病产生疗效的主要成分是5-氨基水杨酸，磺胺吡啶对肠道菌群显示微弱的抗菌作用。 （2）免疫调节作用：本品可抑制类风湿因子的合成及淋巴细胞的有丝分裂。 （3）抗炎作用：可抑制前列腺素和其他炎症介质白三烯的合成

（续表）

适应证	（1）类风湿关节炎 （2）幼年型类风湿关节炎 （3）脊柱关节病 （4）溃疡性结肠炎 （5）克罗恩病
禁忌证	对磺胺及水杨酸盐过敏者、肠梗阻或泌尿系梗阻患者、急性间歇性卟啉症患者禁用本品
规格	0.25 g
用法用量	饭后服用，3次/d，2片/次
不良反应	（1）可有头晕、头痛、耳鸣，偶有周围神经病变、定向力障碍等。 （2）消化系统：恶心、厌食、腹痛、上腹不适、黄疸、一过性肝酶升高等。 （3）内分泌系统：偶有甲状腺肿大及功能减退。 （4）血液系统：溶血性贫血、粒细胞减少、血小板减少等。 （5）泌尿系统：肾脏损害，可发生结晶尿、血尿、管型尿。偶见间质性肾炎。 （6）生殖系统：对男性生殖腺有抑制作用，表现为精子数目减少、运动和形态异常，一般停药后可恢复。 （7）过敏反应：较常见，可引起发热和非特异性皮疹，严重者可引起皮肤坏死。一般认为与特异质过敏反应有关。 （8）男性不育：一般在服药两个月内出现精子数目减少，精子运动和形态异常。其发生率可能较高，但多为可逆性的，停药几周后恢复生育能力
注意事项	（1）葡萄糖-6-磷酸脱氢酶缺乏、肝功能不全、肾功能不全、血卟啉症、血小板或粒细胞减少、血紫质症、肠道或尿路阻塞患者应慎用。 （2）服用本品期间多饮水，保持高尿流量，以防结晶尿的发生，必要时服碱化尿液的药物。 （3）对呋塞米、砜类、噻嗪类利尿药、磺脲类、碳酸酐酶抑制药及其他磺胺类药物过敏者慎用。失水、休克和老年患者应用本品易致肾损害，应慎用或避免应用本品。 （4）肾功能损害者应减小剂量

8. 沙利度胺（thalidomide）

表5-3-8　沙利度胺

作用机制	（1）抑制血管新生：本品可通过抑制和下调β-FGF、VEGF、VCAM-1和E-selectin等促进血管生长的细胞因子来发挥其抗血管新生作用。 （2）具有免疫调节作用。 （3）抗炎作用。机制是通过作用于单核细胞来抑制TNF-α的释放，并促进TNF-α mRNA降解，从而抑制细胞因子TNF-α在单核细胞和巨噬细胞的生成

（续表）

适应证	（1）克罗恩病 （2）强直性脊柱炎 （3）类风湿关节炎 （4）系统性红斑狼疮 （5）类风湿关节炎 （6）白塞病 （7）系统性硬化症 （8）成人斯蒂尔病
禁忌证	（1）孕妇及哺乳期妇女 （2）对本品过敏者 （3）驾驶员及机器操作者 （4）儿童禁用
规格	25 mg；50 mg
用法用量	成人口服，一次25～50 mg，1次/d，睡前服用
不良反应	（1）神经系统：手脚麻木，肌肉紧缩及下肢无力感，还可引起多发性神经炎，另外还可出现头昏、头痛、倦怠嗜睡等。 （2）消化系统：胃肠道不适、口干、口苦、食欲不振、便秘。 （3）生殖系统：有强的致畸作用，妊娠早期服用可致胎儿畸形，成为短肢的海豹儿。 （4）血液系统：偶见中性粒细胞减少。 （5）过敏反应：有过敏而发生药疹
注意事项	（1）女性患者停药至少4周后才能怀孕。 （2）男性患者服药期间性生活时最好使用避孕套，服药期间不允许献血。 （3）用药期间，定期检查血象。 （4）对心血管疾病高发者，注意患者心衰及血栓形成情况。若患者同时服用β受体拮抗药，则更要注意。必要时停药及对症治疗

9. 硫唑嘌呤（azathioprine, AZP）

表5-3-9　硫唑嘌呤

作用机制	（1）本品为6-巯嘌呤的咪唑衍生物，在体内分解为巯嘌呤起作用。 （2）免疫抑制作用的机制与巯嘌呤相同，即具有嘌呤拮抗作用。免疫活性细胞在抗原刺激后的增殖期需要嘌呤类物质，此时给予嘌呤拮抗剂即能抑制DNA、RNA及蛋白质的合成，从而抑制淋巴细胞的增殖，即阻止抗原敏感淋巴细胞转化为免疫母细胞，产生免疫抑制作用。 （3）本品对T淋巴细胞的抑制作用较强

（续表）

适应证	多系统受累的自身免疫性疾病，如系统性红斑狼疮、皮肌炎、多肌炎、系统性血管炎、类风湿关节炎、贝赫切特病、自身免疫性溶血性贫血、特发性血小板减少性紫癜、自身免疫性肝炎、溃疡性结肠炎、天疱疮、类天疱疮及重症肌无力等
禁忌证	（1）对本品过敏者 （2）对巯嘌呤过敏者
规格	50 mg；100 mg
用法用量	成人：治疗自身免疫病，起始剂量为1次/d，100 mg/次，1 d最大剂量为150 mg。有效后，剂量减至50 mg/d
不良反应	（1）肝毒性：肝损害发生率较高，主要表现有氨基转移酶增高、黄疸、肝大、腹水、肝硬化及肝性脑病等。 （2）消化系统：恶心、呕吐、胰腺炎。 （3）呼吸系统：肺水肿。 （4）血液系统：最常见白细胞减少，有时有贫血或血小板减少，罕见粒细胞缺乏和再生障碍性贫血。 （5）过敏反应：偶见数种不同的过敏反应综合征，主要表现为全身不适、头晕、恶心、呕吐、腹泻、发热、寒战、皮疹、脉管炎、肌痛、关节痛、低血压及肝和肾功能异常。 （6）皮肤黏膜：黏膜溃疡。 （7）其他：视网膜出血、脱发、腹膜出血等；可增加细菌、病毒和真菌感染的易感性；可能致畸胎；可诱发癌瘤
注意事项	（1）老年患者：宜采用推荐剂量范围的下限量，并注意观察血常规。 （2）妊娠期妇女、哺乳期妇女、次黄嘌呤-鸟嘌呤-磷酸核糖转移酶缺乏综合征慎重权衡利弊之前不应使用。 （3）不明原因的感染、喉部溃疡、紫癜和出血等，多见于用药9～14 d，多因骨髓抑制所致，应立即停药。 （4）接受本品治疗的患者在理论上禁止免疫接种

第四章　生物制剂

【概念】

生物制剂是通过基因工程制造的单克隆抗体或细胞因子受体融合蛋白，是近十多年来风湿免疫领域最大的进展之一，是利用抗体的靶向性，通过特异地阻断疾病发病中的某个重要环节而发挥作用。生物制剂起效迅速，可改善症状及延缓骨关节破坏，且不良反应较少，被列为21世纪风湿性疾病治疗新战略的主要内容之一。

【分类】

目前风湿科常用的生物制剂有四类：

1. 肿瘤坏死因子（TNF-α）抑制剂：如TNF-α受体-抗体融合蛋白、人鼠嵌合的抗TNF-α单克隆抗体、全人源化的TNF-α单克隆抗体。

2. 抗CD20单克隆抗体：注射用利妥昔单抗。

3. 抗白介素-6（IL-6）受体单抗：托珠单抗注射液。

4. 酪氨酸激酶抑制剂JAK-3：枸橼酸托法替布片。

【常用药物】

1. 肿瘤坏死因子（TNF-α）抑制剂：TNF-α受体-抗体融合蛋白、人鼠嵌合的抗TNF-α单克隆抗体、全人源化的TNF-α单克隆抗体。

表5-4-1　肿瘤坏死因子抑制剂

作用机制	人工合成的可溶性TNF-α受体融合蛋白，通过特异性地与TNF-α结合，竞争性地阻断TNF-α与细胞表面的TNF受体结合，从而阻断体内产生过多的TNF-α，抑制由肿瘤坏死因子受体介导的异常免疫反应及炎症过程，但不能溶解产生TNF-α的细胞。 TNF-α主要生物学作用包括（1）导致关节炎症和软骨破坏；（2）诱导其他炎性细胞因子的释放；（3）介导感染和败血症，参与肿瘤监视等

（续表）

适应证	（1）中度及重度活动性类风湿关节炎。 （2）活动性强直性脊柱炎。 （3）18岁及以上成人中度至重度斑块状银屑病
禁忌证	（1）败血症。 （2）活动性结核病患者。 （3）对本品或制剂中其他成分过敏者。 （4）中/重度心力衰竭
注意事项	（1）如果患者有反复发作的感染病史或者有易导致感染的潜伏疾病时，在使用TNF-α抑制剂时应极为慎重。在使用本品过程中患者出现上呼吸道反复感染或有其他明显感染倾向时，应及时到医院就诊，由医生根据具体情况指导治疗。 （2）当发生严重感染如糖尿病继发感染、结核杆菌感染等时，患者应暂停使用本品。 （3）在使用本品的过程中，一旦出现过敏反应，包括血管性水肿、荨麻疹以及其他严重反应，应立刻中止本品的治疗，并予适当处理。 （4）由于TNF-α可调节炎症及细胞免疫反应，因此在使用本品时，应充分考虑到可能会影响患者的抗感染及恶性肿瘤的作用。 （5）使用本品期间不可接种活疫苗。 （6）在同类品种上市后报道中发现有可能导致充血性心衰的病人病情恶化，因此，对于有充血性心衰的患者在使用本品时应极为慎重。 （7）不建议孕妇及哺乳期妇女使用。

表5-4-2　肿瘤坏死因子抑制剂代表药物

药物名称	用法用量	不良反应
注射用重组人Ⅱ型TNF-α受体-抗体融合蛋白（商品名：恩利/益赛普/强克）	皮下注射，成人推荐剂量25 mg/次，2次/周	注射部位局部反应，包括轻至中度红斑、瘙痒和肿胀等。其他不良反应，包括头痛、眩晕、腹痛、血压升高、外周血淋巴细胞比例增多、鼻炎、发热、关节酸痛、肌肉酸痛、困倦、面部肿胀及转氨酶升高等，大部分无须处理
注射用英夫利西单抗（商品名：类克）	静脉注射，每次3 mg/kg，2 h内缓慢静脉滴注，0、2、6周各1次，以后维持1次/6~8周	最常见的药物不良反应是上呼吸道感染、乙型肝炎病毒再激活、充血性心力衰竭、严重感染（包括败血症、机会性感染和结核病）、血清病（迟发性超敏反应）、血液系统反应、系统性红斑狼疮/狼疮样综合征、脱髓鞘性疾病、淋巴瘤、肝脾T细胞淋巴瘤（HSTCL）、肠道或肛周脓肿（克罗恩病）和严重的输液反应

（续表）

药物名称	用法用量	不良反应
注射用阿达木单抗（商品名：修美乐）	皮下注射，成人推荐剂量40 mg/次，1次/2周	感染（如鼻咽炎、上呼吸道感染、鼻窦炎）；注射部位反应（红斑、瘙痒、出血、疼痛或肿胀）；头痛和骨骼肌肉疼痛

2. 抗CD20单克隆抗体：注射用利妥昔单抗（商品名：美罗华）。

表5-4-3　抗CD20单克隆抗体

作用机制	利妥昔单抗是一种由鼠抗人B细胞CD20高变区和人lgG和K恒定区组成的人鼠嵌合抗体，可选择性结合B细胞表面CD20抗原，引发B细胞溶解。其可能的机制包括（1）补体依赖性细胞毒性（CDC）；（2）抗体依赖细胞介导的细胞毒性（ADCC）；（3）诱导B细胞凋亡
适应证	（1）复发或耐药的滤泡性中央型淋巴瘤。 （2）中重度类风湿关节炎。 （3）系统性红斑狼疮。 （4）ANCA相关性血管炎
禁忌证	（1）已知对美罗华过敏的患者。 （2）对美罗华的任何组分或对鼠蛋白过敏的患者
用法用量	静脉点滴，500 mg~1000 mg，每两周一次，连续2~3次
不良反应	（1）初次输液反应，发热、寒战、面色发红。 （2）输注期间发生低血压。 （3）感染。 （4）迟发性中性粒细胞减少
注意事项	（1）输注期间可能发生低血压，12 h内不应使用降压药，密切监测血压变化。 （2）不得用于同时患有严重活动性感染的患者。 （3）不建议使用活病毒疫苗进行接种

3. 抗白介素-6（IL-6）受体单抗：托珠单抗注射液（雅美罗）。

表5-4-4　抗白介素-6（IL-6）受体单抗

作用机制	托珠单抗是免疫球蛋白IG1亚型的重组人源化抗IL-6受体单克隆抗体，通过结合IL-6的非信号传导位点（CD126），竞争性地阻断IL-6与其受体结合而抑制IL-6的生物学效应。此外，该品可在体外抑制破骨细胞形成，因此还可能具有骨质修复的作用
适应证	对DMARDs治疗应答不足的中、重度类风湿关节炎成年患者
禁忌证	（1）败血症。 （2）活动性结核病患者。 （3）对本品或制剂中其他成分过敏者

（续表）

用法用量	静脉点滴，8 mg/kg，1次/4周；加入0.9%氯化钠，配好的液体应立即使用。
不良反应	（1）上呼吸道感染（鼻咽炎）。 （2）胃肠道反应。 （3）头痛。 （4）ALT升高
注意事项	（1）感染活动期（包括局部感染）患者不得使用。使用期间如发生严重感染，中断雅美罗直至感染被控制。 （2）胃肠道穿孔患者可能增加风险，慎用。 （3）建议进行实验室指标监测，包括嗜中性粒细胞、血小板、血脂、肝功能等。 （4）注意输液相关的过敏或严重超敏反应。 （5）使用期间不应接种活疫苗

4.酪氨酸激酶抑制剂JAK-3：枸橼酸托法替布片（商品名：尚杰）。

表5-4-5　酪氨酸激酶抑制剂JAK-3

作用机制	酪氨酸激酶JAK-3（Janus Kinase 3，JAK-3）是小分子免疫抑制剂的新靶点。酪氨酸激酶JAK-3抑制剂能有效地、选择性地抑制JAK3，并且阻断细胞因子信号和细胞因子诱导的基因表达，而对与其他细胞因子和受体磷酸化有关的JAK酶家族成员没有抑制作用。
适应证	甲氨蝶呤疗效不足或对其无法耐受的中度至重度活动性类风湿关节炎成年患者
禁忌证	无
用法用量	口服5 mg/次，2次/d，有无进食皆可
不良反应	（1）严重感染（肺炎、蜂窝组织炎、带状疱疹、泌尿系统感染）。 （2）淋巴细胞、中性粒细胞减少。 （3）肝肾功能损害。 （4）恶性肿瘤
注意事项	（1）如果患者发生严重感染，应避免使用托法替布给药，直至感染得到控制。 （2）不建议将托法替布与生物DMARDs类药物或强效免疫抑制剂（如硫唑嘌呤和环孢素）联合。 （3）不建议重度肝功能损害患者使用

【护理要点】

1.应用生物制剂前应评估病情，询问患者有无结核、乙肝病史，近一周内是否有咳嗽、发热、尿频尿急等感染征象，是否接种活疫苗，有无肿瘤病史、有无药物过敏史。

2. 输注过程中，密切观察。发生不良反应，立即通知医生，遵医嘱处理。

3. 指导患者注射当天避免洗浴，保持皮下注射部位清洁，如出现局部皮肤红斑、硬结、疼痛或皮疹，不可抓挠皮肤以免破溃导致感染。

4. 教育患者加强防护，保持室内空气流通，减少访视人员，避免交叉感染。出现发热及感染征象及时就诊。

第五章　免疫调节药物

【概念】

“免疫调节”是指免疫系统中的免疫细胞和免疫分子之间，以及与其他系统之间的相互作用，使得免疫应答以最恰当的形式维持在最适当的水平。

【常用药物】

1. 西罗莫司

表5-5-1　西罗莫司

作用机制	西罗莫司抑制由抗原和细胞因子激发的T淋巴细胞的活化和增殖，亦抑制抗体的产生。它是mTOR受体抑制剂（mTOR受体可促进Th17生长，抑制细胞生长）。应用西罗莫司作用正好可以抑制Th17生长，促进细胞生长，是一个双向调节剂。与IL-2联合应用，从而实现免疫调节的作用
适应证	系统性红斑狼疮、干燥综合征、类风湿关节炎、结缔组织病、未分化脊柱关节病等
禁忌证	对西罗莫司、西罗莫司衍生物过敏的患者
用法用量	0.5 mg，2次/周口服
不良反应	（1）淋巴囊肿、外周性水肿。 （2）腹痛、腹泻。 （3）贫血、高胆固醇血症、血小板减少症。 （4）低钾血症、乳酸脱氢酶升高。 （5）痤疮。 （6）尿路感染
注意事项	（1）免疫抑制有可能可增加对感染的易感性，并有可能增加发生淋巴瘤和其他恶性肿瘤的机会。免疫系统过度抑制也会增加机会性感染、脓毒症及致命性感染的易感性。 （2）接受本品治疗的患者与接受硫唑嘌呤或安慰剂的患者相比，需要治疗的血清胆固醇和甘油三酯升高的发生率较高。 （3）所有服用西罗莫司的患者应该用实验室检查监测高血脂的发生，一旦发生高血脂，应采取相应的干预治疗，如饮食控制、锻炼和降脂药物。 （4）在联合使用环孢素和西罗莫司期间，由于长期用药与肾功能恶化相关，故应密切监测肾功能；当患者血清肌酐值升高时，应考虑适当调整免疫抑制治疗方案

2. 白介素-2

表5-5-2　白介素-2

作用机制	白介素-2是一种淋巴因子，可使激发效应性T细胞活化转变为刺激调节性T细胞活化增殖，进而抑制效应性T细胞的异常活化和功能。低浓度IL-2即可促进调节性T细胞的活化和增殖，而对其他免疫细胞几乎无活化作用，活化的调节性T细胞可通过多种机制抑制炎症反应，包括降低效应性T细胞活化所需的共刺激信号、耗竭IL-2、分泌IL-10等抑制性细胞因子进而发挥免疫抑制功能，抑制包括自身反应性Th1、Th7细胞在内的效应T细胞的分化发育，从而调节效应性T细胞与调节性T细胞之间的免疫平衡
适应证	系统性红斑狼疮、干燥综合征、类风湿关节炎、结缔组织病、未分化脊柱关节病等
禁忌证	（1）高热、严重心脏病、低血压者，严重心肾功能不全者，肺功功能异常者。 （2）重组人白介素-2既往用药史中出现过过敏者。 （3）孕妇慎用
用法用量	皮下注射50万IU1次/d；皮下注射100万IU 1次/2 d
不良反应	最常见的是发热、寒战，肌肉酸痛，与用药剂量有关，一般是一过性发热（38℃左右），亦可有寒战高热，停药后3～4 h体温多可自行恢复到正常。个别患者可出现恶心、呕吐、皮疹、类感冒症状。皮下注射者局部可出现红肿、硬结、疼痛，所有不良反应停药后均可自行恢复。使用较大剂量时，本品可能会引起毛细血管渗漏综合征，表现为低血压、末梢水肿、暂时性肾功能不全等，应立即停用，积极对症处理。应注意，使用本品应严格掌握安全剂量
注意事项	（1）本品应在医生指导下使用。 （2）药瓶有裂缝、破损者不能使用。药瓶开启后，应一次使用完，不得多次使用。预充式注射器包装仅为一次性使用，不得重复使用。 （3）使用本品从小剂量开始，逐渐增大剂量。应严格掌握安全剂量

3. 二甲双胍

表5-5-3　二甲双胍

作用机制	二甲双胍可通过激活AMPK，进而抑制mTOR的表达，后者进一步抑制STAT3及缺氧诱导因子1α（hypoxia-induciblefactor 1α，HIF-1α）的表达，减少炎症因子，调节T祖细胞的分化，降低Th17细胞，同时增加调节性T细胞，从而调节Th17/调节性T细胞平衡，抑制自身免疫炎症，诱导免疫耐受
适应证	应用于系统性红斑狼疮、干燥综合征、类风湿关节炎、结缔组织病、未分化脊柱关节病等

（续表）

禁忌证	（1）心力衰竭（休克）、急性心肌梗死和败血症引起的肾功能障碍。 （2）严重心、肺病患者。 （3）酗酒者。 （4）维生素B_{12}、叶酸缺乏者。 （5）全身情况较差的患者
用法用量	250 mg，2次/d口服
不良反应	常见不良反应包括腹泻、恶心、呕吐、胃胀、乏力、消化不良、腹部不适及头痛。其他少见者为大便异常、低血糖、肌痛、头昏、头晕、皮疹、出汗增加、味觉异常、胸部不适、寒战、流感症状、潮热、心悸及体重减轻等。二甲双胍可减少维生素B_{12}吸收，但极少引起贫血
注意事项	（1）本品为肠溶制剂，应整片吞服，不得嚼开或掰碎服用。 （2）定期进行血液学检查。

4. 维A酸片

表5-5-4　维A酸片

作用机制	维甲酸具有广泛的生物学功能，能调节细胞增生和诱导细胞分化、凋亡，抑制恶性细胞生成。在免疫系统中，维甲酸在调节多种类型的免疫细胞的功能中起重要作用，尤其是促进天然$CD4^+$T细胞群体形成$Foxp3^+$调节性T细胞，从而抑制Th 17数量及功能，维持调节性T细胞/Th 17平衡
适应证	系统性红斑狼疮、干燥综合征、类风湿关节炎、结缔组织病、未分化脊柱关节病等
禁忌证	（1）妊娠妇女。 （2）严重肝肾功能损害者
用法用量	10 mg，2次/周口服
不良反应	（1）黏膜干燥、结膜炎、脱发。 （2）高血脂。 （3）引起胚胎发育畸形。 （4）肝功能受损
注意事项	（1）服用本品时，应在有经验的医生严格监督下使用。 （2）口服本品出现不良反应时，应控制剂量或与谷维素、维生素B_1，维生素B_6等同服

第六篇

风湿免疫科常用实验室检查

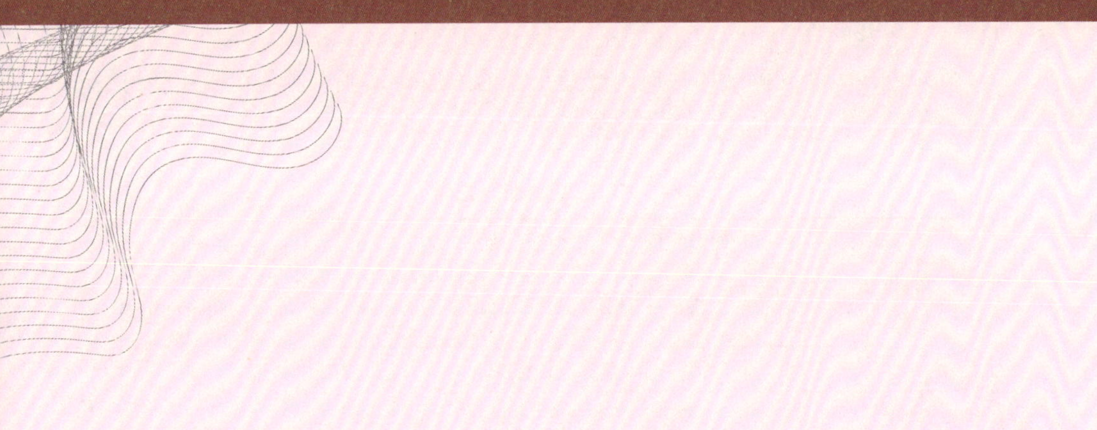

第一章　常规血液检查

【采血要求及注意事项】

1. 活动要求：患者应处于平静状态，一般主张采血前24 h内不做剧烈运动，避免紧张和情绪激动，于清晨采血，住院患者可卧床采血，活动后的患者至少休息15 min后采血。

2. 禁食要求：建议禁食12 h，血常规必要时在进食4～6 h后也可抽血，血脂检查3 d内不吃含脂肪过多的食物，24 h不饮酒。

3. 静脉采血的最佳部位为上肢浅静脉，可选择肘正中静脉、头静脉、贵要静脉。

4. 根据静脉采血的规范操作规程进行采血，真空采血管的抽取顺序为：蓝、黑、黄（红）、绿、紫、灰（见表6–1–1）。

5. 患者在采样检查前应尽可能停服对化验结果有干扰的药物，如避孕药可使转氨酶升高等。

6. 禁止在输液同侧肢体采血，严禁从输液三通管采血。避免在输注脂肪乳过程中采血，建议输完8 h后采血。

表6–1–1　常用静脉采血管

检查项目	管盖颜色	添加剂	血量	注意事项
生化（肝肾功能、离子），CRP，补体	黄	惰性分离胶，促凝剂	5 mL	采血后立即颠倒混匀5～8次，避免震荡
血常规	紫	喷雾态K2EDTA	2 mL	
红细胞沉降率	黑	3.8%柠檬酸钠（1∶4）	1.6 mL	

第一节　血常规

【概述】

通过检测血细胞的数量变化及形态分布从而判断血液状况及疾病的

检查。血常规检查包括有红细胞计数（RBC）、血红蛋白（Hb）、白细胞（WBC）、白细胞分类计数及血小板（PLT）等，通常可分为三大系统，即红细胞系统、白细胞系统和血小板系统。

【临床意义及参考值】

表6-1-1-1　血常规

<table>
<tr><th>项目</th><th>参考值</th><th colspan="2">临床意义</th></tr>
<tr><td rowspan="3">红细胞及血红蛋白</td><td rowspan="3">男性：
红细胞
$4.0 \sim 5.5 \times 10^{12}/L$
血红蛋白
120～160 g/L
女性：
红细胞
$3.5 \sim 5.0 \times 10^{12}/L$
血红蛋白
110～150 g/L
新生儿：
红细胞
$6.0 \sim 7.0 \times 10^{12}/L$
血红蛋白
170～200 g/L</td><td rowspan="2">红细胞及血红蛋白增多</td><td>1. 相对性增多：
见于严重呕吐、腹泻、大量出汗、大面积烧伤、尿崩症、甲亢、糖尿病酮症酸中毒。</td></tr>
<tr><td>2. 绝对性增多：
（1）继发性红细胞增多症：
1）红细胞生成素代偿性增加：因血氧饱和度减低所引起。生理性红细胞生成素代偿性增加见于胎儿及新生儿、高原地区居民。病理性增加见于严重的慢性心、肺疾患如阻塞性肺气肿、肺源性心脏病、发绀型先天性心脏病等。
2）红细胞生成素非代偿性增加：如肾癌、肝细胞癌、卵巢癌、子宫肌瘤以及肾盂积水、多囊肾等。
（2）真性红细胞增多症：其特点为红细胞持续性显著增多，部分患者可转变为白血病</td></tr>
<tr><td>红细胞及血红蛋白减少</td><td>1. 生理性减少：婴幼儿及15岁以前的儿童，红细胞及血红蛋白一般比正常成人低10～20%；部分老年人、妊娠中晚期均可使红细胞及血红蛋白减少。
2. 病理性减少：见于各种贫血</td></tr>
<tr><td rowspan="2">血小板</td><td rowspan="2">$100 \sim 300 \times 10^{9}/L$</td><td>血小板减少</td><td>1. 血小板的生成障碍：见于再生障碍性贫血、放射性损伤、急性白血病等。
2. 血小板破坏或消耗增多：见于原发性血小板减少性紫癜、系统性红斑狼疮、上呼吸道感染。
3. 血小板分布异常：脾肿大、血液被稀释（输入大量库存血或大量血浆）等</td></tr>
<tr><td>血小板增多</td><td>1. 原发性增多：见于骨髓增生性疾病，如原发性血小板增多症、慢性粒细胞白血病等。
2. 反应性增多：见于急性感染、急性溶血、某些癌症者</td></tr>
</table>

（续表）

<table>
<tr><th>项目</th><th>参考值</th><th colspan="2">临床意义</th></tr>
<tr><td rowspan="6">白细胞</td><td rowspan="2">成人
$3.5 \sim 9.5 \times 10^9/L$
新生儿
$15 \sim 20 \times 10^9/L$
6个月～2岁
$11 \sim 12 \times 10^9/L$</td><td colspan="2">白细胞增高常见于炎性感染、出血、中毒、白血病等</td></tr>
<tr><td colspan="2">白细胞减少常见于流感、麻疹等病毒性传染病及严重败血症、药物或放射线所致及某些血液病</td></tr>
<tr><td rowspan="2">中性粒细胞
$1.8 \sim 6.3 \times 10^9/L$</td><td>中性粒细胞增多见于</td><td>1. 急性感染。
2. 严重的组织损伤及大量血细胞破坏：严重外伤、较大手术后、大面积烧伤等。
3. 急性大出血。
4. 急性中毒：代谢性中毒（糖尿病酮症酸中毒，尿毒症，妊娠中毒症）、化学药物中毒（急性铅、汞中毒，安眠药中毒）、生物性中毒（蛇毒，昆虫毒）。
5. 白血病、骨髓增生性疾病及恶性肿瘤</td></tr>
<tr><td>中性粒细胞减少见于</td><td>1. 感染：流感、病毒性肝炎、水痘、伤寒、副伤寒杆菌感染时。
2. 血液系统疾病：再生障碍性贫血、骨髓转移癌、非白血性白血病等。
3. 物理、化学因素损伤。
4. 单核吞噬细胞系统功能亢进：各种原因引起的脾脏肿大及其功能亢进。
5. 自身免疫性疾病：如系统性红斑狼疮，产生自身抗体导致白细胞减少</td></tr>
<tr><td rowspan="2">淋巴细胞
$1.1 \sim 3.2 \times 10^9/L$</td><td>淋巴细胞增多见于</td><td>1. 感染性疾病：主要为病毒感染。
2. 肿瘤性疾病：急性和慢性淋巴细胞白血病、淋巴瘤。
3. 急性传染病的恢复期。
4. 移植排斥反应</td></tr>
<tr><td>淋巴细胞减少见于</td><td>应用肾上腺皮质激素、烷化剂、免疫缺陷性疾病、丙种球蛋白缺乏症等</td></tr>
</table>

第二节　常规生化检查

【概述】

风湿科常用生化检查有肝、肾功能及电解质等的检查。肝功能检查目的在于探测肝脏有无疾病、肝脏损害程度以及查明肝病原因、判断预后和鉴别发生黄疸的病因等。

肾脏的主要功能是排泄体内代谢废物、维持机体电解质的稳定及酸碱平衡。肾脏功能检查能对了解有无肾脏疾病、疾病的程度、选择治疗、了解预后及对肾脏病的研究均有重要意义。

疾病及外界环境的变化常引起机体电解质平衡的紊乱，从而导致体液的容量、分布、电解质浓度和渗透压的变化。在疾病过程中能及时、准确地检测电解质和酸碱平衡状况，对疾病的诊断、预后及治疗有重要意义。

【临床意义及参考值】

表6-1-2-1　肝功能、肾功能、电解质

项目	参考范围	临床意义
丙氨酸氨基转移酶（ALT）	9~50U/L	增高见于： 1. 肝胆疾病：病毒性肝炎、酒精性肝病、药物性肝炎、脂肪肝、肝癌等非病毒性肝病、肝硬化、肝内/外胆汁淤积。 2. 其他疾病：如皮肌炎、进行性肌萎缩、肺梗死、肾梗死、休克等
天门冬氨酸氨基转移酶（AST）	15~40U/L	增高见于： 1. 急性心肌梗死，6～12 h内显著升高，48 h内达到峰值，4~5 d恢复正常。 2. 急性或慢性肝炎、肝硬化活动期等肝胆疾病。 3. 胸膜炎、心肌炎、肾炎、肺炎、皮肌炎、服用肝损害的药物等，也可引起AST的轻度升高
血清总胆汁酸（TBA）	0~10μmol/L	增高主要见于：肝脏疾病如急性肝炎、慢性活动性肝炎、肝硬化、肝癌等

（续表）

<table>
<tr><th>项目</th><th>参考范围</th><th>临床意义</th></tr>
<tr><td>血清
总蛋白</td><td>60～80 g/L</td><td rowspan="3">1. 血清总蛋白及白蛋白增高见于：各种原因导致的血液浓缩（严重脱水、休克、饮水量不足），肾上腺皮质功能减退等。
2. 血清总蛋白及白蛋白降低见于：
（1）肝细胞损害（慢性中度以上持续性肝炎、肝硬化、肝癌、缺血性肝损伤）。
（2）营养不良（蛋白质摄入不足或消化吸收不良）。
（3）蛋白丢失过多（肾病综合征、蛋白丢失性肠病、严重烧伤）。
（4）消耗增加（重症结核、甲亢及恶性肿瘤）。
（5）水钠潴留或静脉补充过多的晶体溶液。
3. 血清总蛋白及球蛋白增高：
（1）M球蛋白血症（多发性骨髓瘤、淋巴瘤）。
（2）自身免疫性疾病（系统性红斑狼疮、风湿热、类风湿关节炎）。
（3）慢性感染（结核病、疟疾、麻风病）</td></tr>
<tr><td>白蛋白</td><td>40～55 g/L</td></tr>
<tr><td>球蛋白</td><td>20～30 g/L</td></tr>
<tr><td>血清总
胆红素
（TBIL）</td><td>5.0～21 μ mol/L</td><td>1. 判断有无黄疸，黄疸程度推断黄疸原因及判断黄疸的类型。
2. 根据黄疸程度推断黄疸病因。
3. 根据总胆红素，结合及非结合胆红素升高程度判断黄疸类型。
4. 结合胆红素测定可能有助于某些肝胆疾病的早期诊断</td></tr>
<tr><td>γ-谷氨
酰转移酶
（GGT）</td><td>10～60U/L</td><td>1. 胆道阻塞性疾病：原发性胆汁性肝硬化、硬化性胆管炎等所致的慢性胆汁淤积，肝癌时由于肝内阻塞GGT明显升高。
2. 急、慢性病毒性肝炎、肝硬化。
3. 急、慢性酒精性肝炎、药物性肝炎。
4. 其他：脂肪肝、胰腺炎、胰腺肿瘤、前列腺肿瘤等</td></tr>
<tr><td>碱性磷
酸酶
（ALP）</td><td>45～125U/L</td><td>1. 生理情况：ALP活性增高主要与骨生长、妊娠、成长、成熟和脂肪餐后分泌等相关。
2.ALP增高的病理情况：
（1）肝胆系统疾病：各种肝内/外胆管阻塞性疾病，如胰头癌、胆道结石引起的胆管阻塞、原发性胆汁性肝硬化等；累及肝实质细胞的肝胆疾病（如肝炎、肝硬化）。
（2）黄疸的鉴别诊断。
（3）骨骼疾病：如纤维性骨炎、佝偻病、成骨细胞瘤及骨折愈合期。
（4）其他：营养不良、严重贫血、结肠溃疡等症时。
3.ALP活性降低比较少见，主要见于呆小病、维生素缺乏症</td></tr>
</table>

（续表）

项目	参考范围	临床意义
血清肌酐（Cr）	20～59岁 57～97 μ mol/L 60～79岁 57～111 μ mol/L	1. 老年人、肌肉消瘦者血清肌酐可能偏低。 2. 评价肾小球滤过功能。 3. 鉴别肾前性和肾实质性少尿。 4. 药物影响
尿素氮（BUN）	20～59岁 3.1～8.0 mmol/L 60～79岁 3.6～9.5 mmol/L	增高见于：器质性肾功能损害；肾前性少尿；蛋白质分解或摄入过多；血BUN作为肾衰竭透析充分性指标
尿酸	208～428 μ mol/L	浓度升高：见于肾小球滤过功能损伤、痛风、药物性尿酸增多，利尿剂或抗结核药物。 浓度降低：见于肾小管重吸收尿酸功能损害致尿中大量丢失以及肝功能严重损害尿酸生成减少等
CO_2结合（CO_2–CP）	21～31 mmol/L	增高：代谢性碱中毒，代偿性呼酸。 降低：代谢性酸中毒，代偿性呼碱
血钾	3.5～5.5 mmol/L	1. 增高见于： 系统性红斑狼疮、急性肾衰竭少尿期、肾上腺皮质功能减退、严重溶血、大面积烧伤、呼吸障碍、酸中毒、长期使用保钾利尿药等。 2. 减低见于： 肾上腺皮质功能亢进、碱中毒及使用胰岛素后，频繁呕吐腹泻、消化道失钾、肾小管性酸中毒、使用排钾利尿药等
血钠	135～145 mmol/L	1. 增高见于：严重脱水、大量出汗、高烧、烧伤、糖尿病性多尿、肾上腺皮质功能亢进、原发及继发醛固酮增多症。 2. 减低见于：肾皮质功能不全、重症肾盂肾炎、糖尿病、呕吐、腹泻、抗利尿激素过多
血氯	95～105 mmol/L	1. 增高见于：长期应用糖皮质激素、呼吸性碱中毒、肾衰竭少尿期及尿道梗阻。 2. 减低见于：饥饿、营养不良、低盐治疗、严重呕吐、腹泻、慢性肾衰竭、呼吸性酸中毒

第三节　红细胞沉降率

【概述】

红细胞沉降率指红细胞在一定条件下沉降的速度，将抗凝血放入血沉管中垂直静置，红细胞由于密度较大而下沉，通常以红细胞在第1 h末下沉的距离表示红细胞的沉降速度。血沉速度的快慢与血浆黏度，尤其与红细胞间的聚集力有关系。红细胞间的聚集力大，血沉就快，反之就慢。因此，临床上常用血沉作为红细胞间聚集性的指标。可以反映身体内部的某些疾病。

【临床意义及参考值】

表6-1-3-1 血沉

项目	参考值	临床意义
红细胞沉降率（ESR）	男性0～15 mm/h 女性0～20 mm/h	1. 生理性增快：12岁以下小儿及60岁以上老人、月经期及妊娠3个月以上妇女
		2. 病理性增快：各种急性炎症、风湿热、活动性结核、贫血、恶性肿瘤、高胆固醇，及高球蛋白血症

第四节 C-反应蛋白

【概述】

C-反应蛋白（CRP）是一种糖蛋白，由肝细胞合成，是一种急性时相（期）蛋白。CRP具有激活补体和促进粒细胞及吞噬细胞的吞噬作用，在急性创伤和感染时，CRP的血浓度会急剧升高，是目前临床上最常用的急性时相反应指标。

【临床意义及参考值】

表6-1-4-1 C-反应蛋白

项目	参考值	临床意义
C-反应蛋白	<8 mg/L	升高见于： 1. 急性炎症或组织坏死、类风湿关节炎、系统性红斑狼疮、肿瘤广泛转移。 2. 急性心肌梗死24～48 h升高，3 d后下降，1～2周后恢复正常。 3. 可作为风湿病的病情观察指标，以及预测心肌梗死的相对危险度

第五节　补体

【概述】

补体是存在于正常人血清及组织液中一组具有酶样活性的蛋白质，是机体免疫防御系统的重要组成成分。有以下生物学作用：溶菌、溶细胞、调理、免疫黏附与清除免疫复合物、中和及溶解病毒、炎症介质。

【临床意义及参考值】

表6-1-5-1　补体

<table>
<tr><th>项目</th><th>参考值</th><th>临床意义</th></tr>
<tr><td>补体C3</td><td>0.79～1.52 g/L</td><td rowspan="2">1. 增高：见于急性炎症、传染病早期、肿瘤、排异反应、急性组织损伤。
2. 减低：见于系统性红斑狼疮和类风湿关节炎活动期、狼疮肾炎、慢性活动性肝炎、肝硬化、肝坏死等</td></tr>
<tr><td>补体C4</td><td>0.16～0.38 g/L</td></tr>
</table>

第六节　免疫球蛋白

【概述】

免疫球蛋白（Ig）是由浆细胞合成、分泌的一组具有抗体活性而功能多样的蛋白质，能够与抗原发生特异性结合，是体液免疫反应的主要反应物质。

【临床意义及参考值】

表6-1-6-1　免疫球蛋白

项目	参考值	临床意义
免疫球蛋白G	7.51～15.6 g/L	1. 增高：见于各种慢性感染、慢性肝病、淋巴瘤以及自身免疫性疾病如系统性红斑狼疮、类风湿关节炎等。 2. 降低：见于各种先天性和获得性体液免疫缺陷病、肾病综合征、病毒感染及服用免疫抑制剂的患者，还可见于代谢性疾病如甲状腺功能亢进和肌营养不良

（续表）

项目	参考值	临床意义
免疫球蛋白A	0.82~4.53 g/L	1. 增高：见于系统性红斑狼疮、类风湿关节炎、肝硬化、肾脏疾病等。 2. 降低：见于反复呼吸道感染、原发性和继发性免疫缺陷病、自身免疫性疾病和代谢性疾病
免疫球蛋白M	0.46~3.04 g/L	1. 增高：见于初期病毒性肝炎、肝硬化、类风湿关节炎、系统性红斑狼疮等。 2. 降低：见于先天性免疫缺陷症、免疫抑制疗法、肾病综合征、淋巴系统肿瘤及代谢性疾病

第七节　血清肌酶谱

【概述】

血清肌酶谱包括肌酸激酶（CK）及同工酶、天门冬氨酸氨基转移酶（AST）、乳酸脱氢酶（LDH）、α-羟丁酸脱氢酶（α-HBDH）等，在特发性炎症性肌病时增高，尤以CK升高最敏感。CK可以用来判断病情的进展情况和治疗效果，但与肌无力的严重性并不完全平行。由于这些酶也广泛存在于肝、心脏、肾等脏器中，因此对肌炎诊断虽然敏感性高，但特异性不强。

【采血要求及注意事项】

采血管选择黄色真空采血管，采血量为3 mL，采血要求同常规采血检查。

【临床意义及参考值】

表6-1-7-1　血清肌酶谱

项目	概述	参考值	临床意义
天门冬氨酸氨基转移酶（AST）	主要分布在心肌，其次是肝脏、骨骼肌和肾脏等组织和器官中。临床一般常作为心肌梗死和心肌炎的辅助检查	成人 13~35U/L	1. 在急性病毒性肝炎时，血清AST活性可明显增高，一般为正常参考值上限的10~30倍，不高于同时测定的血清ALT活性。当血清AST活性增高持续超过ALT活性时，提示肝炎病变呈慢性化和进展性。结合AST/ALT的比值，可以进一步对肝脏疾病进行一些判断，当比值>1，特别是>2时，表明主要是坏死型的严重肝脏疾病。 2. 肝硬化、肝癌、肝淤血、胆道梗阻可正常或轻度升高。 3. AST在心肌细胞中含量最高，心肌梗死时血清AST活性增高，在发病后6~8 h血清AST活性开始上升，18~24 h达高峰，AST活性峰值与梗死灶大小成正比。若无新的梗死发生，4~5 d后酶活性恢复正常；若再次上升则提示梗死灶扩大或有新的梗死发生。 4. 肌炎、挤压综合征、肌肉损伤、肾炎及肺炎等也可引起血清AST活性升高。 5. 其他：部分对肝有毒性作用的药物如鲁米那、安定、非那西汀、呋喃类等可使AST浓度升高
肌酸激酶（CK）及同工酶	以骨骼肌、心肌、平滑肌含量为多，其次是脑组织，胃肠道、肺和肾内含量较少	CK：50~310U/L Ck-MB：0~24U/L	1. 心肌梗死时血清CK水平明显升高，以肌酸肌酶同工酶（CK-MB）为主，CK-MB对急性心肌梗死（AMI）早期诊断的灵敏度明显高于总CK。 2. 其他心肌损伤，如心绞痛、心包炎、心脏手术、射频消融和安装心脏起搏器等CK-MB也可增高。 3. 进行性肌营养不良、多发性肌炎、骨骼肌损伤和全身性惊厥时CK增高，主要以肌型肌酸激酶同工酶（CK-MM）为主。 4. 脑血管意外、脑部手术、严重平滑肌损伤如肠梗阻，可见脑型肌酸激酶同工酶（CK-BB）增高。 5. 甲状腺可抑制CK的活性，甲状腺功能减退的患者CK可升高，甲状腺功能亢进血清CK可降低

（续表）

项目	概述	参考值	临床意义
乳酸脱氢酶（LDH）	乳酸脱氢酶存在于机体所有组织细胞的胞质内，其中以肾脏含量较高	120~250U/L	1. LDH增高主要见于急性心肌梗死、病毒性肝炎、肝硬化、肺梗死、骨骼肌病、白血病，尤其是急性淋巴细胞型白血病及恶性贫血等。 2. 恶性肿瘤发展到严重阶段LDH可升高.。 3. 慢性肾小球性肾炎、系统性红斑狼疮、膀胱及肾恶性肿瘤时患者尿中LDH升高达正常人的3~6倍。 4. 蛛网膜下腔出血、脑血管血栓形成并出血者，脑脊液中LDH升高。 5. LDH下降无意义
α-羟丁酸脱氢酶（α-HBDH）	它存在于人体各组织中，以心肌组织含量最多，所以血清α-羟丁酸脱氢酶在发生心肌疾病时明显增高	72~182U/L	1. 心肌梗死患者血清α-HBDH增高。 2. 活动性风湿性心肌炎、急性病毒性心肌炎、溶血性贫血等，因LDH增高，故α-HBDH亦增高。 3. 肝脏疾病患者α-HBDH不升高，肝病时则α-HBDH/LDH<0.6，故当LDH高而难于确定为心肌梗死或肝病时，测定α-HBDH有助于鉴别

第二章　尿液常规检查

【概述】

尿液是血液经过肾小球滤过，肾小管重吸收及分泌作用而形成的，最终通过泌尿系统排出体外的代谢产物。尿液分析不仅可以直接了解泌尿系统的生理功能和病理变化，也可间接反映全身多脏器和多系统的功能。一般检查主要包括尿理学检查、尿常见化学成分检查和尿有形成分显微镜检查。风湿科常用的有尿常规、24 h尿蛋白定量检查。

【采集方法与注意事项】

1. 尿常规管一般采用有盖，干燥洁净，无化学物质的一次性容器（图6-2-1）。采集前标本管应规范贴好标签，内容包括科室、床号、姓名、住院号、化验项目等。

2. 最好留取清晨清洁中段尿，留取前清洁外阴部，弃去前段尿液，用一次性尿杯收集10 mL尿液注入尿常规管中，并将试管盖盖紧。

3. 标本采集后及时送检，30 min内为最佳，最长不超过2 h。

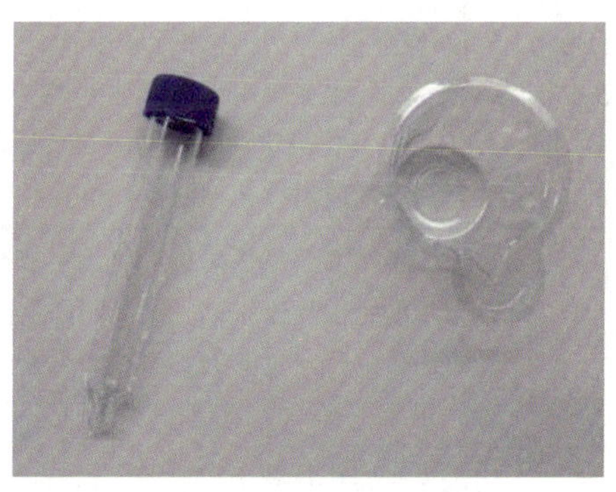

图 6-2-1　尿测定管

4. 女性患者避开月经期，避免阴道分泌物、脓血、粪便等的污染，无化学干扰物质混入，禁止从便池或尿布内采集。

【临床意义与参考值】

表6-2-1尿常规

项目	参考范围	临床意义
颜色	淡黄色、透明	尿色深红如浓茶样见于胆红素尿，红色见于血尿、血红蛋白尿，紫红色见于卟啉尿，棕黑色见于高铁血红蛋白尿，绿蓝色见于胆绿素尿，乳白色见于脓尿和乳糜尿
葡萄糖（GLU）	阴性	阳性见于糖尿病、肾性糖尿病、甲状腺功能亢进等
潜血	阴性	阳性见于各种原因引起的血管内溶血
蛋白质（PRO）	阴性	1. 功能性蛋白尿：由于剧烈运动、发热、低温、精神紧张等所致的暂时性轻度蛋白尿。 2. 体位性蛋白尿或直立性蛋白尿：卧床时尿蛋白定性为阴性，起床活动后为阳性。 3. 病理性蛋白尿：见于肾炎、肾病综合征等
亚硝酸盐（NIT）	阴性	阳性见于尿路细菌感染
尿胆原（URO）	阴性	阳性见于病毒性肝炎、药物或中毒性肝损伤、胆管肿瘤、胰头癌等
胆红素（BIL）	阴性	阳性见于胆石症、胰头癌、胆管肿瘤、病毒性肝炎、酒精性肝炎、药物或中毒性肝炎、先天性高胆红素血症等
尿酮体（KET）	阴性	阳性见于糖尿病酮症酸中毒、妊娠剧吐、长期饥饿、营养不良、剧烈运动后
酸碱度	晨尿pH值为5.5~6.5；随机尿可波动于4.5~8.0之间	1. pH值降低：见于代谢性酸中毒、糖尿病、低钾血症、痛风、高热脱水或服用大剂量维生素C等。 2. pH值升高：见于代谢性碱中毒、尿滞留、膀胱炎、应用噻嗪类利尿剂或碱性药物以及肾小管性中毒等
尿比重	1.003~1.030	1. 尿比重增高：见于高热、脱水、周围循环衰竭等导致血容量不足的肾前性少尿；尿量多而比重高见于糖尿病。 2. 尿比重降低：见于慢性肾小球肾炎、慢性肾衰竭、尿崩症等
红细胞	0~6个/μL	增高见于肾小球肾炎、泌尿系结石或炎症、结核、恶性肿瘤等
白细胞	0~8个/μL	多见于泌尿系感染、各种肾脏疾病、肾移植后等

（续表）

项目	参考范围	临床意义
上皮细胞	0~12个/μL	1. 肾小管上皮细胞：多见于肾小管病变；如成团出现多见于肾小管坏死性病变；出现含铁血黄素颗粒，见于心力衰竭、肾梗死。 2. 鳞状上皮：又称扁平上皮细胞，大量出现且伴有白细胞和脓细胞，见于尿道炎。 3. 移形上皮细胞：多见于输尿管、膀胱或尿道炎症
管型	0~1个/μL	1. 透明管型：大量出现多见于肾实质性病变如肾小球肾炎。 2. 红细胞管型：常见于急性肾小球肾炎。 3. 颗粒管型增加提示肾单位有瘀滞的现象。 4. 脂肪管型：见于慢性肾炎肾病型及类脂质性肾病，尤多见于肾病综合征。 5. 蜡样管型：提示肾脏有长期而严重的病变，见于慢性肾小球肾炎的晚期和肾淀粉样变时
尿结晶	0~10个/μL	多为肾或膀胱结石的征兆

表6-2-2　24 h尿蛋白定量

采集方法	参考值	临床意义
试验前1 d7时先排尿弃去，然后收集自7时后至次日上午7时的所有尿液并记录尿液总量，然后将全部尿液摇匀后留取10 mL，置于尿管中送检	<0.15 g/24 h，或<0.1 g/L	其临床意义与尿蛋白定性检查的临床意义一样，但24 h尿蛋白定量更有诊断价值

第三章　便常规

【概述】

粪便检查的主要目的是了解消化系统有无炎症、出血、寄生虫感染及恶性肿瘤等疾患，也可间接了解消化道、胰腺、肝胆的功能以及肠道菌群是否失调、有无致病菌。并协助诊断肠道传染病。

【采集要求及注意事项】

1. 根据患者的理解能力，口头或书面告知其留取标本的正确方法，采样时应选择其中有脓血、黏液的部分或颜色异常的部分，如无异常，则可自粪便表面不同部位及粪便深处多部位取材。

2. 常规检查标本用小勺（图6-3-1）取3～5 g粪便（约蚕豆大小），直接放入干燥清洁的容器（图6-3-2）内。

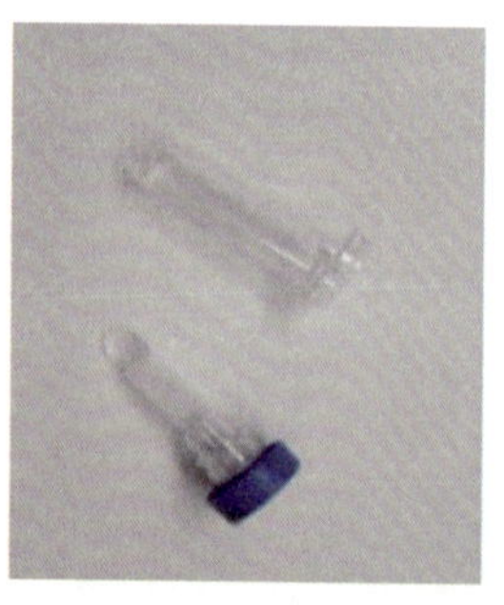
图 6-3-1

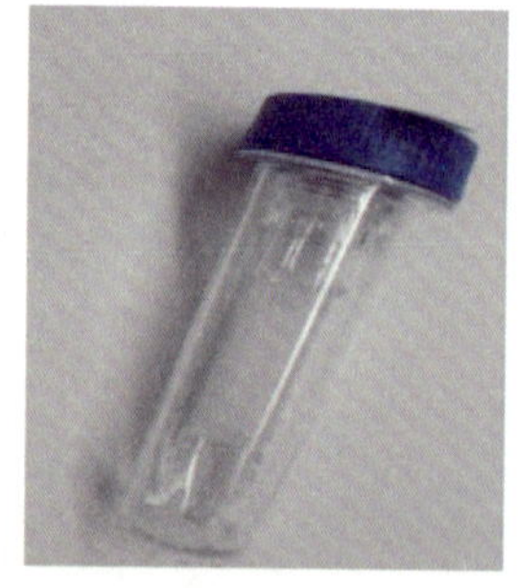
图 6-3-2

3. 送检时间：粪便标本采集后应尽早送检。一般应于1 h内检验完毕，否则可因pH值改变及消化酶的作用等，使有形成份分解破坏及病原菌死亡而导致结果不准确。

4. 隐血检查：应于试验前3 d起禁食肉类、动物血和绿色蔬菜等，禁服维生素C、铁剂、铋剂等药物，并连续检查3 d。

5. 灌肠或服油类泻剂的粪便因过稀且混有油滴等，不适于做检查标本。

6. 禁止采集尿壶、便盆或坐厕内的粪便标本，禁止用卫生纸、棉拭子等盛放或留取粪便标本。

7. 寄生虫卵检查应多次送检，提高检查阳性率。检查阿米巴滋养体应于排便后立即送检，冬天需保温。检查蛲虫则不必送检粪样，而应于晨起排便前用棉拭子擦肛门周围，可得虫卵。

【临床意义及参考值】

表6-3-1便常规

项目	参考值	临床意义
颜色	成人：黄/棕黄色 婴儿：黄绿色/金黄色	鲜红色：见于肠道下段出血，如痔疮、肛裂、直肠癌、食用西红柿、西瓜等
		暗红色（果酱色）：见于阿米巴痢疾、食用大量咖啡、巧克力等
		白色或灰白色：见于胆道梗阻、钡餐造影、阻塞性黄疸、胆汁减少或缺乏
		绿色：见于乳儿的粪便中，因含胆绿素而现绿色以及食用含叶绿素的蔬菜时
		黑色或柏油色：见于上消化道出血、服（食）用铁剂、动物血、活性炭及某些中药
性状	成形软便	稀汁样便：见于急性胃肠炎，大量时可见于伪膜性肠炎及隐孢子虫感染等
		黏液脓血便：见于细菌性痢疾。阿米巴痢疾、溃疡性结肠炎、克罗恩病等
		柏油样便：见于上消化道出血
		米泔样便：见于霍乱和副霍乱
		白陶土样便：见于阻塞性黄疸、钡餐造影术后
		异常形状便：球形硬便见于便秘；扁平带状便见于直肠或肛门狭窄
红细胞	无	红细胞：见于肠道下段炎症或出血，如息肉、细菌性痢疾、阿米巴痢疾等
白细胞	无或偶见	粒细胞增多常见于细菌性痢疾、溃疡性结肠炎，嗜酸性粒细胞增多可见于过敏性肠炎、肠道寄生虫

（续表）

项目	参考值	临床意义
真菌	无	一般见于应用大量抗生素所致的肠道菌群紊乱，引起真菌性二重感染
粪寄生虫标本	无	粪便中查到寄生虫卵是诊断肠道寄生虫感染最可靠、最直接的依据
夏科雷登结晶	无	夏科雷登结晶：常见于阿米巴痢疾、钩虫病及过敏性肠炎
淀粉颗粒	无	淀粉颗粒：见于慢性胰腺炎、胰腺功能不全
虫卵	无	寄生虫卵：常见的有蛔虫卵、钩虫卵、鞭虫卵、蛲虫卵；较少见的有华枝睾吸虫卵、血吸虫卵、姜片虫卵等
原虫	无	肠道寄生原虫：主要有阿米巴滋养体和包囊、隐孢子原虫等
脂肪球	无	脂肪颗粒：见于胰腺外分泌功能不全，如急慢性胰腺炎、胰头癌、吸收不良综合征及小儿腹泻等
大便潜血	阴性（—）	1. 阳性可以辅助诊断消化道出血（如为溃疡、恶性肿瘤、肠结核、伤寒、钩虫病等）。 2. 消化道肿瘤时，便隐血可持续阳性，溃疡时呈间断性阳性。 3. 隐血试验可作为消化道恶性肿瘤普查初筛试验

第四章　动脉血气分析

【概述】

血气分析是利用血气分析仪测出血液氧分压（PO_2）、二氧化碳分压（PCO_2）及pH等值，并由这些值计算出酸碱平衡相关的诊断指标，从而对患者体内酸碱平衡、气体交换及氧合作用进行全面的判断和认识。

【采集方法及注意事项】

1.采血部位：桡动脉，肱动脉，股动脉以及足背动脉等。

2.患者准备

（1）要求患者处于静息状态30 min后采血。

（2）当患者正在进行氧气吸入而不能停止，要注明氧气流量。

（3）对于暂停吸氧的患者，停止20 min后再进行采血。

（4）有出血倾向者慎用。

3.采集

（1）检查并打开动脉采血器包装，取出无菌胶塞和安全针座帽。

（2）对采血器进行预设，将采血器针栓推至底部，再回到预设部位1～1.6 mL。若无动脉采血器可使用5 mL注射器替代，用500～1000 μ/mL浓度的肝素充分湿化后抗凝，推出多余的肝素，然后排尽注射器内的气体备用。

（3）操作者以食指和中指触摸动脉搏动最明显处，于皮肤消毒后采用标枪姿势以45°～90° 穿刺，见回血后，等待针筒内血液达到预设位置，迅速拔出动脉采血器，棉棒按压穿刺针眼处至不出血为止（凝血功能障碍者应延长按压时间）。

（4）拔出的动脉采血器应立即插入无菌胶塞以隔绝空气（标本暴露空气中会使PO_2升高，PCO_2降低，pH升高），及时更换安全针座帽，将标本轻柔颠倒混匀（上下各五次），双手搓动采血器5 s，使血液与抗凝剂充分混匀。

4. 送检

（1）标本采集后10 min内送检，特殊情况不能送检，应将血标本置于4℃冰箱中保存，最多不超过2 h。

（2）正确填写化验单，注明采血时间、是否用呼吸机和呼吸机工作参数、患者体温、吸入氧流量和吸氧方法、血红蛋白值。

5. 患者教育

（1）穿刺部位禁止热敷，局部不要沾水，以免引起感染。

（2）穿刺部位同侧肢体避免提重物或受累，以免引起肿胀疼痛。

（3）如穿刺部位出现血肿、肢体麻木、疼痛等症状并逐渐加重，及时通知医务人员。

【临床意义及参考值】

表6-4-1　血气分析

项目	参考值	临床意义
酸碱度（pH）	7.35~7.45	<7.35酸中毒；>7.45碱中毒；在7.35~7.45之间可能是正常或代偿性酸碱中毒
二氧化碳分压（$PaCO_2$）	35~45 mmHg（4.67~6.0kPa）	$PaCO_2$<35 mmHg，通气过度，存在呼吸性碱中毒； $PaCO_2$>45 mmHg，通气不足，存在呼吸性酸中毒； $PaCO_2$>50 mmHg，表明呼吸衰竭； $PaCO_2$>70~80 mmHg：可引起肺性脑病
氧分压（PaO_2）	75~100 mmHg（12.64~13.3kPa）	PaO_2<55 mmHg，提示呼吸衰竭； PaO_2<30 mmHg，可危及生命
实际碳酸氢盐（AB）	22~27 mmol/L	血中HCO_3^-的真实含量
标准碳酸氢盐（SB）	22~27 mmol/L	在37℃、$SaO_2$100%、$PaCO_2$为40 mmHg的条件下测出的血浆HCO_3^-的含量（不受呼吸影响，反映代谢性酸碱平衡指标）。 AB=SB=正常，判断为正常酸碱平衡； AB=SB<正常，为代谢性酸中毒； AB=SB>正常，为代谢性碱中毒； AB>SB，为呼吸性酸中毒； AB<SB，为呼吸性碱中毒

（续表）

项目	参考值	临床意义
血浆二氧化碳总量（T-CO_2）	24～32 mmol/L	T-CO_2升高，呼吸性酸中毒（CO_2潴留）或代谢性碱中毒（HCO_3^-升高）；T-CO_2降低，呼吸性碱中毒（通气过度）或代谢性酸中毒（HCO_3^-减少）
缓冲碱（BB）	45～54 mmol/L	BB降低提示代谢性酸中毒或呼吸性碱中毒；BB升高提示代谢性碱中毒或呼吸性酸中毒
剩余碱（BE）	-3～+3 mmol/L	BE＞3 mmol/L，代谢性碱中毒；BE＜-3 mmol/L，代谢性酸中毒
氧饱和度（SaO_2）	95%～98%	反映Hb结合氧的能力，主要取决于PaO_2。SaO_2受Hb质和量的影响，＜80%表示严重缺氧，贫血时SaO_2正常不表示不缺氧
电解质	—	仅作为参考，不能代替生化电解质测定

第五章　细菌学培养

（一）血培养

【概述】

血培养是一种将新鲜离体的血液标本接种于营养培养基上，在一定温度、湿度的条件下，使对营养要求较高的细菌生长繁殖，并对其进行鉴别，从而确定病原菌的一种人工培养法。血液标本的细菌培养是诊断菌血症和败血症的基本方法。

【采集指征】

1. 一般的血流感染：寒战或发热高峰前。

2. 心内膜炎、布氏菌感染可在发热期采集。

3. 不允许停药的患者在下次用药前采血。

4. 不明原因的发热，可在发热周期内多次采血。

【采集方法及注意事项】

1. 采血之前，血培养瓶的橡皮塞需使用70%异丙醇或75%酒精消毒并干燥备用。

2. 标本采集多选择两侧上肢静脉采血，同时或短时间内采集2~3套外周静脉标本。一套血培养包括1个需氧瓶加1个厌氧瓶，从一个静脉穿刺点采集的血培养为一套血培养，第二套需从另一个穿刺点进行采集，必要时从下肢静脉采血做第3套血培养。

3. 常规使用碘伏或洗必泰皮肤消毒，严格无菌技术操作，按采血需求量采集静脉血标本。

4. 成人推荐的采血量为每瓶8~10 mL；儿童不超过总血量1%情况下，一般每瓶1~5 mL；新生儿每瓶0.5 mL。采集血量不足时，先满足需氧瓶，剩余的打入厌氧瓶。

5. 标本采集后轻轻上下颠倒混匀防止血液凝固，立即送检，如不能立即送检，需室温保存，切勿冷藏。

6. 贴标签时请勿遮挡血培养瓶瓶身条码，并将采血时间、患者采血时体温标注于瓶身。

【参考值】

正常值：无菌生长

【临床意义】

正常人的血液是无菌的，如从患者血液中检出细菌，一般应视为病原菌（排除采集标本或其他操作过程污染），提示有菌血症或败血症、心内膜炎、心包炎或血源性骨髓炎。常见病原菌主要有：金黄色或表皮葡萄球菌、链球菌（A、B群，肺炎链球菌等）、肠球菌、产单核细胞李斯特菌、脑膜炎奈瑟菌、伤寒及副伤寒沙门菌和厌氧菌等。

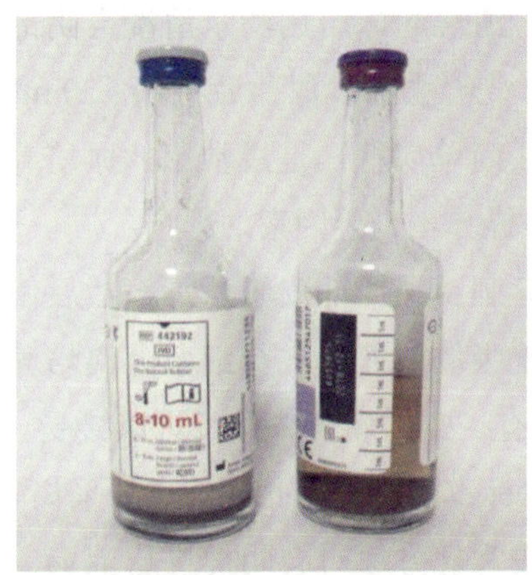

图 6-5-1　血培养瓶（左侧为需氧瓶，右侧为厌氧瓶）

（二）尿培养

【概述】

尿培养是指对患者留取的尿液进行细菌培养。尿液的细菌培养一般为中段尿培养加菌落计数，它对于泌尿道感染的诊断有重要价值。

【采集指征】

1. 有典型的尿路感染症状。

2. 肉眼脓尿或血尿。

3. 尿常规检查表现为白细胞和（或）亚硝酸盐阳性。

4. 不明原因的发热，无其他局部症状。

5. 留置导尿管的患者出现发热。

6. 膀胱排空功能受损。

7. 泌尿系统疾病手术前。

【采集方法及注意事项】

1. 需要进行细菌培养的尿液标本应在抗菌药物应用之前采集，注意避免消毒剂污染标本。通常应收集晨起第一次尿液送检，以确保尿液在膀胱内停留4 h以上。疑似沙门菌感染、钩端螺旋体感染时，一般在发病2周左右采集尿液标本培养。

2. 采集方法

（1）清洁中段尿：清晨起床后用清水清洗会阴部，护士使用会阴护理包按导尿术消毒外阴。先弃去前段尿，后将10～20 mL中段尿直接排入专用的无菌容器中。该方法简单易行，是最常用的尿培养标本收集方法，但很容易受到会阴部细菌及操作不当等因素的影响。

（2）耻骨上膀胱穿刺：先局部皮肤消毒，然后使用无菌注射器直接从耻骨上经皮肤穿入膀胱吸取尿液，进行细菌分离培养，是评估膀胱内细菌感染的“金标准”，但有一定的痛苦，患者难以接受。耻骨上膀胱穿刺主要用于厌氧菌培养或留取标本困难的婴儿尿标本的采集。

（3）直接导尿：按常规方法对会阴部进行消毒，将导尿管经尿道插入膀胱，直接获取尿液，可减少尿液标本污染，准确地反映膀胱感染情况。但应注意严格执行无菌技术操作规程。

（4）留置导尿管患者收集尿液：利用留置导尿管采集标本时，应先夹闭尿管至少30 min以上，常规消毒导尿管外部（Y型接口连接引流袋端），充分待干，用注射器穿刺导尿管抽取尿液（图6–5–2）（仅用于乳胶导尿管）。操作时应注意防止刺穿尿管，避免从Y型接口交叉处穿刺（图6–5–3），勿混入消毒剂，注意不能从尿液收集袋中采集尿液。

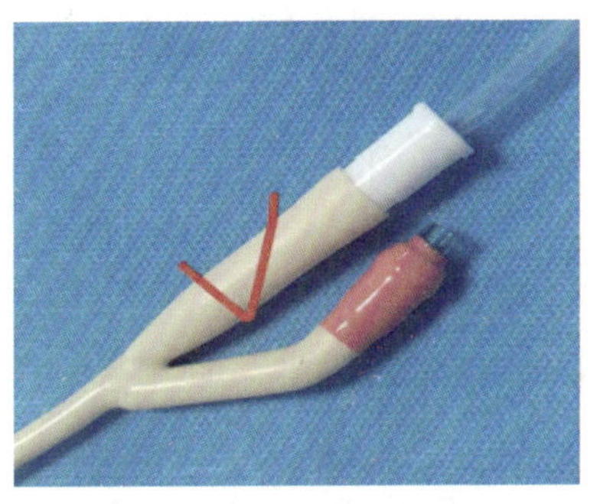

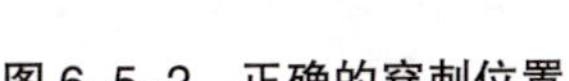

图 6-5-2　正确的穿刺位置

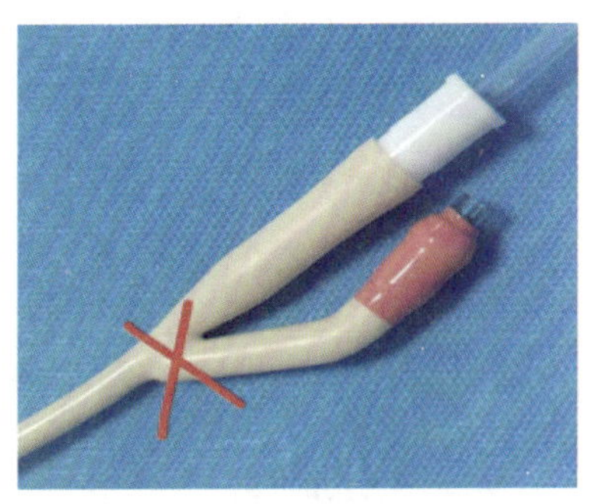

图 6-5-3　错误的穿刺位置

3. 标本送检：标本采集后应立即送检，不得添加防腐剂或消毒剂，2 h 内未送检的标本应弃去重留。

【参考值】

正常值：培养两天无菌生长。

【临床意义】

正常尿液是无菌的，而外尿道有正常菌群寄生，标本的采集必须无菌操作。另外，细菌培养必须结合菌落计数辨别是否为病原菌。有致病菌或条件致病菌生长，菌落计数 $>10^5$/mL，提示感染（膀胱炎、肾盂肾炎、肾或膀胱结核等）。常见病原菌主要有大肠埃希菌、葡萄球菌、链球菌、变形杆菌和伤寒沙门菌等。

（三）便培养

【概述】

对粪便进行细菌学培养可以从肠道大量细菌中分离出引起腹痛、腹泻的病原菌，以便及时进行诊疗。

【采集指征】

1. 急慢性腹泻患者：大便次数明显增多，腹痛，里急后重，往往伴有发热，大便性状为黏液便或脓血便。

2. 无痛性稀便：无痛性大量水样便或米泔样稀便。

3. 可疑细菌性食物中毒：恶心、呕吐、腹痛、腹泻。有集体发病史。

4. 抗生素治疗后腹泻：常发生于长期应用抗生素治疗后，糊状便，排便次数增加。

5. 中毒性痢疾：高热惊厥，多见于婴幼儿和小儿。

【采集方法及注意事项】

1. 选择合适的采样时机，疑似痢疾患者应在发病初期、使用抗菌药物前采取标本。

2. 采集方法：

（1）自然排便采集法：自然排便后，挑取有脓血、黏液部位的粪便2~3 g，液状粪便取絮状物1~3 mL盛于无菌的容器中送检。

（2）直肠拭子法：适于排便困难者或婴幼儿。可用肥皂水将肛门周围洗净，用无菌盐水、保存液或增菌液湿润的无菌棉拭子插入肛门，成人4~5 cm，儿童2~3 cm，与直肠黏膜表面接触，可在拭子上明显见到粪便或黏液，放入无菌试管中。

3. 采集新鲜标本立即送检，室温保存不能超过2 h，如不能及时送检，2 h内未送检的标本应弃去重留。

【参考值】

正常值：无沙门菌生长和志贺菌生长。

【临床意义】

1. 正常人的肠道内有多种细菌寄生，包括大量的厌氧菌和大肠埃希菌、肠杆菌、变形杆菌、粪产碱杆菌等。

2. 引起感染性腹泻的病原微生物有：

（1）细菌性：

1）产毒型腹泻，包括霍乱弧菌、肠毒素型大肠埃希菌等；

2）侵袭型腹泻，包括志贺菌、肠致病型大肠埃希菌和肠侵袭型大肠埃希菌等；

3）食物中毒，包括沙门菌、金黄色葡萄球菌、副溶血性弧菌、蜡样芽胞杆菌和肉毒梭菌等；

4）伪膜性肠炎，包括艰难梭菌或金黄色葡萄球菌；慢性腹泻，主要由结核杆菌引起。

（2）真菌性：念珠菌、毛霉菌等。

（3）病毒性：轮状病毒等。

（四）痰培养

【概述】

根据需要进行需氧菌培养、厌氧菌培养、结核杆菌培养或真菌培养，用于呼吸道感染的病因诊断。痰培养对于呼吸系统感染的诊断有重要意义。

【采集指征】

1. 咳嗽、咳痰：是呼吸道感染最常见的症状。
2. 咯血：包括泡沫血痰、鲜血和痰中带血。
3. 呼吸困难：呼吸急促或哮喘常伴有胸痛。
4. 发热伴白细胞增高，尤其是中性粒细胞或CRP明显增高。
5. 胸部影像学检查提示有感染可能。

【采集方法及注意事项】

1. 在抗菌药物应用之前采集标本，以晨痰为佳，因多数患者清晨痰较多，易于采集，且清晨痰含有的病理成分较多，会增加培养结果的阳性率。

2. 采集方法如下：

（1）自然咳痰法：晨起空腹，用温开水反复漱口（为减少口腔正常菌群污染标本），深吸气后用力将气管深部痰液咳出，置于无菌容器内，尽可能防止唾液及鼻咽部分泌物混入样品；不应用纸巾包裹痰液；对于痰量少或无痰的患者可于雾化吸入后留取痰液。

（2）支气管镜采集法：用支气管镜在肺内病灶附近用导管吸引或用支气管刷直接采样。

（3）小儿取痰法：用弯压舌板向后压舌，将拭子伸入咽部，小儿经压舌刺激咳嗽，可喷出肺部或气管分泌物黏在拭子上送检。

（4）结核分枝杆菌标本收集法：检查结核分枝杆菌应收集24 h痰液以提高阳性检出率。

3. 采集后应在2 h内及时送检，如不能及时送检，标本应弃去重留。

【参考值】

正常值：正常菌群生长。

【临床意义】

正常人的下呼吸道是无菌的，而经口腔咳出的痰带有多种上呼吸道的正常寄生菌（如草绿色链球菌）。若从患者痰标本中查见致病菌或条件致病菌，提示有呼吸道细菌感染。常见病原菌主要有：肺炎链球菌、A群链球菌、金黄色葡萄球菌、卡他布兰汉菌、白喉棒状杆菌、结核分枝杆菌、脑膜炎奈瑟菌、流感嗜血杆菌、肠杆菌和军团菌等。

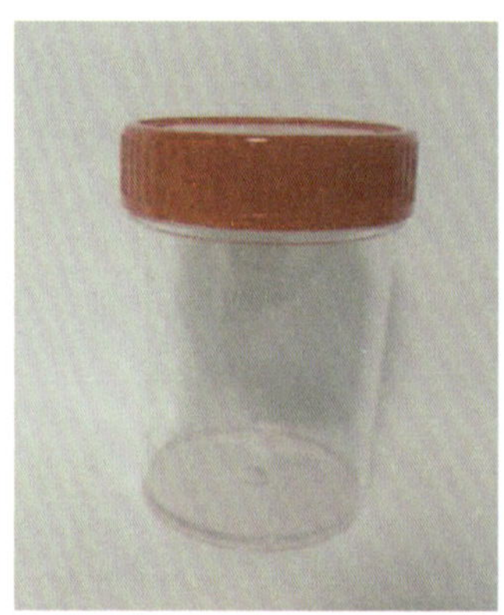

图 6-5-4　痰培养杯

第六章　自身抗体检测

第一节　抗核抗体

【概述】

抗核抗体（ANA）在广义上是一组各有不同临床意义的自身抗体。其靶抗原分布于细胞核、细胞质及细胞器中，也被称为抗核抗体谱，是风湿性疾病最重要的筛选实验，ANA>1∶80才有临床意义。

【采血要求及注意事项】

采血管选择黄色真空采血管，采血量为3 mL，余采血要求同前常规采血检查。

【临床意义及参考值】

ANA阳性与疾病的活动性可无平行关系。根据抗原分子的理化特性和分布部位将其分成抗DNA、抗组蛋白、抗非组蛋白、抗核仁抗体及抗其他细胞成分抗体五大类（见表6-6-1-1抗核抗体谱）。其中，抗非组蛋白抗体中包含一组可被盐水提取的可溶性抗原（ENA）抗体，即抗ENA抗体，对于风湿性疾病的诊断尤为重要。

表6-6-1-1　抗核抗体谱

项目	名称	参考值	临床意义
抗核抗体谱	dsDNA	阴性	对系统性红斑狼疮具有很高的特异性。抗体滴度与疾病活动度密切相关
	Nucleosome（核小体）		在抗dsDNA阴性SLE患者中，阳性20～60%；抗体滴度与疾病活动性密切相关
	Histone（组蛋白）		出现于95%药物诱导的狼疮患者中，另外，出现于50%的系统性红斑狼疮患者，常伴随dsDNA、Sm抗体等一同出现

（续表）

项目	名称	参考值	临床意义
抗核抗体谱	SmD1	阴性	是系统性红斑狼疮的标记性抗体，阳性率为53.1%。抗SmD1抗体的敏感性明显高于抗Sm抗体
	PCNA（抗增殖细胞核抗原抗体）		抗PCNA抗体是SLE的高度特异性指标，敏感性为5%~8%；在病程中可转为阴性
	Rib-P（抗核糖体P蛋白抗体）		抗Rib-P抗体对SLE的诊断敏感性为20%~30%；对精神狼疮的诊断敏感性高于50%；有抗Rib-P抗体表达的SLE患者后期累及神经系统的风险增高
	SS-A/Ro 60kD		SS-A抗体对SS的诊断敏感性为50%~70%，SLE、SSc等结缔组织病也有一定阳性表达率；SS-A抗体是新生儿狼疮的危险因素
	Ro 52kD		Ro-52抗体可出现于多种自身免疫性疾病和非自身免疫性疾病中；与自身免疫性肝病的病情进展有一定相关性
	SS-B/La		与干燥综合征有关，在SS的诊断中较抗SS-A抗体更为特异。在其他风湿病中抗SS-A抗体和抗SS-B抗体也可出现，常提示继发性干燥综合征的存在
	抗着丝点抗体（ACA）		对进行性系统性硬化症（SSc）局限型诊断敏感性为60%~80%
	Scl-70		抗Scl-70抗体对SSc的诊断敏感性为30%~60%，20%SLE出现该抗体；在弥漫型SSc中表达率超过60%；有抗Scl-70抗体表达的SSc预后相对较差
	U1-sn RNP		在混合性结缔组织病中单独出现，高滴度，出现概率几乎为100%；在系统性红斑狼疮中，伴随其他指标一同出现，尤其是Sm抗体，出现概率大约为50%；在系统性硬化症中，伴随其他指标一同出现，出现概率大约为50%
	AMA-M2		AMA-M2对PBC的诊断敏感性大于90%，滴度越高特异性越高；PBC的3个诊断标准之一；可早于PBC发病前数年表达
	Jo-1		抗Jo-1抗体对肌炎的诊断敏感性为30%~50%，多肌炎常见；肌炎伴肺间质病变患者抗Jo-1抗体表达率高于50%
	PM-Scl		抗PM-Scl抗体对SSc、肌炎及其重叠综合征特异；抗PM-Scl抗体阳性的SSc多为局限型（80%），预后相对较好；抗PM-Scl抗体阳性患者易发生重叠综合征

（续表）

项目	名称	参考值	临床意义
抗核抗体谱	Mi-2	阴性	可出现于15%~35%的DM患者和5%~9%的PM患者，对DM的特异性更高；患者多以皮肤损害为首发症状；有抗Mi-2抗体表达的肌炎患者发生肺间质病变、恶性肿瘤的概率较低
	Ku		抗Ku抗体见于SLE、肌炎、SSc及其重叠综合征（55%）；不同种族表达率差异很大；与疾病活动性没有相关性

第二节 类风湿筛查

【概述】

类风湿筛查包括类风湿因子（RF）、抗环瓜氨酸肽抗体（CCP）、抗角蛋白抗体（AKA）、抗核周因子抗体（APF）、抗突变型瓜氨酸波形蛋白抗体（MCV）、抗葡萄糖-6-磷酸异构酶（G6PI）抗体、抗RA33抗体。该组抗体对RA特异性较高，有助于RA的早期诊断。

【采血要求及注意事项】

采血管选择黄色真空采血管，采血量为3 mL，余采血要求同前常规采血检查。

【临床意义及参考值】

表6-6-2-1 类风湿筛查

项目	名称	参考值	临床意义
类风湿筛查	类风湿因子（RF）	<20IU/mL	RA患者RF阳性率80%。但特异性较差，在诊断明确的RA中，RF滴度可判断其活动性及预后。除RA外，其他很多疾病如混合性结缔组织病等及5%的正常人群中亦可出现阳性
	抗环瓜氨酸多肽抗体（CCP）	<25RU/mL	对RA的敏感度约达70%，与RF相近，特异性达89%~90%，明显优于RF，可作为RA的早期诊断指标。抗CCP抗体可先于临床症状而存在。抗CCP抗体与HLA-DR4相关，提示抗CCP抗体对RA患者的关节损害及放射学损伤具有一定预测价值

（续表）

项目	名称	参考值	临床意义
类风湿筛查	抗角蛋白抗体（AKA）	<1∶10	AKA敏感性较低，阴性结果并不能排除类风湿关节炎的诊断。但AKA的特异性较高，达95%~99%，罕见于其他非类风湿关节炎疾病，在类风湿关节炎出现症状若干年前即可查出，且与病情的严重程度有关，可用于病情严重程度及预后的判断
	抗核周因子抗体（APF）	<1∶20	APF与RF无依赖性，特异性较好但敏感度较低，对RA的早期诊断十分重要，但单纯的APF阳性不足以诊断为RA，RF阴性而APF阳性的RA患者，往往有早期的关节放射性损伤，预后较差。APF阳性尚可见于少数系统性红斑狼疮、硬皮病及传染性单核细胞增多症患者
	抗突变型瓜氨酸波形蛋白抗体（MCV）	<20U/mL	可作为诊断RA的良好指标之一，对诊断RA的特异度达91%~95%，敏感度为70%~82%，有助于RA的早期诊断。与RA的病情严重程度及病情发展有关，有助于病情监测和预后评价
	抗葡萄糖-6-磷酸异构酶（G6PI）抗体	0~0.20 mg/L	RA阳性率45%~64%，对诊断RA的特异度为75%~84%，敏感度为96%。与抗CCP抗体高度相关，二者联合检测可提高RA的诊断率。可作为RA活动及治疗监测指标

第三节　抗中性粒细胞胞浆抗体

【概述】

抗中性粒细胞胞浆抗体是针对中性粒细胞胞浆蛋白的自身抗体，抗中性粒细胞胞浆抗体（ANCA）的检测在血管炎诊断中提供有效的血清学标志。可分为胞浆型ANCA（C-ANCA），其主要抗原成分为人类中性蛋白酶3（PR-3）；核周型ANCA（P-ANCA），其主要抗原成分为髓过氧化物酶（MPO）；非典型ANCA（X-ANCA），其主要抗原为前两种的混合物。

【采血要求及注意事项】

采血管选择黄色真空采血管，采血量为3 mL，余采血要求同前常规采血检查。

【临床意义及参考值】

表6-6-3-1　抗中性粒细胞胞浆抗体

项目	名称	参考值	临床意义
抗中性粒细胞胞浆抗体测定	抗中性粒细胞胞浆抗体-胞浆型（C-ANCA）	阴性	阳性见于多种系统性血管炎，主要见于肉芽肿性多血管炎，特异性为95%，且与疾病活动性相关。还可见于结节性多动脉炎、特发性新月体肾小球肾炎、肺-肾综合征
	抗中性粒细胞胞浆抗体-核周型（P-ANCA）		多见于多种系统性血管炎，包括显微镜下多血管炎、颞动脉炎
	抗中性粒细胞胞浆抗体-非典型（X-ANCA）		阳性多见于类风湿性关节炎、溃疡性结肠炎、原发性硬化性胆管炎、克罗恩（Crohn）病、自身免疫性肝炎

第四节　抗磷脂抗体

【概述】

抗磷脂抗体（APL）是一组针对各种带负电荷磷脂的自身抗体的总称，包括抗心磷脂抗体（ACL）、抗β_2糖蛋白1（β_2-GP1）抗体和狼疮抗凝物（LAC）等。这些抗体常见于抗磷脂综合征、SLE、习惯性流产、神经系统疾病、急、慢性白血病、肾脏和消化系统疾病中，主要引起凝血系统改变，表现为血栓形成、血小板减少和习惯性流产。

【采血要求及注意事项】

采血管选择黄色真空采血管，采血量为3 mL，余采血要求同前常规采血检查。

【临床意义及参考值】

表6-6-4-1抗磷脂抗体

项目	名称	参考值	临床意义
抗磷脂抗体测定	抗心磷脂抗体（ACL）	<12RU/mL	阳性主要存在于SLE、抗磷脂综合征、SS、重症格林-巴利综合征、梅毒、其他感染性疾病等。其中高水平的IgG、IgM型对原发性抗磷脂综合征的诊断最为特异
	抗β_2-糖蛋白1型抗体IgAGM	<20RU/mL	GP1是一种载脂蛋白，是ACL与磷脂结合时的辅助因子，同时测定抗β_2-GP1和ACL，可使抗磷脂抗体综合征的诊断率达95%
	狼疮抗凝物（LAC）		在SLE中的阳性率最高，也可出现在其他疾病如特发性血小板减少性紫癜、真性红细胞增多症，链球菌感染、恶性肿瘤、肝炎及服用吩噻嗪类药物的患者

第五节　人类白细胞抗原B27（HLA-B27）

【概述】

人类白细胞抗原（HLA）是组织细胞上受遗传控制的个体特异性抗原，由其编码的对应抗原分布于有关细胞膜上，参与调节免疫应答反应。HLA-B27为HLA位点之一，与中轴关节受累的脊柱关节病密切关联。

【采血要求及注意事项】

采血管选择紫色真空采血管，采血量为2 mL，余采血要求同前常规采血检查。

【参考值】

正常为阴性。

【临床意义】

HLA-B27阳性常见于血清阴性脊柱关节病中，强直性脊柱炎（AS）的阳性率在90%以上，在莱特尔综合征或反应性关节炎中占60%~80%，银屑病关节炎占50%，而在正常人群仅为6%~8%。HLA-B27可为临床早期诊断和鉴别AS并进行治疗及预后评估提供重要依据。

第六节　自身免疫性肝病相关抗体

【概述】

自身免疫性肝病（autoimmune live diseases）主要包括三种与自身免疫密切相关的，以肝、胆损伤为主的疾病：自身免疫性肝炎（AIH）、原发性胆汁肝硬化（PBC）和原发性硬化性胆管炎（PSC）。每种自身免疫性肝病都具有特征性自身抗体谱，自身抗体检测对自身免疫性肝病的诊断、分型及鉴别诊断具有重要意义。

【采血要求及注意事项】

采血管选择黄色真空采血管，采血量为3 mL，余采血要求同前常规采血检查。

【临床意义及参考值】

表6-6-6-1　自身免疫性肝病相关抗体

项目名称	参考区间	临床意义
抗线粒体抗体（AMA-M2）	阴性（－）	是PBC患者的高滴度特异性自身抗体，敏感性为95%以上，特异性为97%
抗核颗粒蛋白抗体（sp100）	阴性（－）	该抗体在PBC中的特异性约为97%，对AMA阴性的PBC患者的诊断具有重要价值
抗核膜整合蛋白抗体（gp210）	阴性（－）	抗gp210抗体的存在及抗体滴度一般不随患者诊断的时间及临床过程而变化，抗体阳性提示患者预后不良，抗gp210抗体可作为PBC患者的预后指标
肝肾微粒抗体（LKM）	阴性（－）	Ⅱ型AIH的标志性抗体，在诊断及其鉴别诊断中起着非常重要的作用
肝细胞质液1抗体（LC-1）	阴性（－）	为Ⅱ型AIH的另外一个特异性抗体，其阳性率大于30%，在Ⅱ型AIH血清中可与LKM-1同时存在，也可单独作为诊断指标存在。该抗体的滴度与Ⅱ型AIH的疾病活动具有相关性，为AIH的疾病活动标志及预后指标
抗可溶性肝抗原/肝胰抗原（SLA/LP）抗体SLA/LP抗体	阴性（－）	是AIH最特异的诊断标志。虽然它的阳性率只有10%~30%，但其阳性预告值几乎为100%

第七节　免疫筛查

（一）外周血淋巴细胞检测（免疫功能）

【概述】

人体的淋巴细胞分为T、B和NK等细胞群，它们又分别有若干亚群，各有其特异的表面标志和功能。临床上各种免疫疾病均可出现不同群淋巴细胞数量和功能的变化，对它们进行检测可用以判断细胞免疫功能。

【采血要求及注意事项】

采血管选择紫色真空采血管，采血量为2 mL，余采血要求同常规采血检查。

【临床意义及参考值】

表6–6–7–1　外周血淋巴细胞检测

项目名称	参考区间	临床意义
总T淋巴细胞（$CD_3^+CD_{19}^-$）	636~2040个/μL	是检测细胞免疫功能的重要指标，总体反应机体当前的免疫功能、状态和平衡水平。对全面了解机体免疫反应、监测抗原变异、病原体致病的分子机制、自身免疫性疾病的治疗具有重要的意义
（$CD_3^+CD_{19}^-$（%））	57%~85%	
总B淋巴细胞（$CD_3^-CD_{19}^+$）	90~423个/μL	
（$CD_3^-CD_{19}^+$（%））	5.4%~21.21%	
Th细胞（$CD_3^+CD_4^+$）	378~1245个/μL	
（$CD_3^+CD_4^+$（%））	25%~53%	
Ts细胞（$CD_3^+CD_8^+$）	128~993个/μL	
（$CD_3^+CD_8^+$（%））	9.7%~64.31%	
NK细胞（$CD_3^-/CD_{16}^+CD_{56}^+$）	93~580个/μL	
（$CD_3^-/CD_{16}^+CD_{56}^+$（%））	3.30%~27.80%	

（二）CD_4^+T细胞亚群

【概述】

是人体免疫系统中的一种重要免疫细胞，主要表达于辅助T细胞（Th），对免疫功能的判断有重要作用。

【采血要求】

肝素管（绿管），采血量为2 mL，余采血要求同常规采血检查。

【临床意义及参考值】

表6-6-7-2　CD_4^+T细胞亚群

项目名称	参考区间	临床意义
Th1（IFN-γ）	0.95%～26%	辅助诊断某些疾病（如自身免疫病、免疫缺陷病、恶性肿瘤、白血病、变态反应性疾病），分析发病机制，观察疗效及监测预后有重要意义，了解药物或治疗方法对机体免疫功能状态的变化
Th2（IL-4）	0.61%～3.0%	
Th17（IL-17）	0.44%～2.01%	
Treg（CD25+FOXP3）	2.80%～6.90%	
Th1（IFN-γ）	5.52～182个/UL	
Th2（IL-4）	4.04～21个/UL	
Th17（IL-17）	3.07～14个/UL	
Treg（CD25+FOXP3）	17.70～54.20个/UL	
Th1/Th2	0.73～18.50	
Th17/Treg	0.09～0.47	
Th1/Treg	0.21～6.30	
Th2/Treg	0.11～0.77	
Bcell/Treg	3.13～12.65	
NKcell/Treg	3.67～19.14	

第八节　细胞因子

【概述】

细胞因子（cytokine, CK）是一类由免疫细胞和相关细胞产生的调节细胞功能的分泌性蛋白质。细胞因子检测是判断机体免疫功能的一个重要指标，适用于感染性疾病、自身免疫性疾病、移植排斥反应等。

【采血要求及注意事项】

采血管选择黄色真空采血管，采血量为3 mL，余采血要求同常规采血检查。

【临床意义及参考值】

表6-6-8-1 细胞因子

项目名称	参考区间	临床意义
IL-2	0.08~5.71pg/mL	细胞因子检测是判断机体免疫功能的一个重要指标，在疾病诊断、病程观察，疗效判断及细胞因子治疗监测方面有重要意义
IL-4	0.10~2.80pg/mL	
IL-6	1.18~5.30pg/mL	
IL-10	0.19~4.91pg/mL	
IFN-γ	0.16~7.42pg/mL	
TNF-α	0.10~2.31pg/mL	
IL-17	<20.6pg/mL	

第九节 结核感染T细胞斑点试验（T-SPOT.TB）

【概述】

结核感染T细胞斑点试验（T-SPOT.TB）是以特异性抗原为刺激源，应用酶联免疫斑点技术（enzyme-linked immunospot assay, ELISPOT）诊断结核感染的新方法。本检测诊断结核感染的敏感性为90%~95%，特异性为93%~100%。对结核病的诊断准确性优于抗酸杆菌染色、PPD试验和结核抗体检测三种方法。对临床诊断或排除结核病具有重要的参考价值。

【适应证】

1. 可用于生物制剂/免疫抑制剂治疗前后的结核筛查。
2. 应用激素治疗前后的结核筛查。
3. 自身免疫性疾病与结核的鉴别诊断。
4. 发热待查患者的结核排筛。

【采血要求及注意事项】

采血管选择绿色真空采血管，采血量为6 mL，余采血要求同常规采血检查。

【结果判断及临床意义】

1. 阴性结果：提示患者体内不存在针对结核分枝杆菌特异的效应T淋巴细胞。

如出现以下情况，阴性结果不能排除结核分枝杆菌感染的可能：

（1）因感染阶段不同（如标本是在细胞免疫发生前获取的）引起的假阴性结果。

（2）少数免疫系统功能不全/基础疾病的情况，如HIV感染者、肿瘤患者、婴幼儿等。

（3）其他免疫学、实验非正常操作的差异。

2. 阳性结果：提示患者存在结核感染。但是否为活动性结核病，需结合临床症状及其他检测指标综合判断。T-SPOT.TB结果不能作为单独的或是决定性的诊断结核病的依据，须做进一步的排筛。

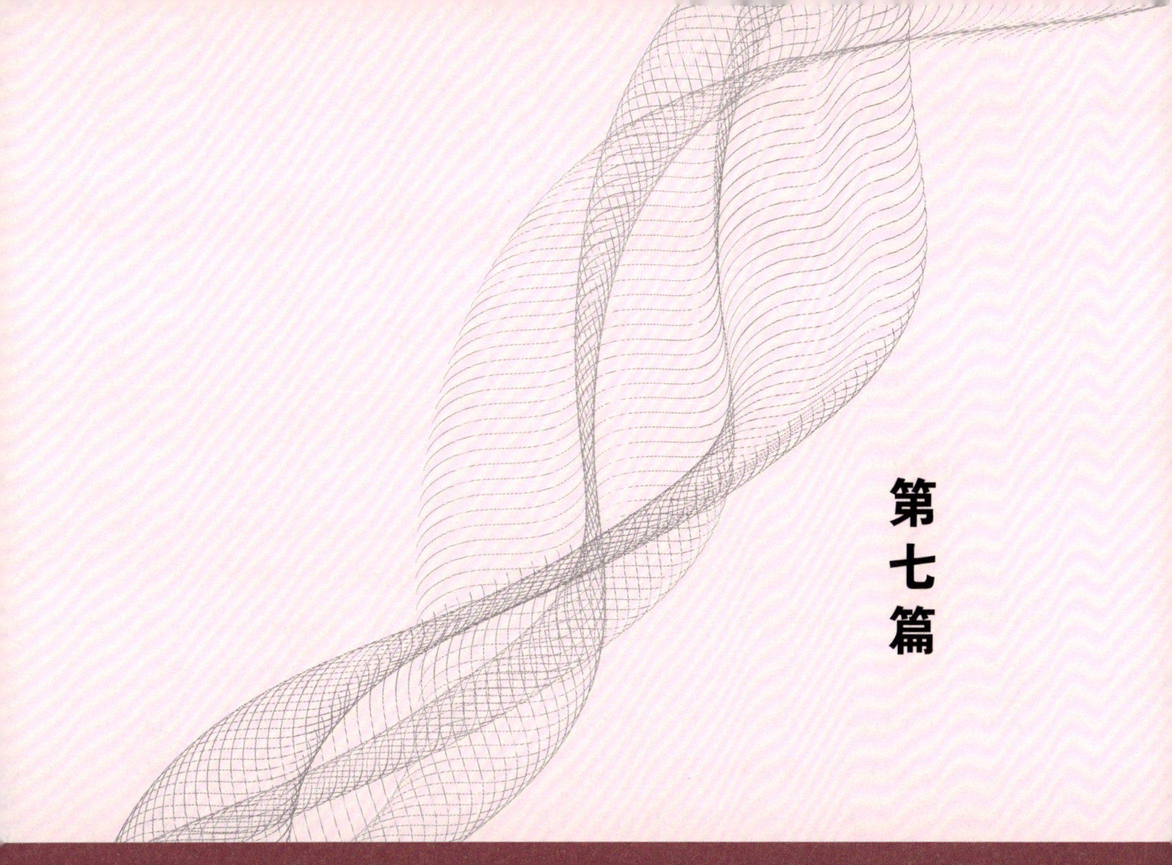

第七篇

风湿免疫科急症急救处理流程

第一章　癫痫持续状态

【概述】

癫痫（epilepsy）是由不同病因导致脑部神经元高度同步化异常放电所引起的，以短暂性中枢神经系统功能失常为特征的脑部疾病。癫痫发作是指脑神经元异常和过度超同步化放电所造成的临床现象。癫痫持续状态传统定义为癫痫连续发作之间意识尚无完全恢复又频繁再发，或癫痫发作持续30 min以上未自行停止。目前认为，患者出现全面强直——阵挛发作持续5 min以上即考虑癫痫持续状态。常见风湿病中系统性红斑狼疮、神经精神狼疮、白塞脑病、血管炎都有可能并发癫痫持续状态，引起高热休克、电解质紊乱或神经元兴奋毒性损伤导致永久性脑损害，致残率和死亡率均很高。

【临床表现】

1.发作前期：患者出现麻木、疲乏、恐惧或无意识的动作。

2.强直期

全身骨骼肌持续收缩：眼肌收缩致上眼睑上牵，眼球上翻或凝视；咀嚼肌收缩出现张口，随后忽然闭合，可咬伤舌尖；喉部肌肉和呼吸机收缩致病人尖叫一声，呼吸停止；颈部和躯干肌收缩使颈和躯干先屈曲，后反张，上肢由上举后旋转为内收前旋，下肢先屈曲后猛烈伸直。常持续10~20 s转入阵挛期。

3.阵挛期：不同肌群收缩和松弛交替出现，由肢端延及全身。阵挛频率逐渐减慢，松弛期逐渐延长，此期持续30~60 s。

4.发作后期：此期尚有短暂痉挛，造成牙关紧闭和大小便失禁。呼吸首先恢复，心率、血压和瞳孔渐至正常。肌张力松弛，意识逐渐清醒。

【急救措施】（见图7-1-1）

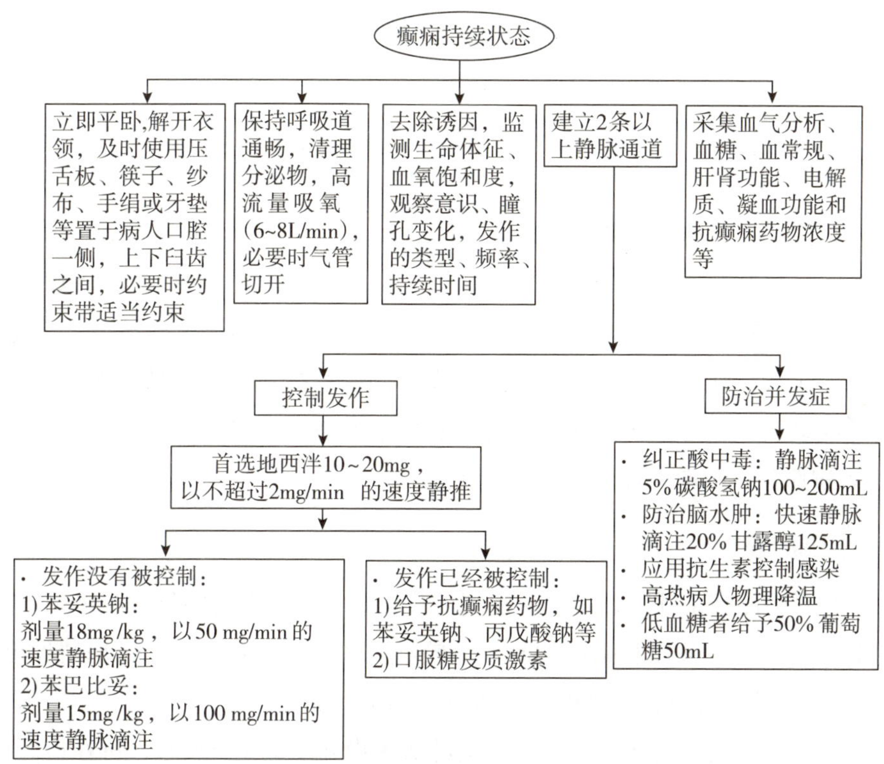

图 7-1-1　癫痫持续状态抢救流程

【健康指导】

1.向患者及家属介绍疾病的病因，应避免的常见诱因，如过劳、睡眠不足、情绪紧张及强光、闪电、噪音等刺激，禁止参加危险的活动或于高压电机旁作业。指导患者继续遵医嘱治疗。

2.告知患者和家属疾病发作的先兆症状，出现黑懵、亮点等先兆症状时，应卧床休息并保持安静。

3.嘱患者随身携带个人资料，便于疾病发作时及时联系与处理。

第二章　急性呼吸衰竭

【概述】

急性呼吸衰竭是指某些突发的致病因素，如严重肺疾患、创伤、休克、电击、急性气道阻塞等，可使肺通气和（或）换气功能迅速出现严重障碍，短时间内即可发生呼吸衰竭。因机体不能很快代偿，若不及时抢救，会危及患者生命。任何结缔组织病均可继发肺间质纤维化，导致低氧血症，诱发呼吸衰竭，其中系统性硬化症患者发病率最高，为43.75%，其他多发性肌炎/皮肌炎、干燥综合征等也较常见。

【临床表现】

1. 呼吸困难是呼吸衰竭最早出现的症状。多数患者有明显的呼吸困难，可表现为频率、节律和幅度的改变。较早表现为呼吸频率增快，病情加重时出现呼吸困难，辅助呼吸肌活动加强，如三凹征。

2. 发绀是缺氧的典型表现，当动脉血氧饱和度低于90%时，可在口唇、指甲处出现发绀。

【急救措施】（见图7–2–1）

【健康指导】

1. 向患者及家属介绍急性呼吸衰竭的病因及诱因，指导患者继续遵医嘱治疗。

2. 教会患者有效呼吸和咳嗽、咳痰的方法，如缩唇呼吸、腹式呼吸、体位引流、拍背等方法，提高患者的自我护理能力，加速康复，延缓肺功能恶化。

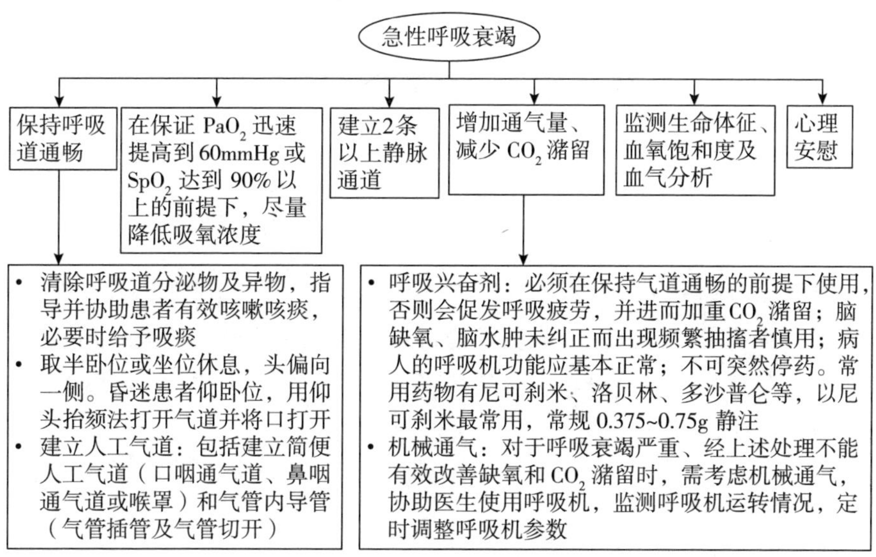

图 7-2-1　急性呼吸衰竭抢救流程

第三章　急性心力衰竭

【概述】

急性心力衰竭是指心衰的症状和体征急性发作和急性加重的一种临床综合征，临床上以急性左心衰竭较为常见，与风湿病密切相关，是风湿科常见的急危重症，也是导致风湿病患者死亡的主要原因之一。抢救是否及时、合理与预后密切相关。

【临床表现】

1. 突发严重的呼吸困难，呼吸频率可达30~40次/min，端坐呼吸，频繁咳嗽，咳粉红色泡沫痰，有窒息感，极度烦躁不安、恐惧，面色灰白或发绀，大汗，皮肤湿冷。

2. 听诊两肺满布湿啰音或哮鸣音，心率快，心尖部可闻及舒张期奔马律，肺动脉瓣第二心音亢进。

【急救措施】（见图7–3–1）

【健康指导】

1. 向患者及家属介绍急性心力衰竭的病因及诱因，指导患者继续遵医嘱治疗。

2. 静脉输液前应主动告知医务人员病情，便于在输液时控制输液量及速度。

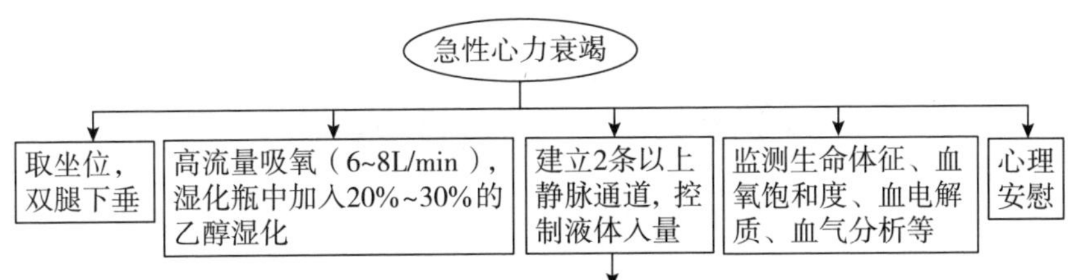

- 镇静：吗啡3~5mg 静脉注射或肌肉注射，必要时15min后重复。观察病人有无呼吸抑制或心动过缓、血压下降等不良反应。呼吸衰竭、昏迷、严重休克者禁用
- 利尿：呋塞米 20~40mg 静脉注射，4 h后可重复一次
- 扩血管：可选用硝普钠、硝酸甘油静滴
  1) 硝酸甘油：扩张小静脉，降低回心血量。一般以10 μ g/min 开始，10min调整一次，每次增加5~10 μ g
  2) 硝普钠：为动、静脉血管扩张剂。一般剂量 12.5 ~ 25 μ g/min，开始宜缓慢，现用现配，避光滴注，溶液保存与应用不宜超过24h。硝普钠的代谢产物含氰化物和硫氰酸盐，连续使用一周及以上者应警惕中毒
- 正性肌力：
  1) 洋地黄制剂：适用于快速心房颤动或已知有心脏增大伴左心收缩功能不全的患者。可用西地兰，首剂 0.4 ~ 0.8mg，2h后可酌情再给 0.2 ~ 0.4mg
  2) 米力农：25 ~ 75 μ g/kg，缓慢静脉注射，继以0.375 ~ 0.75 μ g /（kg · min）静脉滴注

图 7–3–1　急性心力衰竭抢救流程

第四章　感染性休克

【概述】

感染性休克（septic shock）指各种感染性病原引起的全身炎性反应综合征（SIRS）并发组织灌注不足及多器官功能障碍综合征（MODS）。在风湿病中发病率较高，预后极差，是风湿病患者死亡的主要原因之一。激素与免疫抑制剂的应用是感染性休克发生的危险因素。

【临床表现】

感染性休克按血流动力学分为高动力型和低动力型两种（见表7–4–1）。

1. 高动力型休克（高排低阻型休克、暖休克）：外周阻力低、心排出量正常或增高、四肢温暖。

2. 低动力型休克（低排高阻型休克、冷休克）：外周阻力高、心排出量减少、四肢湿冷。

表7–4–1　感染性休克的临床表现

临床表现	冷休克（低动力型）	暖休克（高动力型）
神志	躁动、淡漠或嗜睡	清醒
皮肤色泽	苍白、发绀或花斑样发绀	淡红或潮红
皮肤温度	湿冷或冷汗	比较温暖、干燥
毛细血管充盈时间	延长	1~2 s
脉搏	细速	慢、搏动清楚
脉压（mmHg）	<30	>30
尿量（/h）	<25 mL	>30 mL

【急救措施】

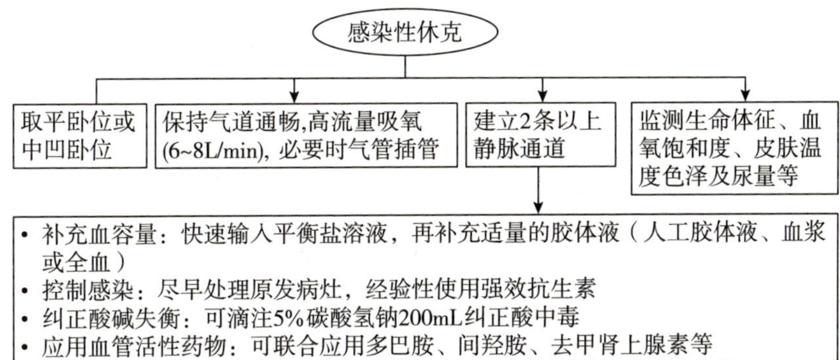

图 7-4-1　感染性休克抢救流程

【健康指导】

1. 向患者及家属介绍疾病的病因及诱因，指导患者继续遵医嘱治疗。

2. 指导患者及家属加强自我防护，避免损伤或意外伤害。

第五章　弥散性血管内凝血

【概述】

弥散性血管内凝血（disseminated intravascular coagulation, DIC）是由多种致病因素激活机体的凝血系统，导致机体弥漫性微血栓形成、凝血因子大量消耗并继发纤溶亢进，引起全身性出血、微循环障碍乃至多器官功能衰竭的一种临床综合征。早期诊断及有效治疗是挽救病人生命的重要前提和保障。

【临床表现】

出血、低血压休克或微循环障碍、栓塞、溶血。

【急救措施】

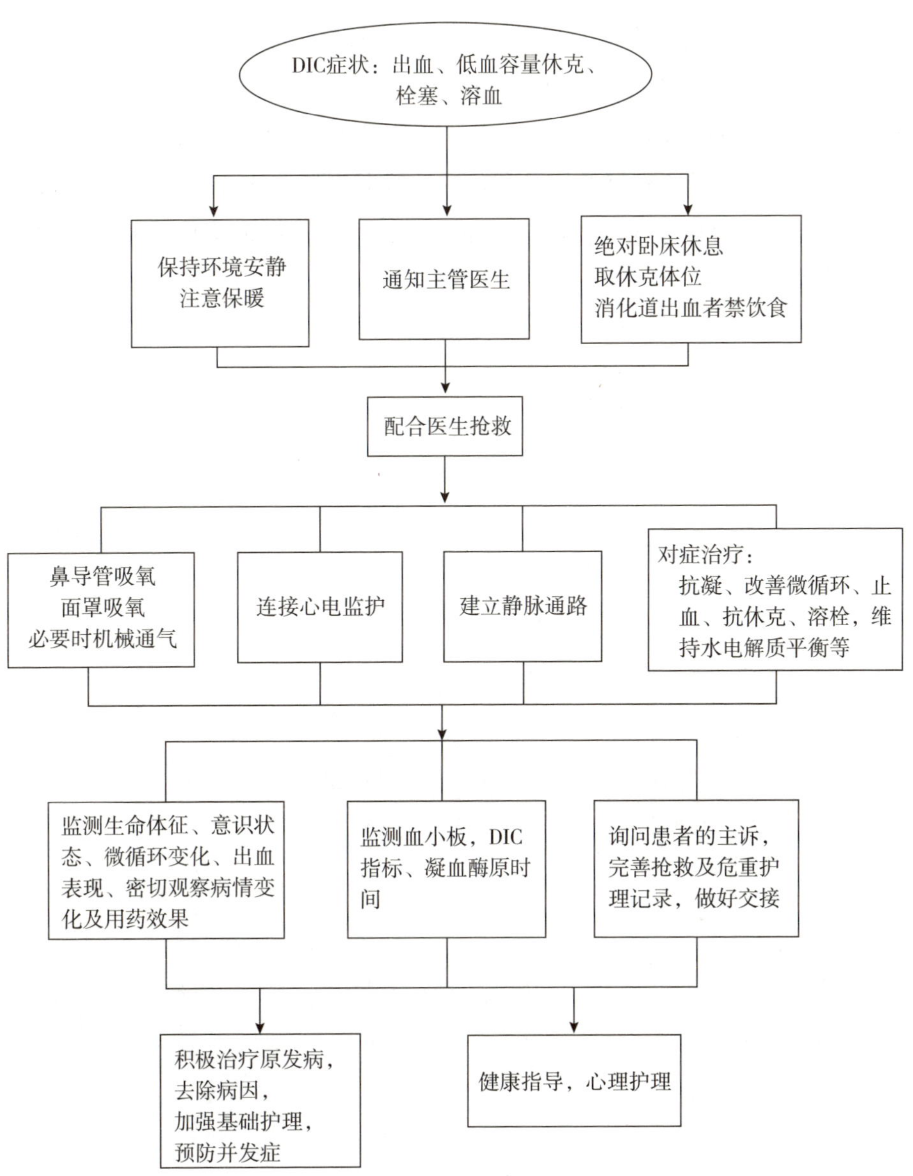

图 7-5-1　弥散性血管内凝血抢救流程

【健康指导】

1. 指导患者及其家属配合治疗，尤其是向家属解释疾病的可能原因、主要表现、临床诊断和治疗、预后等。特别要解释反复进行实验室检查的重要性和必要性，特殊治疗的目的、意义及不良反应。劝导家属多关怀和支持患者，以缓解患者的不良情绪，提高战胜疾病的信心，主动配合治疗。

2. 指导患者保证充足的休息和睡眠；根据患者的饮食习惯，提供可口、富含营养、易消化吸收的食物，少量多餐；循序渐进地增加运动，促进身体的康复。

第六章　急性肺栓塞

【概述】

肺栓塞（pulmonary embolism, PE）是以各种栓子阻塞肺动脉或其分支为其发病原因的一组疾病或临床综合征的总称。包括肺血栓栓塞症（PTE）、脂肪栓塞综合征、羊水栓塞、空气栓塞等。肺血栓栓塞症为肺栓塞的最常见类型，70%～90%的肺栓塞系由下肢深静脉血栓形成脱落阻塞肺动脉或其分支所致。

【临床表现】

1.症状：起病常以秒或分计算，表现为：

（1）不明原因的呼吸困难及气促，常于活动后出现或加重。为PTE最多见的症状。

（2）胸痛，包括胸膜炎性胸痛或心绞痛样疼痛。

（3）晕厥，可为PTE的唯一或首发症状。

（4）咳嗽、端坐呼吸、咯血，常为干咳、小量咯血。

（5）烦躁不安、惊恐甚至濒死感。

2.体征：呼吸急促最常见；发绀；肺部闻及哮鸣音和细湿啰音；心动过速、血压下降、颈静脉怒张、肺动脉瓣区第二心音（P2）亢进以及下肢肿胀、压痛。

【急救措施】（见图7-6-1）

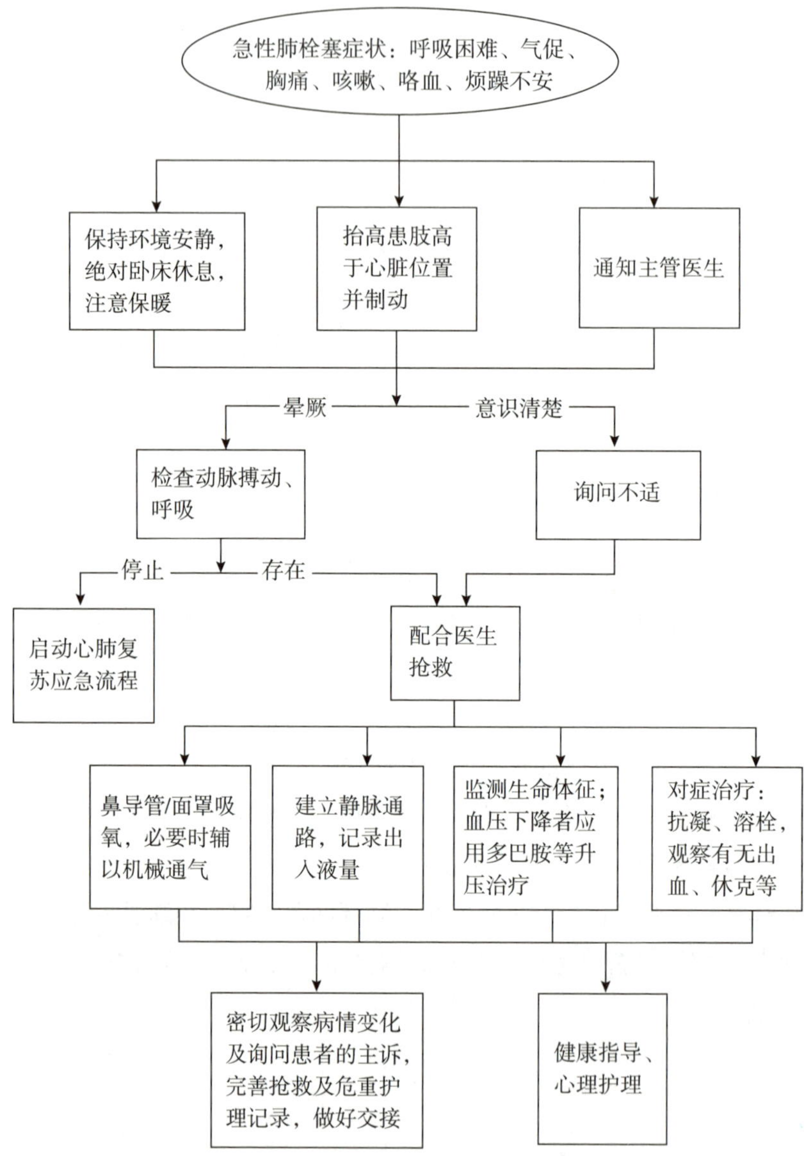

图7-6-1　急性肺栓塞抢救流程

第七章　弥漫性肺泡出血

【概述】

弥漫性肺泡出血（DAH）是指由于肺毛细血管、小动脉及小静脉损伤，肺泡毛细血管基底膜广泛破坏，终末细支气管及肺腺泡内广泛出血，充满含铁血黄素的巨噬细胞在间质内堆积为特征的临床综合征。胸部X线呈片状或弥漫性的肺部浸润，浸润可呈对称性或单侧浸润。

【临床表现】

主要表现有咯血、低氧血症、贫血、发热、呼吸困难等。

【急救措施】（见图7-7-1）

【健康指导】

1. 按医嘱服药，定期门诊随访，戒烟、酒。
2. 指导患者进行缩唇呼吸、腹式呼吸以锻炼肺功能。
3. 适当进行有氧锻炼，提高机体免疫能力。
4. 预防疾病复发，控制病因，慎用药物。

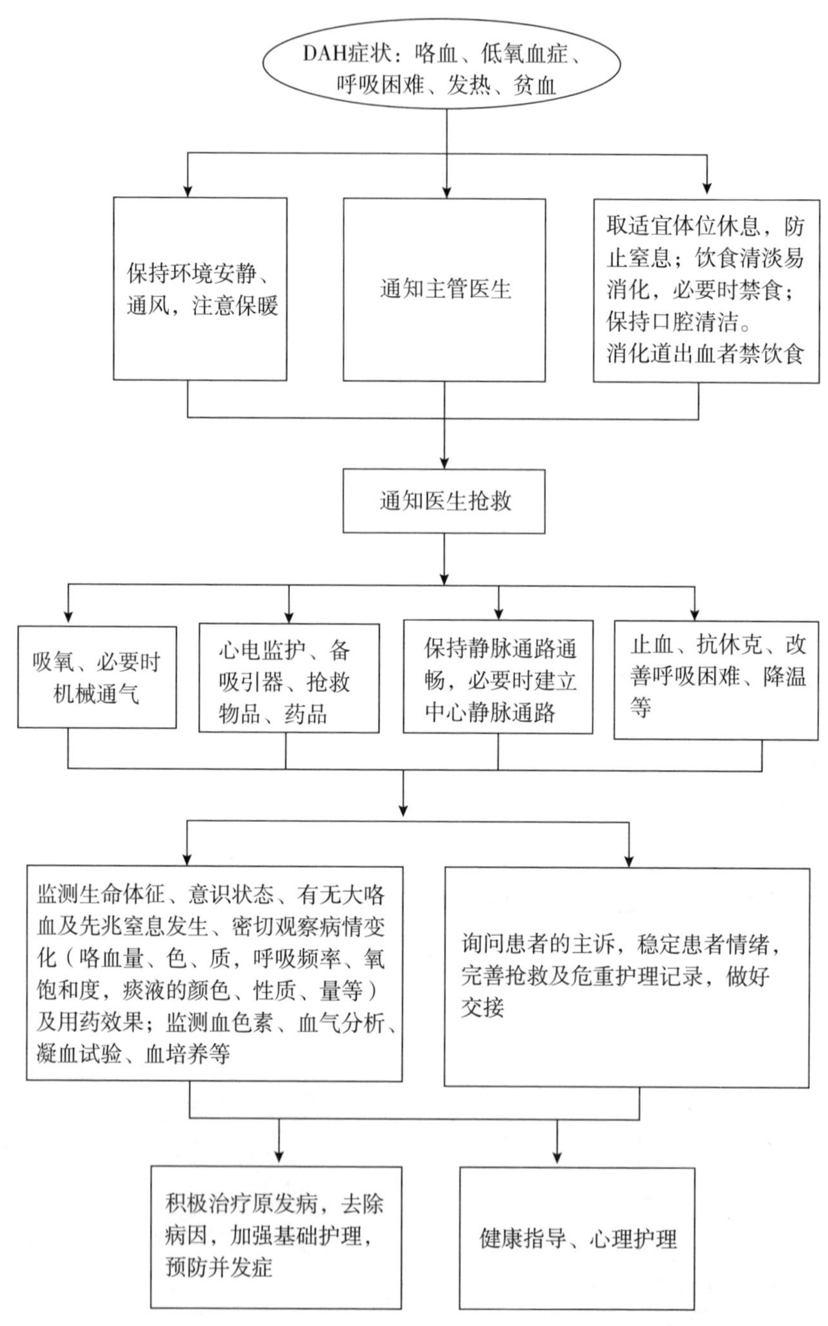

图 7–7–1　弥漫性肺泡出血

第八章　误吸

【概述】

误吸（aspiration）是指胃内容物、口咽部的分泌物、食物或其他异物误入肺内、支气管及气管的过程，是中老年患者一种常见的症状，发生率为20%～55%。风湿病患者由于机体功能衰退、疾病引起呼吸肌及吞咽肌受累、长期卧床等因素，易出现误吸，可在数分钟内因窒息缺氧导致患者死亡。

【临床表现】

胃内容物、口咽部的分泌物、食物或其他异物被吸入喉室内，刺激黏膜引起剧烈呛咳、气急等症状，继而出现喉鸣、吸气时呼吸困难、声嘶等表现，在吸气时发出很响的“吼–吼”声。如果异物堵塞声门，或引起喉痉挛，可出现口唇、指甲青紫，面色苍白等缺氧症状，严重者可引起窒息甚至死亡。

【急救措施】（见图7–8–1）

【健康指导】

1. 向患者及家属介绍疾病的病因及诱因，指导患者继续遵医嘱治疗。
2. 教会患者预防误吸的方法及急救措施，提高自我护理能力。

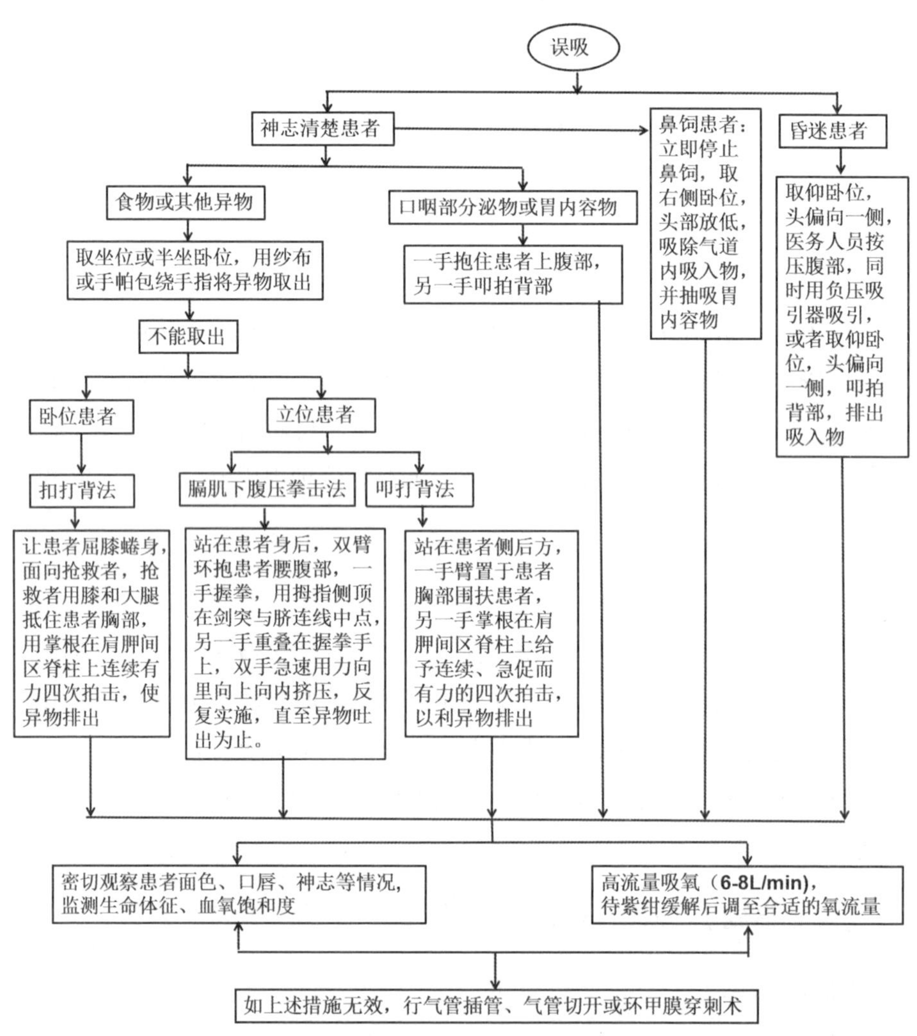
误吸
神志清楚患者
鼻饲患者：立即停止鼻饲，取右侧卧位，头部放低，吸除气道内吸入物，并抽吸胃内容物
昏迷患者
取仰卧位，头偏向一侧，医务人员按压腹部，同时用负压吸引器吸引，或者取仰卧位，头偏向一侧，叩拍背部，排出吸入物
食物或其他异物
口咽部分泌物或胃内容物
取坐位或半坐卧位，用纱布或手帕包绕手指将异物取出
一手抱住患者上腹部，另一手叩拍背部
不能取出
卧位患者
立位患者
扣打背法
膈肌下腹压拳击法
叩打背法
让患者屈膝蜷身，面向抢救者，抢救者用膝和大腿抵住患者胸部，用掌根在肩胛间区脊柱上连续有力四次拍击，使异物排出
站在患者身后，双臂环抱患者腰腹部，一手握拳，用拇指侧顶在剑突与脐连线中点，另一手重叠在握拳手上，双手急速用力向里向上向内挤压，反复实施，直至异物吐出为止。
站在患者侧后方，一手臂置于患者胸部围扶患者，另一手掌根在肩胛间区脊柱上给予连续、急促而有力的四次拍击，以利异物排出
密切观察患者面色、口唇、神志等情况，监测生命体征、血氧饱和度
高流量吸氧（6-8L/min），待紫绀缓解后调至合适的氧流量
如上述措施无效，行气管插管、气管切开或环甲膜穿刺术

图 7-8-1　误吸抢救流程

第九章　甲氨蝶呤片中毒

【概述】

甲氨蝶呤是一种二氢叶酸还原酶抑制剂，通过抑制细胞内叶酸的合成，减少核蛋白合成，从而抑制细胞的增殖和复制。甲氨蝶呤对滑膜细胞及免疫炎症细胞可直接产生抑制作用，从而广泛用于自身免疫性疾病如类风湿关节炎、银屑病关节炎等，但是甲氨蝶呤选择性差，在发挥抗炎及免疫抑制作用的同时，不可避免地干扰正常细胞的代谢。患者服用甲氨蝶呤片使用剂量一般为7.5 mg~20 mg，1次/周。如患者误服超剂量或医源性错误会造成药物中毒，产生严重的毒副作用，引起消化、血液等多系统损害，严重者可导致病人死亡。

【临床表现】

1. 胃肠道损害：包括口腔炎、口唇溃疡、咽喉炎、恶心、呕吐、腹痛、腹泻、消化道出血及假膜性或出血性肠炎等。

2. 肝损害：包括黄疸、丙氨酸氨基转移酶、碱性磷酸酶、γ-谷氨酰转肽酶等增高，严重者导致肝细胞坏死、脂肪肝、纤维化甚至肝硬变。

3. 肾损害：血尿、蛋白尿、氮质血症或尿毒症。

4. 肺损害：长期用药可引起咳嗽、气短、肺炎或肺纤维化。

5. 血液系统损害：可导致骨髓抑制，表现为粒细胞、白细胞减少，血小板减少。

6. 神经系统损害：出现头痛、头晕、乏力等。

7. 其他：包括脱发、皮疹、光敏感、感染重者可危及生命。

【急救措施】（见图7–9–1）

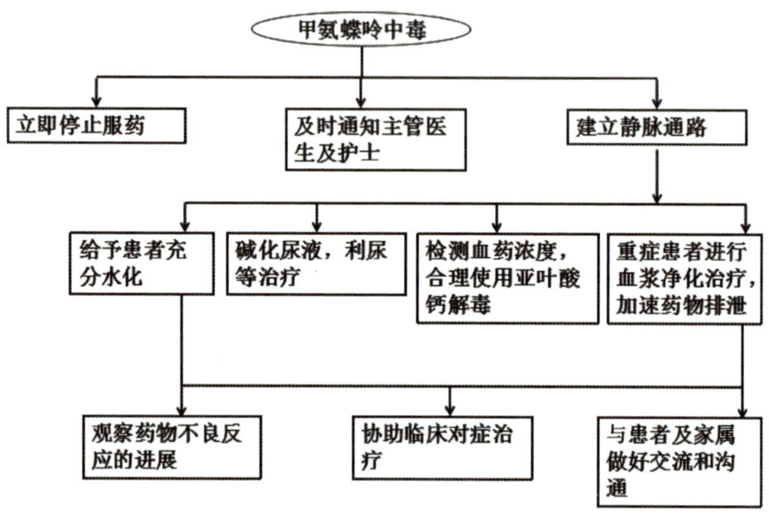

图 7–9–1 甲氨蝶呤片中毒抢救流程

【健康指导】

1. 对独居、自理能力差、文化程度低的老年患者在甲氨蝶呤治疗前加强与患者及家属沟通，强调甲氨蝶呤具体的用法用量，告知可能出现的不良反应，并使用小包装分药，以特殊标签在药物外包装上做出警示，与其他口服药分开放置，由家属监督服药。

2. 对老年患者应注重选择个体化给药方案，关注联合用药、肝肾功能、低蛋白血症等对甲氨蝶呤代谢的影响，加强对各项毒性反应指标的监测。

参考文献

［1］黄志俭，曾明亮，张江东，等. 弥漫性肺泡出血综合征患者预后危险因素的的回顾性分析［J］. 中国急救医学，2012，33(8):15-17.

［2］LARA AR, SCHWARZ MI. Diffuse alveolar hemorrhage［J］. *Chest*, 2010, 137(5): 1164-1171.

［3］KRAUSE ML, CARTIN-CEBA R, SPECKS U, *et al*. Update on diffuse alveolar hemorrhage and pulmonary vasculitis［J］. *Immunol Allergy Clin*, 2012, 32(4): 587-600.

［4］李海云，郑毅，曾小峰. 系统性红斑狼疮自身免疫性溶血性贫血的临床分析［J］. 中华风湿病学杂志，2011，15(12):803-807.

［5］刘建中，王小磊，武文斌，等. 系统性红斑狼疮合并弥漫性肺泡出血2例［J］. 中华风湿病学杂志，2003，7(11):711-712.

［6］Anolik JH, Aringer M. New treatments for SLE: cell-deleting and anti-eytokine therapies［J］. *Best Pract Res Clin Rheumatol*, 2005, 19: 859-878.

［7］Park JA, Kim BJ. Intrapulmonary recombinant factor Ⅶa for diffuse alveolar hemorrhage in children［J］. *Pediatrics*, 2015, 135: e216-e220.

［8］王泠. 2014版国际《压疮预防和治疗：临床实践指南》解读. 中国护理管理［J］. 2016. 16(5):577-580

［9］邓欣，吕娟，陈佳丽，等. 2016年最新压疮指南解读.［J］. 华西医学，2016，31(9):1496-1498.

［10］罗曼艾里（意），郝岱峰，柴家科. 压疮诊疗新进展与实践［M］. 北京：人民军医出版社，2013，12.

［11］褚万立，郝岱峰. 美国国家压疮咨询委员会2016年压力性损伤的定义和分期解读［J］. 中华损伤与修复杂志，2018，13(1):64-68.

［12］唐福林，吴桂梅. 风湿免疫科医师效率手册［M］. 第2版，北京：中国协

和医科大学出版社，2010.
[13] 陈红，梁燕，王英. 风湿免疫科护理手册［M］. 第2版，北京：科学出版社，2015.
[14] 王志刚，郑法雷，季大玺. 血液净化学［M］. 北京：北京科学出版社，2010.
[15] 野入英世，花房规男. 血液净化疗法手册［M］. 北京：北京科学技术出版社，2013.
[16] 陈文彬，潘祥林. 诊断学第7版［M］. 北京：人民卫生出版社，2008.
[17] 万学红，卢雪峰. 诊断学第8版［M］. 北京：人民卫生出版社，2013.
[18] 葛均波，徐永健，王辰. 内科学第9版［M］. 北京：人民卫生出版社，2018.
[19] 吕探云，孙玉梅. 健康评估第3版［M］. 北京：人民卫生出版社，2012.
[20] 中华医学会神经病学会肌电图和临床神经电生理学组. 肌电图规范化检测和临床应用共识（一）［J］. 中华神经科杂志，2008，41(4):279-283.
[21] 崔丽英. 简明肌电图学手册［M］. 北京:科学出版社，2006.
[22] 中华医学会神经病学分会，中华医学会神经病学分会神经肌肉病学组，中华医学会神经病学分会肌电图和临床神经电生理学组. 肌电图规范化检测和临床应用共识修订版［J］. 中华神经科杂志，2015，48(11):950-964.
[23] 潘以方，王光萍. 干眼症的检查现状［J］. 中国实用眼科杂志，2003，21(10):730-731.
[24] 肖娥 . 干燥综合征下唇腺活检术的围手术期护理［J］. 现代实用医学，2010，22(11):1308-1309.
[25] 张开滋. 临床动态心电图学［M］. 北京：中国医药科技出版社，2005.
[26] 何秉贤. 动态血压的意义及其正确应用［J］. 心电与循环，2012，31(6):420.
[27] 葛运利，杨孟丽，吴梦梦. 神经肌肉活检术护理体会［J］. 中国实用神经疾病杂志，2016，19(1):137-138.
[28] 李学勇. 微创经筋针刀镜治疗痛风性关节炎36例［J］. 江西中医药，2014，45（12):43-44.
[29] 杨湘薇. 痹病患者中医微创针刀镜治疗围手术期的辨证施护［J］. 海南医学，2014，(6):931-932.

［30］韦嵩. 风湿病经筋微创诊疗学［M］. 北京：人民军医出版社，2015.

［31］顾月兰，李桂芬. 玻璃酸钠膝关节腔注射治疗膝骨关节炎的疗效观察与护理［J］. 护士进修杂志，2010，25(7):663-664.

［32］粟迎春，雷小俊. 关节腔内注射透明质酸钠联合塞来昔布治疗早中期膝关节骨关节炎的疗效分析［J］. 中华关节外科杂志，2017，11(02):2014-208.

［33］王元红，段培蓓. 风湿免疫科护士培训600问第1版［M］. 北京：人民卫生出版社，2016.

［34］胥少汀，葛宝丰，徐印坎. 实用骨科学［M］. 北京：人民军医出版社，2012.

［35］张衡. 干燥综合征护理进展［J］. 当代护士，2013(5):6-9.

［36］尤黎明，吴瑛. 内科护理学［M］. 第五版. 北京：人民卫生出版社，2012.

［37］中华医学会风湿病学分会. 结节性脂膜炎诊治指南（草案）［J］中华风湿病学杂志，2004，8(4):253-255.

［38］于孟学. 风湿科主治医生1053问［M］. 北京：中国协和医科大学出版社，2010.

［39］邢同京，徐洪涛. 肝脏免疫学［M］. 北京：科技文献出版社，2010.

［40］薛鹏，李玉坤. 原发性骨质疏松症诊疗指南［N］. 河北医科大学学报，2018，39(1).

［41］高青华，张亚美，赵娟. 9例IgG4相关性疾病患者的护理［J］. 护理学报，2014，21(12):24-26.

［42］中华医学会风湿病学分会. 自身免疫性肝病的诊断和治疗指南［J］. 中华风湿病学杂志2011，15(8):556-558.

［43］National Pressure Ulcer Advisory Panel, European Pressure Ulcer Advisory Panel and Pan Pacific Pressure Injury Alliance. Prevention and treatment of pressure ulcers: clinical practice guideline. Emily Haesler(Ed.). Perth:Cambridge Media，2014.

［44］胡志敏. 人白细胞抗原B27检测的临床意义［J］. 国际检验医学杂志，2015，36(11):1615-1617.

［45］张奉春. 风湿免疫科诊疗常规［M］. 北京：中国医药科技出版社，2012.

［46］韩艳，魏丽丽. ICU患者非计划性拔管危险因素及防范措施研究进展［J］.

中华护理杂志，2015，50(5):598-602.
［47］府伟灵，徐克前. 临床生物化学检验［M］. 第五版. 北京：人民卫生出版社，2012.
［48］吴蠡荪. 临床检验报告单解读［M］. 第2版. 北京：中国医药科技出版社，2014.
［49］曹学涛. 医学免疫学［M］. 第6版. 北京：人民卫生出版社，2016.
［50］盛玉霞. 品管圈活动在老年患者防跌倒护理中的应用［J］. 护理实践与研究2016，13(5):40-41.
［51］潜艳，曾铁英，董翠萍. ICU患者非计划性拔管影响因素的研究进展［J］. 解放军护理杂志，2015，32(06):45-48.
［52］覃健英. 非计划性拔管护理不良事件原因分析及对策探讨［J］. 当代护士，2018，25(01):183-185.
［53］吴东，李骥. 北京协和医院内科住院医师手册［M］. 第1版. 北京：人民卫生出版社，2012.
［54］吕厚东，赵玉玲. 临床微生物学检验［M］. 武汉：华中科技大学出版社，2013.
［55］吴蠡荪. 临床检验报告单解读［M］. 第2版. 北京：中国医药科技出版社，2014.
［56］刘维，吴咸中. 中西医结合风湿免疫病学［M］. 武汉：华中科技大学出版社，2009.
［57］刘湘源. 图表式临床风湿病学［M］. 北京：中国医药科技出版社，2013.
［58］陈惠中. 怎样看化验单［M］. 第3版. 北京：金盾出版社. 2015.
［59］戚应杰，刁联硕. 自身免疫性肝炎的实验室诊断及其研究进展［J］. 检验医学与临床，2011，8(3):326-330.
［60］蔡辉. 新编风湿病诊断标准［M］. 北京：人民军医出版社，2011.
［61］林三仁. 消化内科诊疗常规［M］. 北京：中国医药科技出版社，2012.
［62］陈旻湖. 消化病临床诊断与治疗方案［M］. 北京：科技文献出版社，2010.
［63］李乐之. 外科护理学［M］. 第5版. 北京：人民卫生出版社，2012.
［64］郑修霞. 妇产科护理学［M］. 第5版. 北京：人民卫生出版社，2013.
［65］杨宝峰. 药理书［M］. 第8版. 北京：人民卫生出版社，2013.

［66］刘乃丰，王美美. 内科医师查房手册［M］. 北京：军事医学科学出版社，2013.

［67］鲁晨阳，王彩虹，武晓燕，等. 二甲双胍在自身免疫病中应用的研究进展［J］. 中华风湿病学杂志，2017，21(7):498-502.

［68］牛红青，王彩虹，李小峰. 低剂量白细胞介素-2免疫调节T细胞亚群平衡治疗自身免疫病研究进展［J］. 中华风湿病学杂志，2017，21(4):276-281.

［69］李倩，高惠英，李小峰，等. 维甲酸对调节性T细胞和辅助性T17细胞免疫调节的研究进展［J］. 中华风湿病学杂志，2017，21(12):855-858.

［70］刘梦茹，栗占国. 新型小分子药物在类风湿关节炎治疗中的现状和前景［J］. 中华风湿病学杂志，2015，19(11):786-789.

［71］季兰岚，张卓莉. IgG4相关疾病诊断及治疗的国际专家共识［J］. 中华风湿病学杂志，2016，20(8):576.

［72］董凌莉. IgG4相关性疾病［M］. 北京：军事医学科学出版社，2015.

［73］朱小华，付文兰，严金秀. 1例IgG4相关性疾病病人的护理［J］. 全科护理，2017，15(24):3069-3071.

［74］王建荣. 输液治疗护理实践指南与实施细则［M］. 北京：人民军医出版社，2009.

［75］中华护理学会静脉治疗护理专业委员会编译. 输液治疗实践指南［M］. 美国静脉输液护理学会，2016.

［76］郭东华，赵丽萍. 麻醉术后体位护理的国内研究现状［J］. 当代护士旬刊，2016(3):1-3.

［77］景彩丽，贺润莲，胡珍珍. 临床护士对全身麻醉术后体位护理认识的调查［J］. 护理研究，2013，27(6):502-503.

［78］王美香，杨继源，黄凌雁，等. 病房的物理环境护理［J］. 中国实用护理杂志，2014，30(z2):104.

［79］郭锦丽，王香莉. 基础护理操作流程及考核标准［M］. 北京：科学技术文献出版社，2016.

［80］张莉. 骨科围手术期病人饮食指导与减少便秘的发生［J］. 中华护理杂志，2000，35(2): 102-103.

［81］朱桂玲，孙丽波，王江滨，等. 快速康复外科理念与围手术期护理［J］.

中华护理杂志，2008，43(3):264-265.

[82] 宁宁，朱红，刘晓艳. 骨科护理手册 [M]. 科学出版社，2015.

[83] 张石红，戴红霞，毛晓萍，等. 围术期患者舒适护理的管理 [J]. 护理学杂志，2005，20(8):53-55.

[84] 杨荣贤，于文馨. 小儿骨科心理护理体会 [J]. 当代医学，2010，16(20):119-119.

[85] 路娜. 小儿骨科患者的护理体会 [J]. 中国现代药物应用，2011，05(5):190-190.

[86] 赵敏. 小儿骨科手术中的安全护理探讨 [J]. 实用临床护理学电子杂志，2017，2(2).

[87] Committee ASOA. Practice guidelines for preoperative fasting and the use of pharmacologic agents to reduce the risk of pulmonary aspiration: application to healthy patients undergoing elective procedures: an updated report by the American Society of Anesthesiologists Comm [J]. *Anesthesiology*，2011，114(3):495-511.

[88] 徐瑾，邓晓明，杨冬，等. 不同剂量右美托咪定经鼻雾化用药在小儿术前镇静效果的比较 [J]. 中国医学科学院学报，2016，38(5):563-567.

[89] 梅苏宁. 骨科老年患者的特殊性和护理体会 [J]. 中国实用医药，2014(10):217-218.

[90] 王惠冰. 应用循证护理解决骨科住院患者常见问题的实践 [J]. 中华护理杂志，2004，39(3):174-175.

[91] 章彩珍. 老年股骨颈骨折患者的护理 [J]. 中国实用护理杂志，2013，29(6):38-39.

[92] 刘云，李璐，张斌青，等. 附肢骨嗜酸性肉芽肿的影像学表现分析 [J]. 中国中西医结合影像学杂志，2018，16(1):91-93.

[93] 李杰，赵云超，马振贤. 脊椎骨附件骨母细胞瘤的CT诊断 [J]. 实用医学杂志，2017，33(3): 505-506.

[94] 霍明亮. 关于磁共振在强直性脊柱炎骶髂关节病变的应用 [J]. 影像研究与医学应用，2018，2(5):139-141.

[95] 陈静，李梅. CT增强检查中碘对比剂外渗的原因及对策 [J]. 实用临床医

药杂志，2016，20(22):194-195，197.

［96］楼金霞，朱晓玲. 造影剂肾病研究进展［J］. 浙江临床医学，2017，19(1):178-179.

［97］陈博，戴婷婷，程建敏，等. 胫骨骨性纤维结构不良的影像学表现与临床病理分析［J］. 实用放射学杂志，2018，34(2):260-262.

［98］金征宇. 医学影像学［M］. 第3版. 北京：人民卫生出版社，2015.

［99］白人驹，徐克. 医学影像学［M］. 第7版. 北京：人民卫生出版社，2013.

［100］曾小峰. 内科学［M］. 第8版. 北京：人民卫生出版社，2013.

［101］陆再英，钟南山. 内科学［M］. 第7版. 北京：人民卫生出版社，2011.

［102］何庆. 危重急症抢救流程解析及规范［M］. 北京：人民卫生出版社，2017.

［103］张奉春，栗占国. 内科学风湿免疫科分册［M］. 第1版. 北京：人民卫生出版社，2016.

［104］曾小峰. 临床诊疗指南风湿病分册［M］. 第2版. 北京：人民卫生出版社，2010.

［105］赵久良，冯云路. 协和内科住院医师手册［M］. 第2版. 北京：中国协和医科大学出版社，2014.

［106］唐福林，吴东海. 临床诊疗指南风湿病分册［M］. 第1版. 北京：人民卫生出版社，2005.

［107］罗健，徐玉兰. 风湿免疫科临床护理思维与实践［M］. 北京：人民卫生出版社，2004.

［108］中华医学会风湿病学分会. 多发性肌炎和皮肌炎诊断及治疗指南［J］. 中华风湿病学杂志，2010，14(12):828-831.

［109］中华医学会风湿病学分会. 结节性多动脉炎诊断和治疗指南. 中华风湿病学杂志，2011，15(3):192-193.

［110］风湿免疫疾病慢病管理全国护理协作组. 英夫利西单抗输注护理专家共识（2014版)［J］. 中华风湿病学杂志，2016，20(3):193-196.

［111］葛均波，徐永健，王辰. 内科学［M］. 第9版. 北京: 人民卫生出版社，2018.

［112］张春燕，王薇，兰静. 风湿免疫科护理工作指南［M］. 北京：人民卫生

出版社，2016.

[113] 李欣，温鸿雁，李小峰. 白塞病与未分化脊柱关节炎相关性的研究进展［J］. 中华风湿病学杂志，2016，20(7):495-497.

[114] 陈建梅，孙雪琴. 护理干预对幼年特发性关节炎患儿治疗效果的影响［J］. 实用临床护理学电子杂志，2018，3(39):21.

[115] 孙莉. 糖皮质激素在幼年特发性关节炎中的应用［J］. 中华实用儿科临床杂志，2018，33(9):641-646.

[116] 李彩凤. 重视全身型幼年特发性关节炎的诊治［J］. 中华实用儿科临床杂志，2018，33(21):1604-1607.

[117] 于晨祁，孙妮娜，王婷. 免疫抑制剂在原发性小血管炎治疗中的应用［J］. 心血管外科杂志，2018，7(1):29-30.

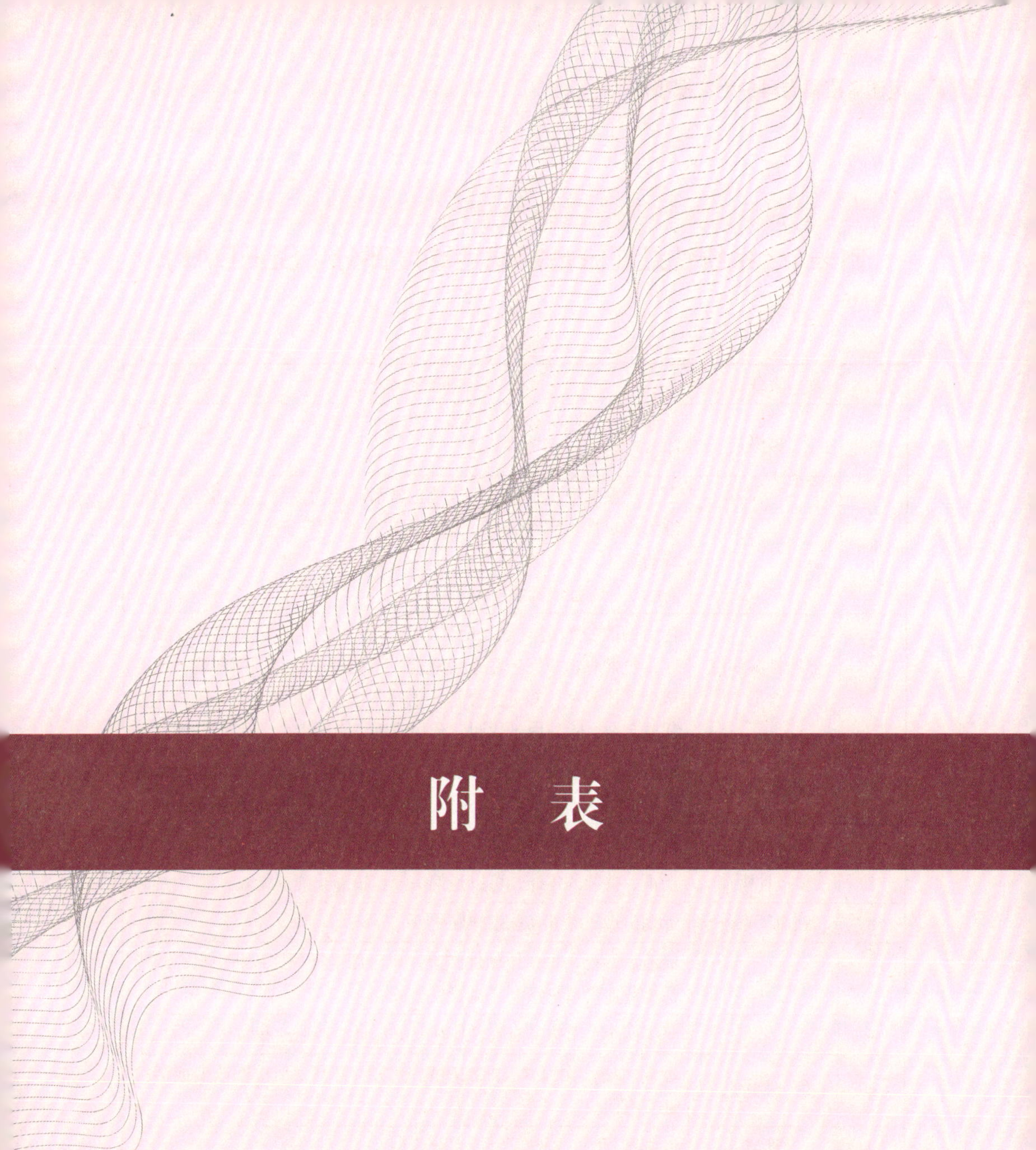

附 表

附表1　系统性红斑狼疮疾病活动度评分（SLEDAI）

评分	表现	定义
8	抽搐	近期出现，除外代谢、感染、药物所导致者（解放军304医院皮肤科　邹先彪）
8	精神病	由于严重的现实感知障碍导致正常活动能力改变，包括幻觉、思维无连贯性、思维奔逸，思维内容贫乏、不合逻辑，行为异常、行动紊乱。 需除外尿毒症或药物所致者
8	器质性脑病综合征	智力的改变如定向差，记忆力差，智能差。起病突然并有波动性，包括意识模糊，注意力减退，不能持续注意周围环境，加上至少下述两项：知觉力异常，语言不连贯，失眠，白天困倦，抑郁或亢奋，除外由于代谢、药物或感染引起者
8	视觉障碍	狼疮视网膜病变：包括细胞状小体，视网膜出血，脉络膜出血或渗出性病变，视神经炎。除外由于高血压、药物或感染引起
8	脑神经病变	近期出现的运动性、感觉性脑神经病变
8	狼疮性头痛	严重、持续的疼痛，可以是偏头痛，镇静止痛剂无效
8	脑血管意外	近期出现，除外动脉粥样硬化
8	血管炎	破溃、坏死，手指压痛性结节，甲床周围梗死、片状出血，或为活检或血管造影证实之血管炎
4	关节炎	至少两个关节痛并有炎性体征，如压痛、肿胀或积液
4	肌炎	近端肌痛，无力并有肌酸激酶（CK）升高，肌电图改变或活检证实有肌炎
4	管型	红细胞管型，颗粒管型或混合管型
4	血尿	＞5个红细胞/高倍视野，除外其他原因
4	蛋白尿	＞0.5 g/24 h，近期出现或近期增加0.5 g/24 h以上
4	脓尿	＞5个白细胞/高倍视野，除外感染
2	皮疹	新出现或反复出现的炎性皮疹
2	脱发	新出现或反复出现的异常，斑片状或弥散性脱发
2	黏膜溃疡	新出现或反复出现的口腔、鼻腔溃疡
2	胸膜炎	胸膜炎所致胸痛，并有摩擦音或积液或胸膜肥厚

（续表）

评分	表现	定义
2	心包炎	心包炎导致疼痛及心包摩擦音或积液（心电图或超声检查证实）
2	低补体	CH50，C3，C4下降，低于正常范围的低值
2	抗ds-DNA升高	Farr方法检测应＞25%，或高于正常
1	发热	＞38℃，除外感染
1	血小板减少	＜100×10^9/L
1	白细胞减少	＜3×10^9/L，除外药物所致

说明：0~4分，基本无活动；5~9分，轻度活动；10~14分，中度活动；≥15分，重度活动。

简介：SLEDAI是目前国际上常用的评价SLE活动性的评分系统，用于评估SLE患者过去10 d内的疾病活动情况。它包括9个系统的24项临床指标，活动评分为0~105分。评分较前增加3分以上提示SLE病情活动加重；评分较前减少3分以上提示SLE病情活动减轻；评分较前波动在1~3分提示SLE病情活动无明显改变；评分为0提示病情缓解。

附表2　类风湿关节炎患者病情评价（DAS28评分）

关节压痛示意图

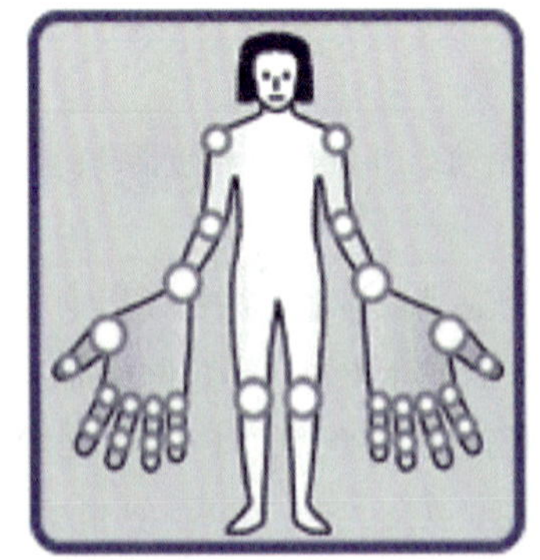

关节肿胀示意图

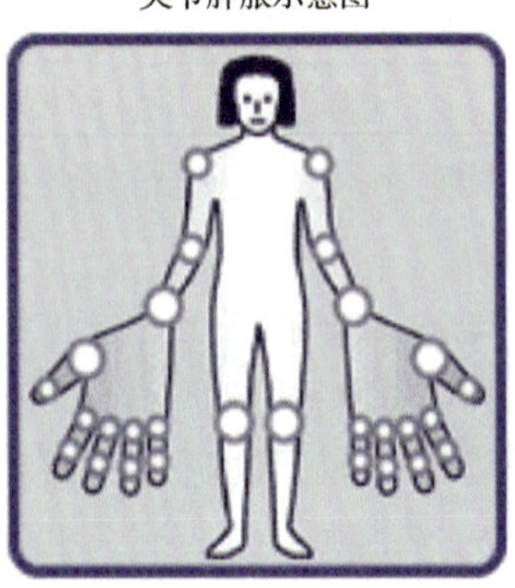

① 压痛关节数：________个　　② 肿胀关节数：________个

③ 红细胞沉降率 ESR：________ mm/第1h

④ 健康状况或患者对疾病的总体评价：最近 7d 您的类风湿关节炎病情活动性如何？

无活动　　极度活动

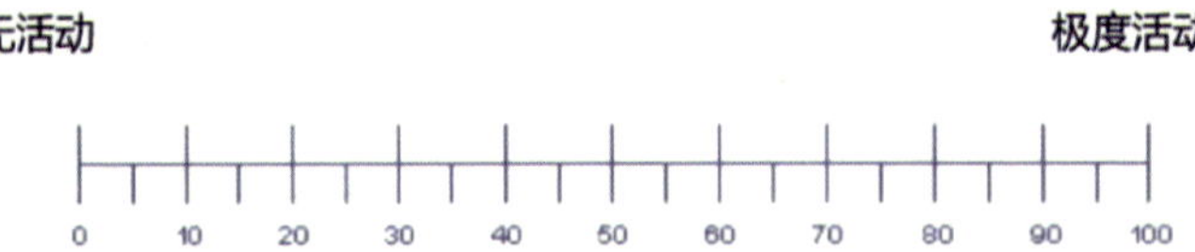

患者的评价为：________mm

说明： DAS28=0.56×$\sqrt{①}$（压痛关节数）+0.28×$\sqrt{②}$（肿胀关节数）+0.70×In③（ESR）+0.014×④（患者健康状况评分）。DAS28<2.60，病情缓解；DAS28为2.60~3.20，低疾病活动度；DAS28为3.21~5.10，中等疾病活动度；DAS28>5.10，高疾病活动度。

简介： DAS28评分系统是评价类风湿关节炎患者病情活动度的一种主要方法。它是类风湿关节炎患者病情活动的一个综合评估标准，该方法根据患者关节肿痛数和实验室指标，客观评价疾病的活动性。

附表3 健康评估问卷残疾指数（HAQ-DI）

穿衣和梳理：	个人卫生：
—能自己穿衣吗？包括系鞋带扣	—能自己洗澡并擦干身体吗？
—能自己洗头吗？	—能洗盆浴吗？
	—能自己上厕所吗？
起身：	触物：
—能从无扶手的直椅中直接站起来吗？	—能触到头顶高度5斤重的物体并把它拿下了吗？
—能上床、起床吗？	—能弯腰从地上拾起衣服吗？
进食：	握物：
—能切肉吗？	—能开小汽车车门吗？
—能将装满水的玻璃杯送到嘴边吗？	—能打开已开启的罐头瓶吗？
—能开启一盒未开封的牛奶吗？	—能开关水龙头吗？
行走：	活动：
—能在室外的平地上行走吗？	—能跑腿和购物吗？
—能上5个台阶吗？	—能上下小汽车吗？
	—能做简单家务吗？如吸尘、园艺

说明：HAQ-DI问卷按四级评分，0分：毫无困难；1分：有些困难；2分：很困难或需要协助；3分：无法完成。根据每个维度的最高得分计为每个维度的得分，各维度得分平均值为量表总分（0~3分），得分越高提示功能受限越严重。得分在0~1分的患者为轻度残疾（功能受限）；得分在1~2分的患者为中度残疾（功能受限）；得分在2~3分的患者为重度残疾（功能受限）。注：需要借助工具才能完成的也评为2分。

简介：为了反映关节病对患者日常生活能力的影响，国际上广泛应用斯坦福健康评估问卷残疾指数（Health Assessment Questionnaire Disability Index, HAQ-DI）来评估类风湿关节炎患者功能受限的程度。HAQ-DI共包括20个问题，分别反映患者穿衣和梳理、起身、进食、行走、个人卫生、触物、握物及活动这8个维度的功能，由患者自行评估完成20项活动的困难程度。

附表4 Bath强直性脊柱炎病情活动指数（BASDAI）

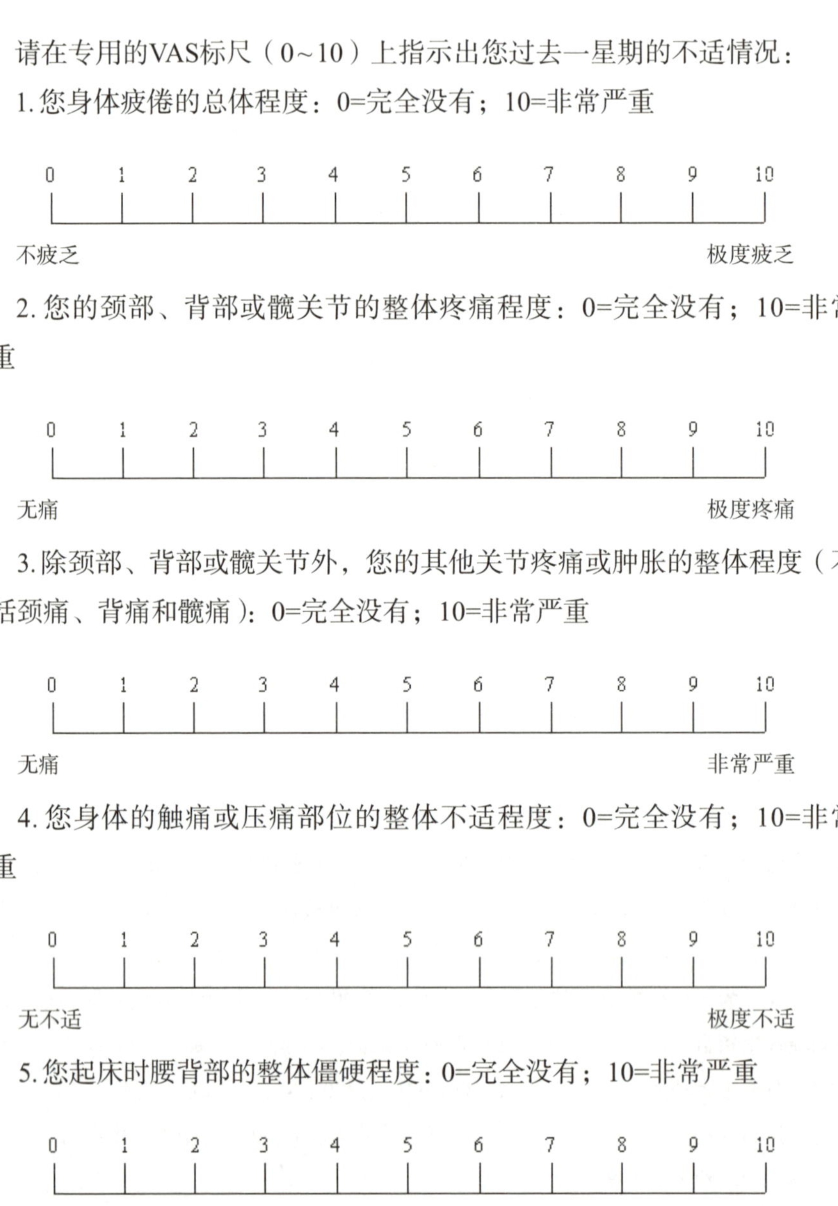

请在专用的VAS标尺（0~10）上指示出您过去一星期的不适情况：

1. 您身体疲倦的总体程度：0=完全没有；10=非常严重

0 1 2 3 4 5 6 7 8 9 10

不疲乏 极度疲乏

2. 您的颈部、背部或髋关节的整体疼痛程度：0=完全没有；10=非常严重

0 1 2 3 4 5 6 7 8 9 10

无痛 极度疼痛

3. 除颈部、背部或髋关节外，您的其他关节疼痛或肿胀的整体程度（不包括颈痛、背痛和髋痛）：0=完全没有；10=非常严重

0 1 2 3 4 5 6 7 8 9 10

无痛 非常严重

4. 您身体的触痛或压痛部位的整体不适程度：0=完全没有；10=非常严重

0 1 2 3 4 5 6 7 8 9 10

无不适 极度不适

5. 您起床时腰背部的整体僵硬程度：0=完全没有；10=非常严重

0 1 2 3 4 5 6 7 8 9 10

无晨僵 非常严重

6. 从起床开始计算，您腰背部僵硬持续的时间：0=0 h；2=0.5 h；4=1 h；6=1.5 h；8=2 h；10=2.5 h

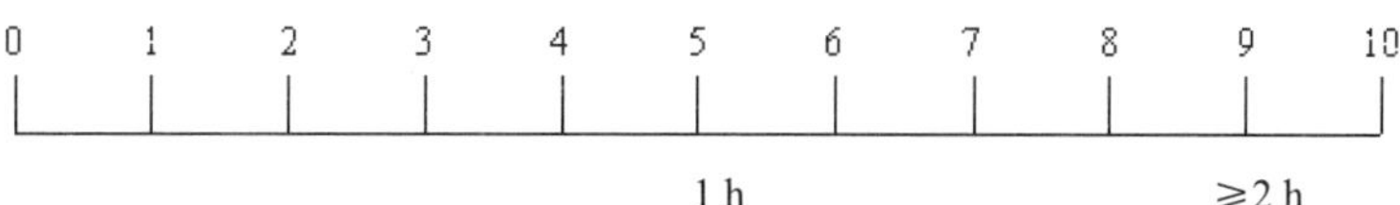

说明：BASDAI计分：BASDAI＝0.2［第1项+第2项+第3项+第4项+0.5（第5项+第6项）］。评定标准：>4分为病情活动。

简介：Bath 强直性脊柱炎病情活动指数（Bath ankylosing spondylitis disease activity index, BASDAI）是最常用于评价强直性脊柱炎患者病情活动度的指标，由6个问题组成，包括近1周的疲劳、颈背髋疼痛、外周关节疼痛及肿胀、局部压痛、身体任何部位的不适、晨僵程度及晨僵持续时间。

附表5　Bath强直性脊柱炎功能指数（BASFI）

请在专用的VAS标尺（0~10）上指示出您在过去一星期的活动情况：

0=轻易完成；10=不可能完成。

1. 无须别人帮助或辅助器材，穿袜子或贴身衣服。
2. 无须辅助器材，向前弯腰从地上拾取钢笔。
3. 无须别人帮助或辅助器材，从较高的储物架上取物。
4. 无须用手或别人帮助，从坐着的没有扶手的餐桌椅上站立起来。
5. 无须别人帮助，从仰躺着的地板上站立起来。
6. 不改变姿态，无任何辅助支撑地站立10 min。
7. 不用扶手或其他辅助器材，走12~15级台阶，每步一个台阶。
8. 不转身，从肩膀处向后看。
9. 完成体力活动。
10. 完成一整天的家务和工作。

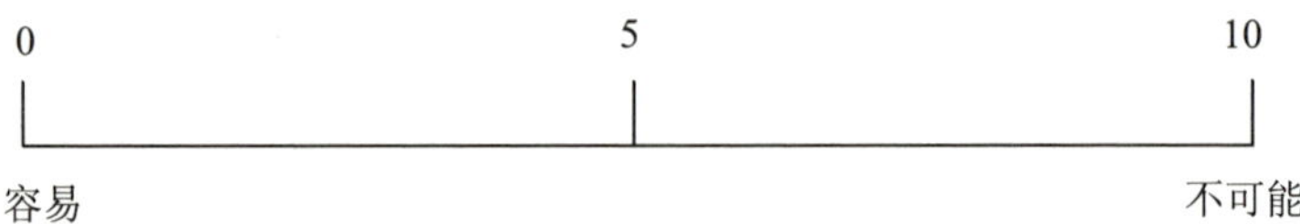

说明：采用10 cm目视模拟标尺法，结果用mm记录。BASFI计分：BASFI=总分/10。达到正常功能水平的定义：BASFI≤2分。

简介：Bath强直性脊柱炎功能指数（Bath AS functional index, BASFI）用来评价强直性脊柱炎患者的综合功能状况。采用10 cmVAS法进行记录，每个问题得0~10分，共10个问题，最高100分，总得分越高，功能越差。在临床中，BASFI可在短期内发生明显的变化，是用来评价药物治疗对患者功能改善程度的敏感指标。

附表6　Bath强直性脊柱炎衡量指数（BASMI）

BASMI评分系统				
指标	评分			得分
	0	1	2	
耳缘到墙的距离	＜15 cm	15～30 cm	＞30 cm	
腰部弯曲	＞4 cm	2～4 cm	＜2 cm	
颈部旋转	＞70°	20°～70°	＜20°	
腰部侧弯	＞10 cm	5～10 cm	＜5 cm	
踝间距	＞100 cm	70～100 cm	＜70 cm	

患者BASMI评分为：________________

总分介于0～10分之间。总分为5个指标评分之和。

说明：BASMI采用Heijde等于2008年修订的版本，包括脊柱侧弯、耳臂距离、腰椎活动度、踝间距及颈旋转度。BASMI得分越高，代表疾病活动度越差。

耳壁距：该指标是测量墙壁与耳屏之间的距离，患者直立，双手下垂，足跟和背部靠墙，下巴处于水平位，尽可能使头向后靠向墙壁，左右分别测量两次并做好记录（以厘米为单位，精确到0.1 cm）。

踝间距：患者站立，双腿尽量分开，然后测量两内踝的距离。不便站立时，患者平躺，双腿伸直，足尖向上，然后双腿尽量分开。

简介：BASMI是一个随脊柱和髋关节的活动性和运动范围的严重程度增加积分值（范围为0～10）的评价系统，包括耳（耳垂）壁距、颈部旋转角度、腰部弯曲（改良Schober试验）、腰部侧弯、立位内踝间距5个测定指标。每一个指标根据测定数值评分为0、1、2分。总分为5个指标评分之和，介于0～10分之间，是一个评价脊柱活动性的指标。

附表7 附着点评估（MASES）

13个部位：第一肋软骨右/左、第七肋软骨右/左、髂前上棘右/左、髂棘右/左、髂后上棘右/左、腰5椎棘突、足跟右/左。13个位点，不痛计0分，痛计1分。

说明：积分为0~13分，易于定位，不分级。每次评分和上一次的评分进行比较，降低提示病情改善。

简介：附着点评估（Maastricht Ankylosing Spondylitis Enthesitis Score）包括13个肌腱附着点，评价结果仅包括无压痛和压痛。

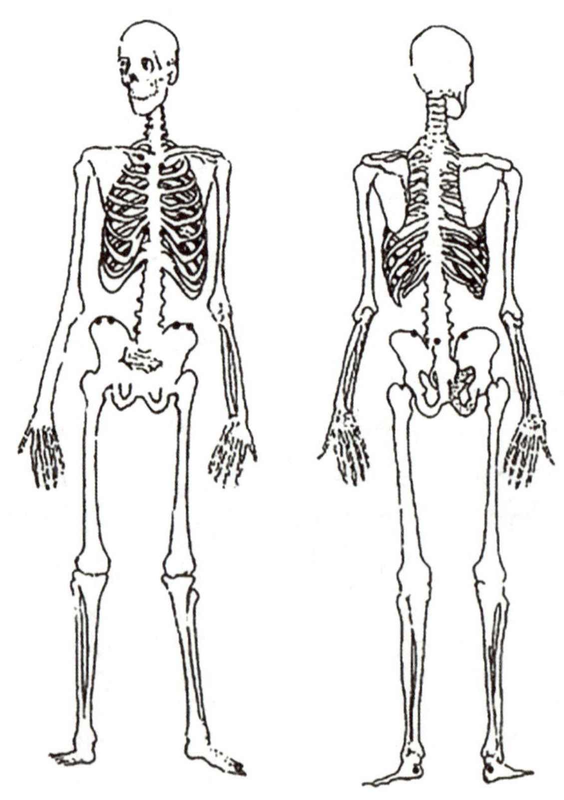

附表8 强直性脊柱炎疾病活动度评分系统（ASDAS）

ASDAS-CRP 计算公式：

ASDAS-CRP：ASDAS C=0.121×腰背痛+0.058×晨僵持续时间+0.110×患者总体评价+0.073×外周关节疼痛/肿胀评分+0.579×ln（CRP+1）

ASDAS-ESR 计算公式：

ASDAS-ESR：ASDAS B=0.079×腰背痛+0.069×晨僵持续时间+0.113×患者总体评价+0.086×外周关节疼痛/肿胀评分+0.293×$\sqrt{ESR}$

腰背痛、患者总体评价、晨僵持续时间、外周关节疼痛肿胀及疲倦均用“10 cm”的视觉模拟评分尺来衡量（评分从0分到10分）。

腰背痛：BASDAI第2个问题；晨僵持续时间：BASDAI第6个问题；外周关节疼痛/肿胀：BASDAI 第3个问题；疲倦：BASDAI 第1个问题。

优选 ASDAS-CRP，但无CRP结果时可用 ASDAS-ESR。

ln（CRP+1）：CRP（单位：mg/L）+1的自然对数。$\sqrt{ESR}$：红细胞沉降率的平方根（mm/h）。

说明：

疾病活动度分类标准

评分	疾病活动度
ASDAS评分＜1.3分	疾病不活动
1.3分≤ASDAS评分＜2.1分	中度活动度
2.1分≤ASDAS评分≤3.5分	高度活动度
ASDAS评分＞3.5分	极高活动度

简介：应用ASDAS评分表，记录所有AS患者晨僵时间、外周关节肿痛评分、背痛程度评分、患者整体评估（PGA）等，通过视觉模拟（VAS）10 cm评分尺进行评价，0分表示无任何不适，10为严重不适，并将AS患者ESR或C-反应蛋白（CRP）等各项结果按照ASDAS评分软件计算得出总得分（ASDAS-CRP或ASDAS-ESR）。

附表9　医生对疾病总体状况的评估（PGA）

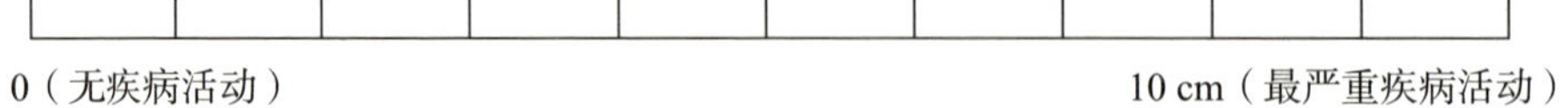

0（无疾病活动）　　　　　　　　　　　　　　　　　　10 cm（最严重疾病活动）

说明：0为“无疾病活动”，10为“最严重疾病活动”，研究者以cm记录测量值。

简介：医生对疾病的总体评估（physician, s global assessment, PGA）用可视模拟标尺（0~10 cm），由研究者对患者目前的疾病控制状态作出评价，从“无疾病活动”到“最严重疾病活动”。

附表10　洼田饮水试验

患者端坐，喝下30 mL温开水，观察所需时间和呛咳情况。

分级	评定标准
1级（优）	能顺利地1次将水咽下
2级（良）	分2次以上，能不呛咳地咽下
3级（中）	能1次咽下，但有呛咳
4级（可）	分2次以上咽下，但有呛咳
5级（差）	频繁呛咳，不能全部咽下

说明：

正常：1级，5秒之内；可疑：1级，5秒以上或2级；异常：3~5级。

疗效标准判断：

治愈：吞咽障碍消失，饮水试验评定1级；有效：吞咽障碍明显改善，饮水试验评定2级；无效：吞咽障碍改善不显著，饮水试验评定3级以上。

简介：吞咽功能级别评定临床上最常用的采用日本洼田饮水试验方法。该方法是由日本学者洼田俊夫提出即患者取端坐位，喝下30 mL温开水，观察所需时间和呛咳情况。该量表分级明确清楚，操作简单。此项试验能够准确并且简便地评估患者吞咽功能情况，是评估多发性肌炎、皮肌炎患者吞咽功能的常规方法。

附表11　吞咽困难评价标准

分数	评价内容
1	不适合任何吞咽训练，仍不能经口进食
2	仅适合基础吞咽训练，仍不能经口进食
3	可进行摄食训练，但仍不能经口进食
4	在安慰中可以少量进食，但需静脉营养
5	1~2种食物经口进食，需部分静脉营养
6	3种食物可经口进食，需部分静脉营养
7	3种食物可经口进食，不需静脉营养
8	除特别难咽的食物外，均可经口进食
9	可经口进食，但须临床观察指导
10	正常摄食吞咽能力

说明：≤2分为重度异常；3~5分为中度异常；6~8分为轻度异常；9~10分为正常。

简介：吞咽困难评价标准来自日本康复学界，分值为0~10分，分数越高表示吞咽困难的程度越低，可以用于评估多发性肌炎、皮肌炎患者的吞咽功能。

附表12 常用疼痛评估工具

1. 视觉模拟疼痛评分（VAS）

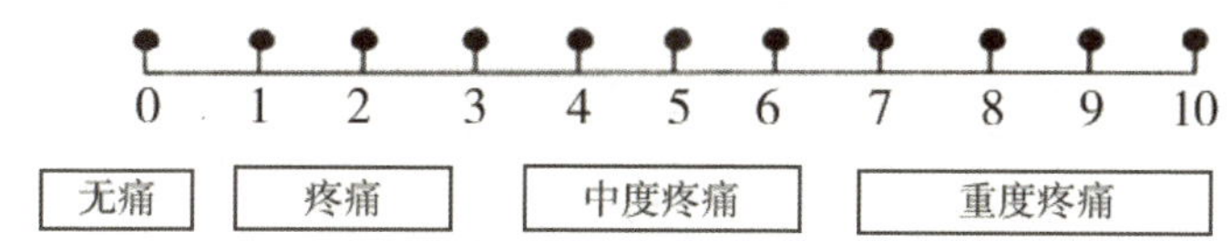

说明：VAS适于普通成人患者的疼痛评分。将疼痛程度用0~10个数字依次表示，0表示无疼痛，10表示最剧烈的疼痛，中间部分表示不同程度的疼痛。临床使用时将有刻度的一面背向病人，让患者在直尺上标出能代表自己疼痛程度的相应位置，医师根据病人标出的位置为患者做出评分。

2. 疼痛数字评价量表（NRS）

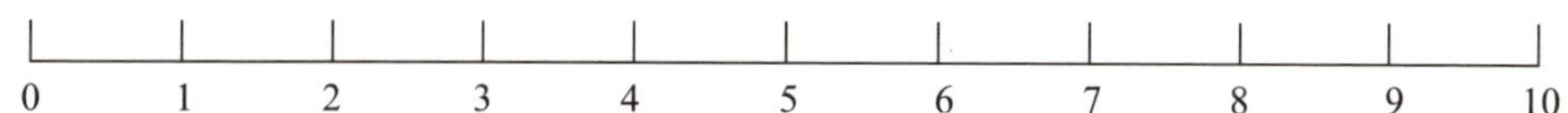

说明：NRS是由0~10共11个数字组成，病人用0~10这11个数字描述疼痛强度，数字越大疼痛程度越严重。0为无痛，1~3为轻度疼痛（疼痛不影响睡眠），4~6为中度疼痛，7~9为重度疼痛（不能入睡或者睡眠中痛醒），10为剧痛。医务人员询问患者疼痛的程度，作出标记，或者让患者自己画出一个最能代表自身疼痛程度的数字。NRS适用于文化程度相对较高的患者。

3. 面部表情疼痛量表（FPS）

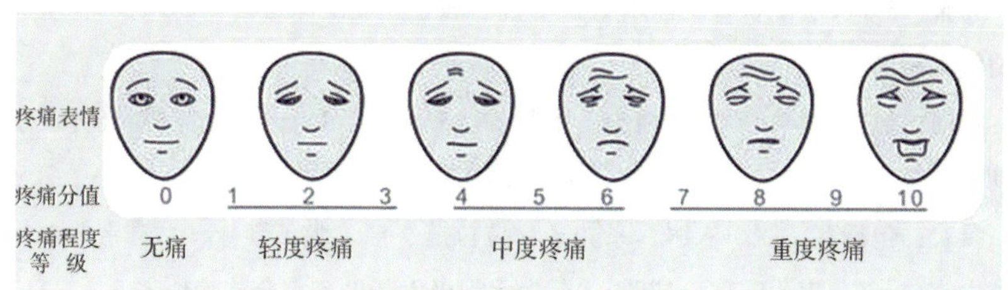

说明：由医务人员根据患者疼痛时的面部表情状态，对照此量表进行疼痛评估，适用于表达困难的患者，如儿童、老年人，以及存在语言、文化差异或其他交流障碍的患者。

附表13　日常生活能力（Barthel指数评定量表）

项目	完全独立	部分协助	极大帮助	完全依赖
进食	□10分	□5分	□0分	—
洗澡	□5分	□0分	—	—
修饰	□5分	□0分	—	—
穿衣	□10分	□5分	□0分	—
控制大便	□10分	□5分	□0分	—
控制小便	□10分	□5分	□0分	—
如厕	□10分	□5分	□0分	—
床椅转移	□15分	□10分	□5分	□0分
平地行走	□15分	□10分	□5分	□0分
上下楼梯	□10分	□5分	□0分	—
Barthel：分	□无须依赖100分；□轻度依赖99~61分；□中度依赖60~41分；☑重度依赖≤40分			
自理能力分级	□无须人照顾；□少部分需人照顾；□大部分需人照顾；□完全需人照顾			

说明：Barthel指数评定量表细则：

1.进食：用合适的餐具将食物由容器送到口中，包括用筷子（勺子或叉子）取食物、对碗（碟）的把持、咀嚼、吞咽等过程。10分表示可独立进食；5分表示需部分帮助；0分表示需极大帮助或完全依赖他人，或留置胃管。

2.洗澡：5分表示准备好洗澡水后，可自己独立完成洗澡过程；0分表示在洗澡过程中需要他人帮助。

3.修饰：包括洗脸、刷牙、梳头、刮脸等。5分表示可自己独立完成；0分表示需他人帮助。

4.穿衣：包括穿（脱）衣服、系扣子、拉拉链、穿（脱）鞋袜、系鞋带等。10分表示可独立完成；5分表示需部分帮助；0分表示需极大帮助和完全依赖他人。

5.控制大便：10分表示可控制大便；5分表示偶尔失控，或需要他人提示；0分表示完全失控。

6.控制小便：10分表示可控制小便；5分表示偶尔失控，或需要他人提示；0分表示完全失控，或留置导尿管。

7. 如厕：包括去厕所、解开衣裤、擦净、整理衣裤、冲水等过程。10分表示可独立完成；5分表示需部分帮助；0分表示需极大帮助和完全依赖他人。

8. 床椅移动：15分表示可独立完成；10分表示需部分帮助；5分表示需极大帮助；0分表示完全依赖他人。

9. 平地行走：15分表示可独立在平地上行走45m；10分表示需部分帮助；5分表示需极大帮助；0分表示完全依赖他人。

10. 上下楼梯：10分表示可独立上下楼梯；5分表示需部分帮助；0分表示需极大帮助和完全依赖他人。

简介：Barthel指数（the Barthel Index of ADL）是在1965年由美国人Dorother Barthel及Floorence Mahney设计并制订的，是美国康复治疗机构常用的一种ADL评定方法，我国自20世纪80年代后期在日常生活活动能力评定时，也普遍采用这种评定方法。Barthel指数评定很简单，可信度、灵敏度较高，是应用较广、研究最多的一种ADL评定方法。主要适用于检测老年人治疗前后的独立生活活动能力变化，反映了老年人需要护理的程度，适用于患有神经、肌肉和骨骼疾病的长期住院的老年人。

附表14　内科住院患者VTE风险因素Padua评估表

危险因素	分值	得分
活动性恶性肿瘤（局部或远处转移和/或6个月内放疗或化疗）	3	
既往VTE（不包括浅静脉血栓形成）	3	
制动，遵医嘱卧床休息至少3 d	3	
有血栓形成倾向，抗凝血酶缺陷症，蛋白C或S缺乏，Leiden V因子、凝血酶原G20210A突变，抗磷脂抗体综合征	3	
近期外伤和/或手术史（≤1月）	2	
年龄≥70岁	1	
心力衰竭和/或呼吸衰竭	1	
急性心肌梗死和/或缺血性脑卒中	1	
急性感染和/或风湿病	1	
肥胖（体重指数≥30kg/m^2）	1	
正在进行激素治疗	1	
总分		

说明：<4分低度危险；≥4分高度危险。

简介：意大利帕多瓦大学血栓栓塞中心专家于2010年在整合了Kucher模型的基础上形成Padua风险评估工具。该工具主要用于评估内科住院患者的VTE风险，包含11个危险因素，是美国胸科医师学院（American College of Chest Physicians, ACCP）第9版指南推荐应用于内科住院患者的VTE风险筛选工具，同时也指出尽管该工具存在不足之处（样本量小，验证不是最充分，属于次优的验证研究），但它仍是目前最好的可以用来评估内科住院患者VTE风险的模型。

附表15　压疮风险评估表

Norton压疮风险评估量表

项目	4分	3分	2分	1分
身体情况	良好	尚可	虚弱	非常差
精神状态	清醒	淡漠	混淆	木僵
活动力	活动自如	扶助行走	轮椅活动	卧床不起
移动力	移动自如	轻度受累	严重受限	移动障碍
失禁	无	偶尔	经常	二便失禁

说明：≤14分属于Norton压疮评分表的危险人群，随着分值降低危险度增加。

身体状态：指最近的身体健康状态（例如：营养状况、组织肌肉块完整性、皮肤状况）

4分代表良好：身体状况稳定，看起来很健康，营养状态良好。

3分代表尚可：一般身体状况稳定，看起来健康状况尚可。

2分代表虚弱/差：身体状况不稳定，看起来还算健康。

1分代表非常差：身体状况很危急，呈现病态。

精神状态：指意识状况和定向感。

4分代表清醒：对人、事、地定向感非常清楚，对周围事物敏感。

3分代表冷漠：对人、事、地定向感只有2~3项清楚，反应迟钝、被动。

2分代表混淆：对人、事、地定向感只有1~2项清楚，沟通对话不恰当。

1分代表木僵：无感觉、麻木、没有反应、嗜睡。

活动力：指个体可行动的程度。

4分代表活动自如：能独立走动。

3分代表需协助行走：无人协助则无法走动。

2分代表轮椅活动：只能以轮椅代步。

1分代表因病情或医嘱限制而卧床不起。

移动力：个体可以移动和控制四肢的能力。

4分代表完全不受限制：可随意自由移动、控制四肢活动自如。

3分代表稍微受限制：可移动、控制四肢。但需人稍微协助才能翻身。

2分代表大部分受限制：无人协助无法翻身，肢体轻瘫、肌肉萎缩。

1分代表移动障碍：无移动能力，不能翻身。

失禁：个体控制大小便的能力。

4分代表无：大小便控制自如，或留置尿管，但大便失禁。

3分代表偶尔失禁：在过去24 h内有1~2次大小便失禁之后使用尿套或留置尿管。

2分代表经常失禁：在过去24 h之内有3~6次小便失禁或腹泻情形。

1分代表大小便失禁：无法控制大小便，且在24 h内有7~10次失禁发生。

Waterlow Scale评分表

项目	得分	项目	得分
体形		**运动能力**	
正常	0	完全	0
超过正常	1	烦躁	1
肥胖	2	冷漠	2
低于正常	3	限制	3
皮肤类型		卧床	4
健康	0	轮椅	5
薄如纸	1	**组织营养状态**	
干燥	1	恶液质	8
水肿	1	多器官衰竭	8
潮湿	1	单脏器衰竭	5
颜色差	2	外周血管病	5
破裂/红斑	3	贫血（HB<80 g/L）	2
性别		吸烟	1
男	1	**神经功能障碍**	
女	2	糖尿病	4~6
年龄		运动/感觉缺陷	4~6
14~49	1	截瘫	4~6
50~64	2	心脑血管疾病	4~6
65~74	3	**大手术/创伤**	
75~80	4	整形外科/脊椎	5
>81	5	手术时间>2 h	5

（续表）

项目	得分	项目	得分
控制能力		手术时间>6 h	8
完全控制/导尿	0	**食欲**	
偶有失禁	1	正常	0
大/小便失禁	2	差	1
大小便失禁	3	鼻饲	2
药物治疗		流质	2
长期服用细胞毒性药/大剂量类固醇、消炎药	4	禁食/厌食	3

说明：平均值：≥10分；危险：≥15分；高度危险：≥20分，非常危险。

Braden危险因素评估表

评分内容	1分	2分	3分	4分
感觉	完全受限	非常受限	轻度受限	没有改变
潮湿	持久潮湿	非常潮湿	偶尔潮湿	很少潮湿
活动	卧床	局限于椅	偶尔行走	经常行走
移动	完全不能	严重受限	轻度受限	不受限
营养	非常差	不足	充足	极佳
摩擦和剪切力	有问题	有潜在问题	无明显问题	
总分				

说明：最高23分，最低6分；15~18分，轻度危险；13~14分，中度危险；10~12分，高度危险；9分以下，极度危险。

附表16　Morse跌倒评估量表

项目	分值	
跌倒史	无	0分
	有	25分
超过1个医学诊断	无	0分
	有	15分
行走辅助	卧床休息、由护士照顾活动或不需要使用	0分
	使用拐杖、手杖、助行器	15分
	扶靠家具行走	30分
静脉输液治疗	无	0分
	有	20分
步态	正常或卧床休息不能活动	0分
	双下肢虚弱乏力	10分
	残疾或功能障碍	20分
认知状态	正常或能量力而行	0分
	认知障碍	15分

说明：总分125分，评分>45分确定为跌倒高风险，25~45分为中度风险，<25分为低风险。得分越高，表示跌倒风险越大。

附表17　徒手肌力评定量表

一、Lovett分级评定标准

分级	名称	评定标准
0	零（Zero, Z）	未触及肌肉收缩
1	微弱（Trace, T）	可扪及肌肉轻微收缩，但无关节活动
2	差（Poor, P）	解除重力姿势下能做全关节活动范围的运动
3	可/好（Fair, F）	能抗重力做全关节活动范围的运动，但不能抗阻力
4	良好（Good, G）	能抗重力及一定的阻力，完成全关节活动范围的运动
5	正常（Normal, N）	能抗重力和最大阻力，完成全关节活动范围的运动

二、MRC分级评定法

分级	评定标准
5（N）	能对抗与正常相应肌肉相同的阻力，且能做全范围的活动
5^-（N^-）	能对抗与5级相同的阻力，但活动范围在50%~100%之间
4^+（G^+）	在活动的初、中期能对抗的阻力与4级相同，但在末期能对抗5级阻力
4（G）	能对抗阻力，且能完成全范围的活动，但阻力达不到5级水平
4^-（G^-）	能对抗的阻力与4级同，但活动范围在50%~100%之间
3^+（F^+）	情况与3级相仿，但在运动末期能对抗一定的阻力
3（F）	能对抗重力运动，且能完成全范围的活动，但不能对抗任何阻力
3^-（F^-）	能对抗重力运动，但活动范围在50%~100%之间
2^+（P^+）	能对抗重力运动，但运动范围小于50%
2（P）	不能抗重力，但在消除重力影响后能做全范围运动
2^-（P^-）	消除重力影响时能活动，但活动范围在50%~100%之间
1（T）	触诊能发现有肌肉收缩，但不引起任何关节运动
0（Z）	无任何肌肉收缩

简介：徒手肌力评定（manual muscle testing, MMT）是一种不借助任何器械，仅靠检查者徒手对受试者进行肌力测定的方法。于1916年由Robert Lovett提出，MRC分级法

是在Lovett分级法的基础上运动幅度的程度和施加阻力的程度等进一步细分，若被测肌力比某级稍强时，可在此级右上角加“+”，稍差则在右上角加“–”，以弥补Lovett分级法评分标准的不足。

MMT要求受试者在标准测试体位下，即在减重力、抗重力和抗阻力的条件下，完成标准动作。检查时主要的依据因素包括：①检查者施加的阻力大小并与健侧对比；②肌肉能否抗重力运动；③关节能否做全范围运动；④关节运动主动肌有无收缩。

适用人群：由于疾病、外伤或废用所导致的肌力下降程度，或康复期间肌力的恢复程度。肌力评定的意义，评估肌力大小，确定肌力的障碍程度，制定康复治疗方案、评定康复疗效，判断预后。

附表18　焦虑自评量表（SAS）

以下描述列出了有些人可能会有的问题，请你仔细阅读每一条，然后根据最近一个星期以内你的实际感觉看最符合下列哪种描述，在方格选择最合适的一格，划一个“√”。其中1=没有或偶尔，2=有时，3=经常，4=总是如此。请不要漏掉问题。

项目	没有或很少时间有	小部分时间有	相当多时间有	绝大部分或全部时间有
我觉得比平常容易紧张和着急（焦虑）	1	2	3	4
我无缘无故地感到害怕（害怕）	1	2	3	4
我容易心里烦乱或觉得惊恐（惊恐）	1	2	3	4
我觉得我可能将要发疯（发疯感）	1	2	3	4
我手脚发抖打颤（手足颤抖）	1	2	3	4
我因为头疼、头颈痛和背痛而苦恼（头疼）	1	2	3	4
我感到容易衰弱和疲乏（乏力）	1	2	3	4
我觉得心跳得很快（心悸）	1	2	3	4
我因为一阵阵头晕而苦恼（头晕）	1	2	3	4
我有晕倒发作或觉得要晕倒似的（晕厥感）	1	2	3	4
我手脚麻木和刺痛（手足刺痛）	1	2	3	4
我因为胃痛和消化不良而苦恼（胃痛和消化不良）	1	2	3	4
我常常要小便（尿意频数）	1	2	3	4
我脸红发热（画部潮红）	1	2	3	4
我做噩梦（噩梦）	1	2	3	4
*我觉得一切都很好，也不会发生什么不幸（不幸预感）	4	3	2	1
*我觉得心平气和，并且容易安静坐着（静坐不能）	4	3	2	1
*我呼气、吸气都感到很容易（呼吸困难）	4	3	2	1
*我的手脚常常是干燥温暖的（多汗）	4	3	2	1
*我容易入睡，并且一夜睡得很好（睡眠障碍）	4	3	2	1

说明：其评分标准为“1”表示没有或很少时间有；“2”是小部分时间有；“3”是相当多时间有；“4”是绝大部分或全部时间都有。若为正向评分题，依次评为粗分1、2、3、4分；反向评分题（带有*号者），则评为4、3、2、1分。20个项目得分相加即得粗分然后用粗分乘以1.25后取整数部分，就得标准分。按照中国常模结果，SAS标准分的分界值为50分，所以所得标准分50~59分为轻度焦虑，60~69分为中度焦虑，69分以上为重度焦虑。仅做参考。

简介：焦虑自评量表（Self-Rating Anxiety Scale, SAS）由华裔教授Zung编制（1971），是一种分析病人主观症状的相当简便的临床工具。适用于具有焦虑症状的成年人，有广泛的应用性。

附表19　抑郁自评量表（SDS）

以下描述列出了有些人可能会有的问题，请你仔细阅读每一条，然后根据最近一个星期以内你的实际感觉看最符合下列哪种描述，在方格选择最合适的一格，划一个“√”。其中1=没有或偶尔，2=有时或小部分时间有，3=经常或相当多时间有，4=总是如此或绝大部分或全部时间有。

项目	没有或很少时间有	小部分时间有	相当多时间有	绝大部分或全部时间有
我觉得闷闷不乐，情绪低沉（忧郁）	1	2	3	4
一阵阵哭出来或觉得想哭（易哭）	1	2	3	4
我晚上睡眠不好（睡眠障碍）	1	2	3	4
我发觉我的体重在下降（体重减轻）	1	2	3	4
我有便秘的苦恼（便秘）	1	2	3	4
我心跳比平常快（心悸）	1	2	3	4
我无缘无故地感到疲乏（易倦）	1	2	3	4
我觉得不安而平静不下来（不安）	1	2	3	4
我比平常容易生气激动（易激怒）	1	2	3	4
我认为如果我死了，别人会生活得更好（无价值感）	1	2	3	4
*我觉得一天中早晨最好（晨重夜轻）	4	3	2	1
*我吃得跟平常一样多（食欲减退）	4	3	2	1
*我与异性密切接触时和以往一样感到愉快（性兴趣减退）	4	3	2	1
*我的头脑和平常一样清楚（思考困难）	4	3	2	1
*我觉得经常做的事情并没有困难（能力减退）	4	3	2	1
*我对未来抱有希望（绝望）	4	3	2	1
*我觉得做出决定是容易的（决断困难）	4	3	2	1
*我觉得自己是个有用的人，有人需要我（无用感）	4	3	2	1
*我的生活过得很有意思（生活空虚感）	4	3	2	1
*平常感兴趣的事我仍然感兴趣（兴趣丧失）	4	3	2	1

说明： 其评分标准为“1”表示没有或很少时间有；“2”是小部分时间有；“3”是相当多时间有；“4”是绝大部分或全部时间都有。若为正向评分题，依次评为粗分1、2、3、4分；反向评分题（带有*号者），则评为4、3、2、1分。20个项目得分相加即得粗分然后用粗分乘以1. 25后取整数部分，就得标准分。按照中国常模结果，SDS标准分的分界值为53分，其中53~62分为轻度抑郁，63~72分为中度抑郁，73分以上为重度抑郁。SDS总粗分的正常上限为41分，分值越低状态越好。我国以SDS标准分≥50为有抑郁症状。抑郁严重度=各条目累计分/80。结果：0.5以下者为无抑郁；0.5~0.59为轻微至轻度抑郁；0.6~0.69为中至重度；0.7以上为重度抑郁。仅供参考。

简介： 抑郁自评量表（Self–Rating Depression Scale, SDS）原型是W.K.Zung编制的抑郁量表（1965）。其特点是使用简便，并能相当直观地反映抑郁患者的主观感受及其在治疗中的变化。主要适用于具有抑郁症状的成年人，包括门诊及住院患者。

附表20　食物热量表

谷类热量表

食品名称	热量（kcal）/可食部分（g）	食品名称	热量（kcal）/可食部分（g）
油炸土豆片	612/100	粉丝	335/100
黑芝麻	531/100	黑米	333/100
芝麻	517/100	煎饼	333/100
油面筋	490/100	大麦	307/100
方便面	472/100	荞麦粉	304/100
油饼	399/100	烧饼	302/100
油条	386/100	烙饼	255/100
莜麦面	385/100	馒头	233/100
燕麦片	367/100	花卷	217/100
小米	358/100	面条	109/100
薏米	357/100	米饭	117/100
富强粉	350/100	白薯	104/100
通心粉	350/100	粉皮	64/100
江米	348/100	小米粥	46//100
粳米	348/100	香大米	346/100
挂面	347/100	玉米面（黄）	340/100
玉米糁	347/100	土豆粉	337/100
米粉	346/100	粉条	337/100
香大米	346/100	玉米	336/100

蔬菜类热量表

食品名称	热量（kcal）/可食部分（g）	食品名称	热量（kcal）/可食部分（g）
干姜	273/95	茴香	24/86
干竹笋（白）	196/64	茭白	23/74
干辣椒	212/88	油菜	23/87
黄花菜	199/98	青辣椒	23/84
大蒜	126/85	南瓜	22/85
毛豆	123/53	柿子椒	22/82
豌豆	105/42	圆白菜	22/86
蚕豆	104/31	茄子	21/93
番茄酱	81/100	丝瓜	20/83
土豆	76/94	空心菜	20/76
藕	70/88	白萝卜	20/95
苜蓿	60/100	芹菜	20/67
山药	56/83	西红柿	19/97
香椿	47/76	长茄子	19/96
胡萝卜（黄）	43/97	苦瓜	19/81
胡萝卜（红）	37/96	菜瓜	18/88
洋葱	39/90	西葫芦	18/73
苦菜	35/100	绿豆芽	18/100
西蓝花	33/83	黄瓜	15/92
香菜	31/81	小白菜	15/81
芹菜叶	31/100	生菜	13/94
青萝卜	31/95	冬瓜	11/80
鲜大葱	30/82	韭菜	26/90
豆角	30/96	木瓜	27/86
豇豆	29/97	小葱	24/73
四季豆	28/96	菠菜	24/89
荷兰豆	27/88	菜花	24/82

水果类热量表

食品名称	热量（kcal）/ 可食部分（g）	食品名称	热量（kcal）/ 可食部分（g）
松子仁	698/100	猕猴桃	56/83
核桃	627/43	樱桃	46/80
葵花子	597/50	橙子	47/74
花生	589/71	酥梨	43/72
榛子	542/27	葡萄	50/84
栗子	345/73	金桔	55/100
杏仁	514/100	柚子	41/69
葡萄干	341/100	桃	41/94
苹果脯	336/100	樱桃	46/80
杏脯	329/100	芦柑	43/77
蜜枣	320/100	菠萝	41/68
桂圆肉	313/100	柠檬	35/66
大枣	298/88	哈密瓜	34/71
香蕉	91/59	芒果	32/60
鲜桂圆	70/50	香瓜	26/78
鲜荔枝	70/73	西瓜	25/59
甘蔗汁	64/100	枇杷	39/62
玛瑙石榴	63/57	无花果	59/100
苹果	45/85	柿子	71/87

其他食物热量表

食物（100 g）	热量（kcal）	食物（100 g）	热量（kcal）
猪肉	336	鸡翅	191
香肠	508	鸡腿	184
牛肉（里脊）	107	鸡爪	245
酱牛肉	246	烤鸡	240
牛肉（肥瘦）	125	鸭肉	240
牛肉干	550	鸭掌	150
羊肉（肥瘦）	203	烤鸭	436
豆腐	81	牛乳	54

（续表）

食物（100 g）	热量（kcal）	食物（100 g）	热量（kcal）
豆浆	14	酸奶	72
豆奶	30	奶酪	328
豆腐丝	201	奶油	879
腐竹	459	黄油	888
豆腐干	140	鸭蛋	180
鸡蛋	144	海鲜类	80
花生油（葵花籽油）	899	白糖	396
香油（色拉油）	898	红糖	389
猪油	897	淀粉（土豆/玉米粉）	337/345
玉米油	895	巧克力	586
二锅头（52°）	352	月饼	441
红茶/绿茶	294/296	麻花	524
葡萄酒（白/红）	62/68	面包	375
汽水	42	蛋糕	347
奶油饼干	429	油茶	94

附表21　医院常用食物含水量

食物	单位	原料重量（g）	含水量（mL）	食物	单位	原料重量（g）	含水量（mL）
米饭	1中碗	100	240	藕粉	1大碗	50	210
大米粥	1大碗	50	400	鸭蛋	1个	100	72
大米粥	1小碗	25	200	馄饨	1大碗	100	350
面条	1大碗	100	250	牛奶	1大杯	250	217
馒头	1个	50	25	豆浆	1大杯	250	230
花卷	1个	50	25	蒸鸡蛋	1大碗	60	260
烧饼	1个	50	20	牛肉		100	69
油饼	1个	100	25	猪肉		100	29
豆沙包	1个	50	34	羊肉		100	59
菜包	1个	150	80	青菜		100	92
水饺	1个	10	20	大白菜		100	96
蛋糕	1个	50	25	冬瓜		100	97
饼干	1个	7	2	豆腐		100	90
煮鸡蛋	1个	40	2	带鱼		100	50
西瓜		100	79	葡萄		100	65
甜瓜		100	66	桃		100	82
西红柿		100	90	杏		100	80
萝卜		100	73	柿子		100	58
李子		100	68	香蕉		100	60
樱桃		100	67	橘子		100	54
黄瓜		100	83	菠萝		100	86
苹果		100	68	柚子		100	85
梨		100	71	芦柑		100	88

附表22 食物中蛋白质含量表

品名（100 g）	蛋白质含量（g）	品名（100 g）	蛋白质含量（g）	品名（100 g）	蛋白质含量（g）	品名（100 g）	蛋白质含量（g）
粳米	8.2	黄豆	32.4	猪腿肉	17.7	菠菜	2.3
面粉	11.1	绿豆	24.3	猪肥肉	1.6	大蒜	4.5
玉米	8.3	赤豆	20.1	猪大排	17.4	茄子	1
豌豆	11.2	豆腐皮	44.6	猪肝	20.6	番茄	1
蚕豆	13.9	毛豆	12.6	猪蹄	21	辣椒	1
马铃薯	2.6	卷心菜	1.2	牛肉	20.3	蘑菇	3.6
甘薯	2	芥菜	2.1	羊肉	18.2	香菇（鲜）	2.2
山药	1.8	韭菜	2.2	兔肉	23.7	金针菇	2.1
藕	2.6	茼蒿	2	鸡肉	16.6	紫菜	22.4
竹笋	2.6	芹菜	1	鸭肉	11.1	黑木耳	9.4
胡萝卜	1.1	香菜	2.5	鸡爪	23.9	海带	1
白萝卜	0.8	花菜	2.4	鸡蛋	11.9	花生	24.4
大头菜	1.7	苋菜	1.7	鸭蛋	11.9	葵花籽	30.3
青菜	1.8	洋葱	1.5	牛乳	2.9	核桃	15.8
黄瓜	0.6	茭白	1.2	酸乳	2.6	棱角	3.6
南瓜	1.3	冬瓜	0.3	奶粉	24.1	丝瓜	1
干贝	63.7	海鳗鱼	18.5	带鱼	17.1	海虾	18.7
海蜇皮	5	鲳鱼	16.6	青鱼	21.2	对虾	20.6
花椒	25.7	大黄鱼	16.6	鲫鱼	21.5	河虾	17.5
海蟹	15.1	河蟹	16.7	米仁	12.8	草鱼	17.7